JN433131

JOHN GIBBONS

필수 신경계

환자 평가를 위한 실전 가이드

김형석 옮김

정원석 추천

필수 신경계

환자 평가를 위한 실전 가이드

초판 인쇄 | 2024년 02월 27일
초판 발행 | 2024년 03월 05일

지 은 이 John Gibbons
옮 긴 이 김형석
발 행 인 장주연
출 판 기 획 김도성
출 판 편 집 이민지, 김형준
편집디자인 김영준
표지디자인 김재욱
제 작 담 당 황인우
발 행 처 군자출판사(주)
등록 제4-139호(1991. 6. 24)
본사 (10881) 파주출판단지 경기도 파주시 회동길 338(서패동 474-1)
전화 (031) 943-1888 팩스 (031) 955-9545
홈페이지 | www.koonja.co.kr

* 파본은 교환하여 드립니다.
* 검인은 저자와의 합의 하에 생략합니다.

ISBN 979-11-7068-092-5
정가 30,000원

추천사

사람의 몸은 약 60-100조 개의 세포로 이루어져 있다고 합니다. 독특하게 분화된 세포들이 모여 조직을, 조직들이 모여 기관을, 기관들이 모여 기관계를, 기관계들이 모여 사람의 몸이 구성됩니다. 개개의 구조물들이 하나의 유기체인 사람으로 구성되어 기능하기 위해서는 이들을 하나로 묶어주고 물질과 정보교환, 상처의 복구, 이물질의 제거 등의 역할을 하는 시스템이 필요합니다. 이러한 시스템에는 근막 시스템, 혈관 및 림프 시스템, 신경 및 내분비 시스템 등이 있으며, 이들 시스템에 문제가 발생할 때 다양한 질병이 발생하게 됩니다. 한의학에서는 오래전부터 사람의 몸을 유기적인 시스템으로 이해하고 치료적인 접근을 시도해 왔으며, 임상 한의사의 입장에서 이를 항상 유용하게 활용하고 있습니다.

신경 시스템은 위치에 따라 뇌, 척수로 구성되는 중추신경계와 뇌신경, 척수신경으로 구성되는 말초신경계로 나누어 볼 수 있습니다. 기능에 따라서는, 자각적이고 수의적인 운동과 감각을 담당하는 체성신경계와, 비자각적이고 불수의적인 내장기능을 조절하는 말초신경계로 나누어 볼 수 있습니다. 신경 시스템은 몸의 안과 밖의 각종 신호를 수집하고 중추로 전달하여 통합하고, 반응하는 신호를 보내어 다양한 생명활동을 조절하는 중요한 역할을 합니다. 구조는 기능을, 기능은 구조를 반영하는 법이어서, 특정한 신경에 문제가 생기면 그 신경이 지배하는 부위에 그 신경이 담당하는 기능의 문제가 나타나게 됩니다. 신경에 문제가 발생하는 원인은 눌리거나 당겨지거나 끊어지거나 하는 외상에서부터 증성질환, 유전성 질환에 이르기까지 다양합니다. 의사의 진료는 어느 신경에 문제가 있는지 위치를 찾아내고, 신경의 문제를 유발한 원인이 무엇인지 원인을 이해하는 것에서부터 시작합니다.

이 책은 정골의사이자 물리치료사인 선생님이 저술한 책입니다. 책의 내용은 주로 체성신경에서 분절적인 구조와 기능을 가지고 있는 척수신경 중 문제가 있는 신경이 무엇인지 위치를 찾아내는 방법에 대한 것입니다. 흔히 발생하는 말초신경의 문제 중에서 근골격계 질환인 디스크나, 과사용에 의한 관절질환에 의해 영향을 받는 상황에 대해서도 다루고 있습니다. 책의 구성 중 다양한 사례들과 풍부하고 직관적인 삽화들, 문제가 의심되는 신경에 긴장을 유발하여 진단하는 원리 등을 통하여 어느 신경의 문제인지 확인하는 방법들도 풍부하게 수록되어 있으며, QR code를 통해 실제적인 검사법 동영상을 제공하는 등 실용적으로 꾸며져 있습니다. 일선에서 진료하는 잘 훈련된 임상한의사에게는 내용이 부족하겠지만, 처음 근골격계 질환 및 그와 연관된 말초 체성신경의 문제를 학습하는 학생들에게는 쉽고 친절한 교본의 역할이 될 것입니다. 이러한 기초하에 Cyriax의 신경포착 개념을 포함하여 전체 신경계 및 연관 질환들의 개념과 진단, 원인, 치료 등에 대한 학습과 경험을 쌓아 나간다면 대한민국 의료의 한 축을 담당하는 임상한의사로서 부족함이 없을 것으로 생각되어 이 책을 추천합니다.

경희대학교한방병원 한방재활의학과 과장

정원석 교수

역자 서문

한의과대학 본과 4학년 학생들에게 이학적 검진 실습 강의를 진행해 오면서 가장 많이 받았던 질문은 이학적 검진에 대해 참고할 만한 책을 추천해 달라는 것이었습니다. 시중에 몇몇 서적이 나와 있긴 하지만, 아직 임상 경험이 부족한 이들에게는 어렵게 느껴질 수 있습니다. 신경계에 관한 존 기븐스(John Gibbons)의 이 책은, 기본 원리에서부터 임상적인 팁까지 실질적인 내용들이 이 얇은 책 안에 너무나도 쉽게 설명되어 있습니다. 내용은 결코 쉽지 않으나, 원리를 하나하나 설명하기 때문에 어려운 내용이 쉽게 느껴지는 것입니다.

저자 존 기븐스는 영국의 정골의사, 물리치료사, 교육자이자 유튜버로, 그야말로 수많은 진주를 어떻게 멋지게 꿰어 훌륭한 목걸이를 만들어내야 하는지를 아는 사람이라 할 수 있습니다. 또한, 딱딱할 수 있는 내용을 재밌고 쉽게 풀어내는 데에 탁월한 재주를 지닌 사람이기도 합니다. 실제 그의 임상 경험을 바탕으로 한 케이스 스터디는 읽는 재미를 더해줄 것입니다. 환자를 마주하는 그의 고민과 생각의 궤적을 따라가다 보면, 어느새 그와 같은 방식으로 생각하는 법을 습득하게 될 것입니다(그는 분명 뛰어난 임상가일 것입니다).

한의학과, 의학과, 물리치료학과, 작업치료학과 등의 보건의료계열 학생들과, 이제 막 임상에 입문한 한의사, 의사, 물리치료사, 작업치료사 등이 환자를 이해하는 데에 있어 조금이라도 도움을 얻게 되길 바랍니다. 특히, 10장의 '보상의 저수지(reservoir of compensation)'와 11장의 '내장기 질환 기원의 통증' 부분은 각각 김형태 원장님(경희김형태한의원)과 심우진 원장님(가로세로한의원 일산점)께서 한의학의 치료 원리로써 강조해오셨던 개념인 '유발지속인자(perpetuating factors)'와 '통증 치료의 분절 촉진적 접근'과 맞닿아 있습니다. 제 개인적으로는 이 책에서 가장 강조하고 싶은 부분이기도 합니다.

이 책의 추천사를 써 주신, 항상 제게 많은 기회를 열어주시고 조언을 아끼지 않으시는 정원석 과장님께 감사드립니다. 한 울타리 안에서 제가 의지할 수 있고 또 많은 도움을 주시는 송미연 교수님, 조재흥 교수님, 신우철 교수님, 밤낮으로 동고동락하며 힘써주시는 저희 전공의 선생님들, 출판에 적극적인 도움을 주신 군자출판사 김도성 선생님께 감사드립니다. 마지막으로, 주말의 시간을 기꺼이 내어준 두 아들과 아내에게 미안함과 더불어 감사의 마음을 전합니다.

역자 **김형석**

저자 서문

옥스퍼드대학교에서 강의했던 신경계 검진 수업은 정골의사, 카이로프락터, 물리치료사, 스포츠치료사, 의사 등 수기치료를 진행하는 임상가들을 대상으로 한 것이었는데, 내가 현재 강의 중인 수업을 통틀어 단연코 수강생 숫자가 가장 적었다. 왜인지는 몰라도 나는 항상 학생들에게 이렇게 말해왔다. 내가 강의하는 모든 수업 중에서 신경계 수업이 가장 필수적이고 값어치가 있다고. 그래서 책 제목을 '필수 신경계(the vital nerve)'라고 붙인 것이다.

그럼에도, 이 수업에 대한 등록을 독려하기 위해 갖은 노력을 해왔으나 여전히 신청이 저조하다. 그 원인이 '신경', '신경계 검진', '신경학적인' 등의 수업 제목에 있는 게 아닌가 하는 생각도 든다. 뿐만 아니라 내가 이 과목을 강의하고 있다고 다른 치료사들에게 얘기하면 대부분은 난색을 표하며 "그거 어려운 과목인데요." 혹은 "음… 다음번에 듣든지 할게요. 쉽지 않겠는데요." 등의 대답을 하곤 한다.

내가 책을 쓸 때 항상 지키고자 하는 간단한 목표가 있다. 즉, 인체의 해부 및 기능과 관련된 복잡한 내용을 '쉽게' 풀어내자는 것이다. 이것은 실은 매우 어려운 작업이다. 나 역시도 계속해서 배움을 통해 (내가 개인적으로 '브레인탱크brain tank'라고 칭하는) 해부학적 기본 지식 저장소를 천천히 채워가고 있기 때문이다.

나는 계속 확장되어 온 내 지식 탱크를, 다양한 방법을 통해서 더욱 발전시키고자 노력해 왔는데, 이를테면 스포츠의학 수업을 듣는 것이다. 나는 외과의사들의 경험담을 듣는 것을 굉장히 재미있고 특별한 일로 여긴다. 또한 세계적으로 저명한 저자들에 의해 쓰인 자료들을 읽고 연구하는 데에도, 그리고 인터넷상의 자료를 검색하는 데에도 많은 시간을 투자한다. 특히 후자의 경우 자연스레 특정 주제에 대해 더 구체적으로 쓰고 싶은 마음이 생기게 되는데, 바로 여기에 딜레마가 있다. 나는 특정 주제를 단순하게 만들기 위해서는 쉬운 방법으로 써야만 한다고 믿는다. 만약 어떤 주제에 대해 너무 많은 것을 알고 있다면 거기에 더하여 추가적인 자료까지도 조사해서 모두 빠짐없이 쓰고 싶어지게 마련인데, 그러면 그 책은 그 분량이나 내용 면에서 갑자기 비현실적으로 방대해질 것이고, 책값은 말할 것도 없을 것이다.

2011년에 처음으로 책을 쓰기 시작하면서 나는 쓴다는 것이 정말 어려운 일이라고 생각했는데, 처음 해보는 일이었기 때문이었다. 나에게 버거운 일이긴 했지만, 마침내 근에너지 기법(muscle energy techniques, MET)에 대한 그 책이 출판되었다. 지금까지도 치료사들은 그 책이 얼마나 쉽게 읽히는지에 대해 얘기하곤 한다. 그리고 재밌게도 그 책은 내 나머지 책들을 모두 합친 것보다도 많이 팔렸다.

내 첫 번째 책이 나머지 어떤 서적보다도 인기가 많은 이유는, 내가 두 번째, 세 번째 책을 쓸 때는 스스로에게 귀를 기울이지 않았기 때문일 것이다. 나는 스스로에게 '쉽게 쓰자… 쉽게…'라고 계속해서 되뇌었어야 했다. 특히 골반, 요추, 천장관절에 대한 책을 쓸 때 특히 그랬어야 했는데, 독자 입장에서는 인체에서 이 부분이 가장 복잡하고 어렵게 느껴질 것이었기 때문이다. 그 책은 출판에 2년이나 걸렸고, 마침내 해냈다는 생각에 정말로 기쁘긴 했다. 세계 각지의 독자들로부터 훌륭한 책이라는 칭찬을 들었지만, '이해하기 쉬운 책이었다'고 말한 사람은 단 한 사람도 없었다.

치료사 및 여러 독자들이 신경계에 대한 이 책을 읽으며 내용을 실제로 이해했으면 좋겠고, 더 중요하게는 조금이라도 즐기거나, 복잡한 주제를 적어도 단순하게 표현해냈다는 생각이 들면 좋겠다. 만약 이것이 조금이나마 성취된다면 개인적으로는 목표를 달성한 것이라고 믿는다.

이 책은 물리치료에 종사하는 치료사들을 염두에 두고 쓰인 것이지 신경외과 의사나 신경과 의사를 대상으로 쓴 것은 아니다. 그러나 설명이 상세하고 컬러풀한 현대식 그림을 수록하고 있기 때문에 의사들도 분명 이 책을 흥미롭게 읽을 것이다. 우리는 인생의 어느 지점에서 시작하든 '학습 사다리'의 가장 아래 첫 칸에 한 발을 내딛는 것에서부터 시작하여야 하는 것이다. 내 친한 친구인 하워드는 "얼마나 멀리까지 가든, 모든 여행은 한 걸음에서 시작된다."고 즐겨 얘기하곤 했다. 이 말은 이 책의 경우에 딱 들어맞는 말이며, 인생에서 부담 없는 가벼운 여행이 때로는 가장 보람되는 법이다.

신경에 대한 이 책을 쓰게 된 이유 중 하나는 실제로 내가 경험했던 한 환자에서 비롯된 것이다(곧 나올 케이스 스터디 참고). 나는 이 환자의 이야기가 아주 흥미로워서 반드시 독자와 공유해야겠다고 생각했다. 이 책의 전반에 걸쳐 독자 여러분은 옥스퍼드대학교의 내 클리닉에 방문했던 환자들에 대한 '케이스 스터디'들을 확인하게 될 것이다. 여러분이 그 내용을 접하는 것이, 나에게 있어 그들을 치료하고 그 내용을 기록했던 것만큼이나 큰 즐거움이 되길 바란다. 실제 있었던 케이스를 소개하는 것은 책을 읽는 데에 큰 흥미를 더해준다고 생각하는데, 특히 신경학적 문제가 있는 환자에 대한 내용일 경우에 더욱 그러하다. 각각의 케이스에 대해 읽음으로써 여러 단서(증상)를 가지고 고민하는 탐정(detective)과도 같은 기분을 느끼게 되길 바란다. 진단 배제의 과정을 통해 당신은 그 미스터리(신경학적 상태에 대한 진단이나 가설)를 풀 수 있게 될 것이다.

우리 모두는 각자 다르다는 것을 잊지 말자. 이것은 각자가 의학 지식의 측면에서 모두 다른 수준을 가지고 있음을 의미한다. 그리고 당연히 우리는 자신에게 주어진 지식을 각기 다른 방법을 통해 유지한다. 이 책이 부디 독자 여러분들께 도움이 되길 바라며, 특히 임상 현장에서 유용하게 쓰이길 바란다.

케이스 스터디

한 환자가 목과 어깨의 신경학적 문제 때문에 클리닉에 방문했다. 1년 전 어느 토요일 아침 그는 집 근처에서 자전거를 타다가 트럭에 치였다. 그 차량은 환자의 몸통과 어깨를 밟고 지나갔고, 그의 우측 어깨 부위에는 타이어 자국이 선명하게 남았다. 구급차가 그를 병원으로 이송했고, 그는 X-ray와 MRI 검사를 받았다. 의외로 골절이나 생명을 위협할 만한 소견은 없었고, 단지 가벼운 정도의 신경 손상만 있었다.

그러나 시간이 지나면서 우측 팔을 들어 올리는 게 점점 어려워졌고, 그 부상이 결코 가볍지 않음이 분명해 보였다. 그는 힘이 잘 들어가지 않는다고 느꼈고 특정 동작을 수행할 수 없었다. 신경전도검사(nerve conduction study)상 견갑상신경(suprascapular nerve, 책의 본문에서 다룰 것임)의 일부가 정상적으로 작동하지 않는다는 소견이 나왔고, 두 번째로 시행된 MRI상 해당 신경은 상완신경총으로부터 완전히 끊겨 있었다. 담당 외과의는 해당 신경이 스스로 회복될 것인지에 대해 확신하지 못했다. 견갑상신경은 극상근(supraspinatus)과 극하근(infraspinatus)(두 근육은 어깨 복합체shoulder complex에서 회전근개에 속한다)을 작동시키기 때문에 그 신경이 회복되지 않는다면 어깨의 미세조절 움직임이 어려워질 것이었다.

내가 그 환자를 만난 것은 사고 후 1년 정도가 지난 시점이었다. 그는 담당 물리치료사와 함께 내 신경계 검진 수업에 참여했는데, 당시 그들은 뭔가 새로운 종류의 재활 치료를 시도해 보고자 했다. 수업에서 그의 몸을 확인해 보니, 견관절 외전에 제한이 있었고 견관절 외회전력이 상당히 약해져 있었다. 근육들(특히 극하근)의 위축도 분명하게 관찰되었다. 나는 인체란 신비해서 적응을 매우 잘한다고 믿으며, 이것은 사지(四肢)에서도 마찬가지라고 생각했다. 내가 그에게 어깨를 외회전해 보라고 했더니 소원근(teres minor)과 후방 삼각근(posterior deltoid)이 툭 튀어나왔는데, 그건 마치 두 근육이 고장난 극하근의 역할을 대신하기 위해 무대 위로 올라온 것만 같았다. 이에 대해 잠시 생각해 보자. 이 두 근육

(소원근과 삼각근)은 견갑상신경과는 전혀 별개인 액와신경(axillary nerve)에 의해 지배된다. 극하근이 일을 할 수 없게 되자 결과적으로 이 두 근육이 외회전 동작을 대신 수행하고 있었던 것이다. 나는 이것이 인체의 정교하고도 놀라운 특성이라고 생각한다.

나는 그 환자에게 견갑상신경이 완전히 재생되지는 않을 것 같다고 얘기했으나, 놀랍게도 (담당 물리치료사의 지속적인 도움 덕분에) 그는 일정 정도의 움직임을 되찾았다. 하지만 가벼운 무게로 측정한 그 움직임의 파워는 여전히 약했고, 바라건대 시간이 흐르면서 조금은 더 좋아질 수도 있을 거라고 얘기해 주었다.

이 케이스 스터디는 이후 수년간 내 머릿속에 남았고, 인체는 스스로 나아지기 위해 무엇이든 한다는 사실을 깨닫게 해주었다. 또한 그 신경 문제를 해결할 수 있는 기술을 내가 갖고 있지 못했기 때문에 나는 그저 조언밖에 할 수 없었다는 사실도 일깨워 주었다. 그 환자와 같은 수업을 들었던 학생들에게는 이 케이스가 훌륭한 학습곡선(learning curve)이 되었을 것이다(그랬길 바란다).

이 케이스를 다시 읽을 때면 내 입가에는 미소가 떠오른다. 이전 책 『The Vital Shoulder Complex』를 막 완성하고, 베트남으로 짧은 휴가를 떠나는 비행기에서 이 책을 쓰기 시작했다. 직전에 나는 대만의 타이페이(Taipei)에서 세미나 강의를 막 끝내고 다음 강의차 중국을 방문한 후 영국으로 다시 돌아왔다. 당시의 내 삶은 해외여행, 강의, 집필로 꽉 차 있었고, 나는 진심으로 즐거웠다. 인생을 보내는 최고의 방법이라고 생각할 정도였다.

이 책에서의 내 계획은 말초신경계(peripheral nervous system, PNS)에 주로 집중하는 것이다. 말초신경계는 치료사가 특수 검진법과 반사 해머, 소리굽쇠 같은 특정 도구를 통해 평가하고 이해할 수 있는 매혹적인 분야이다. 그러나 이 중 뇌신경에 대해서는 (간단히 언급하고 표로 제시하긴 하겠지만) 자세히 다루지는 않을 것이다. 신경학적 해부, 그중에서도 특히 중추신경계(central nervous system, CNS)에 대해서도 시간을 많이 할애하진 않을 것이다. 신경계의 해부와 생리에 대해서 꽤 많은 내용을 포함시키긴 했지만 내 주된 관심사는 말초신경계이다. 왜냐하면 인체의 각 시스템이 어떻게 작동하는지에 대한 기초에 초점을 맞추고 싶었기 때문이다. 이것은 순전히 개인적인 선택으로 그렇게 정한 것이다. 다른 것들에 대해 쓸 수도 있었지만 다른 주제(특히 뇌신경)에 대해서는 이미 수많은 책들이 시중에 나와 있다. 그렇다면, 왜 굳이 바퀴를 다시 만들어서 이전에 이미 여러 번 다루어졌던 것들을 다시금 얘기하려 하느냐?

신경학적 해부에 대한 지식이 치료사의 주된 무기 중 하나라는 사실에는 의심의 여지가 없다. 나는 수년간 스포츠 정골의사(osteopath)로서 일해왔으나, 2003년에 정골의학(osteopathy) 학위를 마친 이래로 나를 비롯한 동료 정골의사들은 수년을 공들여 공부한 뇌신경 검진 술기를 단 한 번도 사용해본 적이 없었다. 이 책이 출판되면 분명 나는 종종 "왜 뇌신경은 포함하지 않았어요?" 혹은 "왜 이런 저런 내용은 넣지 않았어요?"라는 질문을 받게 될 것이고, 그러면 나는 2판에 해당 내용들을 추가해야겠다고 생각할지도 모르겠다. 그때까지 여러분은 뇌신경과 중추신경계에 대해서는 다른 책을 참고해야 할 것이다.

영국의 정골의학 학생들 중 일부는 신경계에 대한 책이 언제 나오는지를 묻곤 했고, 나는 항상 "준비가 되면 나올 거예요. 아직 어깨 복합체에 대한 책이 출판된 지 얼마 안 되었고, 제 대부분의 이전 책들은 완성되는 데에 보통 1-2년은 걸렸거든요."라고 대답했다. 쓰는 속도가 느려서가 아니다. 책의 출판과 판매에 관련된 사람들 때문이다. 바로 이것이 내 책이 출판되기까지 오랜 시간이 소요되는 주된 이유인데, 그건 원래 그런 것이다. 특히 독자들에게 좋은 평을 받고자 하는 훌륭한 책의 출판을 목표로 하고 있다면 더욱 그렇다. 그럼에도 솔직히 말하면, 실은 이 책이 더 빨리 출판되도록 계획을 세우고 있었다. 왜냐? 아마도 독자들이 나에게 기대하는 것과 내가 독자들에게 기대하는 것 때문일 것이며, 또한 이 책은 통틀어 일곱 번째 책이기 때문이다. 그래도 적어도 지면상으로는 예의를 갖추고자 한다(결국 시간이 말해주겠지만, 끝까지 모르게 될 수도 있을 것이다).

나는 은퇴한 신경외과 의사인 헨리 마시(Henry Marsh)의 『참 괜찮은 죽음(Do No Harm)』이라는 책을 최근 읽었다.

아주 흥미로운 책이었는데, 각각의 장은 그가 성공적으로 혹은 그다지 성공적이지 않게 치료했던 실제 환자들의 이야기로 채워져 있었다. 특히 신경학과 뇌 해부학에 대한 그의 지식은 대단했다. 그럼에도 아주 쉽고 재미있게 서술되어 있었는데, 이것은 독자를 위한 그의 배려였을 것이다. 내가 이 책에서 다루고자 하는 주제도 꽤나 어려운 내용이기 때문에, 실은 나도 같은 방식을 취하고자 한다. 헨리 마시의 책에서 특별히 나를 미소 짓게 했던 내용이 있었다. 그가 뇌수술을 할 때 있었던 일인데, 수술 중 환자의 의식이 깨어 있었는데도 실제로는 통증을 전혀 느끼지 못했다고 한다. 그 이유는 바로, '뇌에 대한 통증을 느끼기 위해서는, 그 통증을 감지할 또 다른 뇌가 필요하기' 때문이다. 잘 생각해 보면 이해가 될 것이다.

여러분이 이 책을 즐기기를, (두 손 모아) 진심으로 바란다.

2020년, **존 기븐스**

목차

1

신경계(Nervous System)

내 기억으로 나는 항상 신경계에 큰 흥미를 느껴왔는데, 특히 바디워크 전시회(the Bodyworks exhibition)에서 신경으로만 이루어진 한 시체 모형을 본 후부터 그랬다. 재미나 흥미가 느껴진다는 사실만으로도 인체가 얼마나 복잡한지를 알 수가 있는 것이다. 그날 내가 그 전시 모형에서 본 것은 오로지 '신경'뿐이었다. 혈관도 림프관도 없이, 놀랍게도 오직 신경만으로 이루어진 모형이었다(그림 1.1).

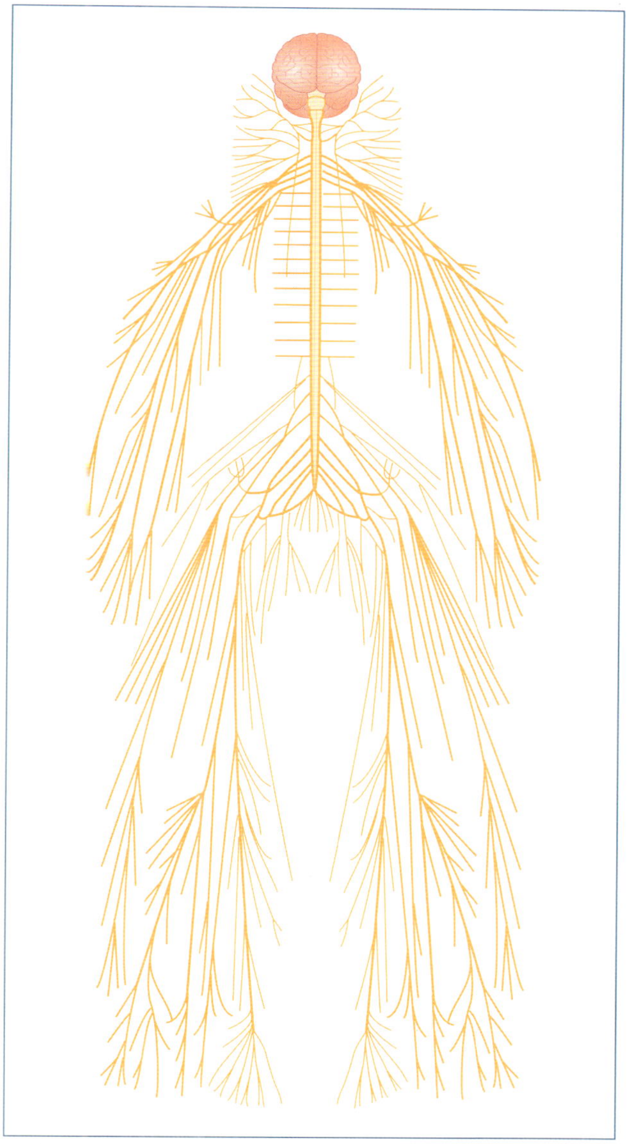

그림 1.1: 인체의 신경계

예전에는 신경의 해부와 생리를 항상 지겹고 재미없는 것이라고 생각했다. 특히 대학교에서의 정골의학 학위 과정에서 그러했다. 이 수업은 주로 신경과나 신경외과 의사들이 강의했는데, 문제는 신경학에 대한 그들의 '기본' 지식조차도 나나 내 동료들에게는 너무 위압적으로 느껴졌다는 것이었다. 학술적인 얘기를 들으며 몇 분 앉아 있는 것만으로도 힘들었는데, 그 내용을 아무리 이해하려 갖은 노력을 해봐도 머리에 흡수되는 것은 없었다. 집이나 도서관에서 신경학 관련 책을 읽는 것도 매우 힘들었는데, 특히 학자들에 의해 저술된 경우에 그러했다(슬프게도 대부분의 책들은 신경과 의사나 박사, 외과 의사들에 의해 저술되어 왔다).

어디인가에서는 신경계 공부를 시작해야 할 텐데, 만약 여러분이 이 분야를 이번에 처음 접하는 것이라면, 부디 신경학이라는 주제가 나 때보다는 조금이라도 재미있고 심지어는 꽤 흥미롭게 느껴지길 두 손 모아 기원한다.

신경계(Nervous System)

간단히 말해서 신경계는 인체의 한 부위에서 다른 부위로 메시지나 전기 신호를 보내어 인체를 조절하기 위해 만들어진 것이다. 나는 이 시스템이 마치 왕이나 여왕, 혹은 대통령과 같은 것이라고 생각한다. 다시 말해서 신경계는 모든 것을 완벽하게 통제하는 지배자와 같고, 다른 모든 시스템은 그 지배자의 명령에 복종하는 형태를 띠게 된다. 인체 내의 컨트롤 센터(control center), 이것이 바로 신경계의 역할인 것이다. 몸과 내부의 모든 장기, 수십 억 개의 세포, 모든 생리학적이고 심리학적인 반응, 그리고 모든 생각에서 비롯되는 모든 활동은 바로 신경계에 의해 조절된다. 우리는 신경계의 힘을 과소평가해서는 안 된다. 매일 섭취하는 칼로리의 약 25%는 두뇌 활동만으로 소모된다.

일반적으로, 신경계는 세 가지 기본적인 기능을 수행한다.

1. *감각 입력*(sensory input, 정보가 들어오는 것, 이를테면 피부나 눈을 통해 정보가 들어오는 것)
2. *감각 메시지의 통합*(integration of the sensory messages, 결정은 이 레벨에서 내려짐)
3. *운동 송출*(motor output, 메시지가 다른 곳으로 보내지는 것, 이를테면 골격근으로 보내지는 것)

인체의 신경계는 두 가지 주요 시스템으로 이루어져 있는데, 중추신경계와 말초신경계가 그것이다. 중추신경계(central nervous system, CNS)는 뇌와 척수로 이루어져 있으며, 메인 컨트롤 센터의 역할을 한다. 말초신경계(peripheral nervous system, PNS)는 척수를 골격근이나 감각 수용체로 연결하며, 수천 개의 신경으로 이루어져 있다. 이 시스템은 기본적으로 커뮤니케이션 센터의 역할을 한다.

말초신경계는 감각(sensory, 구심성afferent) 부분과 운동(motor, 원심성efferent) 부분으로 세분화된다. 운동 부분은 또 다시 체성신경계(somatic nervous system, 수의적 시스템voluntary system)와 자율신경계(autonomic nervous system, 불수의적 시스템involuntary system)로 나누어진다. 자율신경계는 교감신경(sympathetic nervous

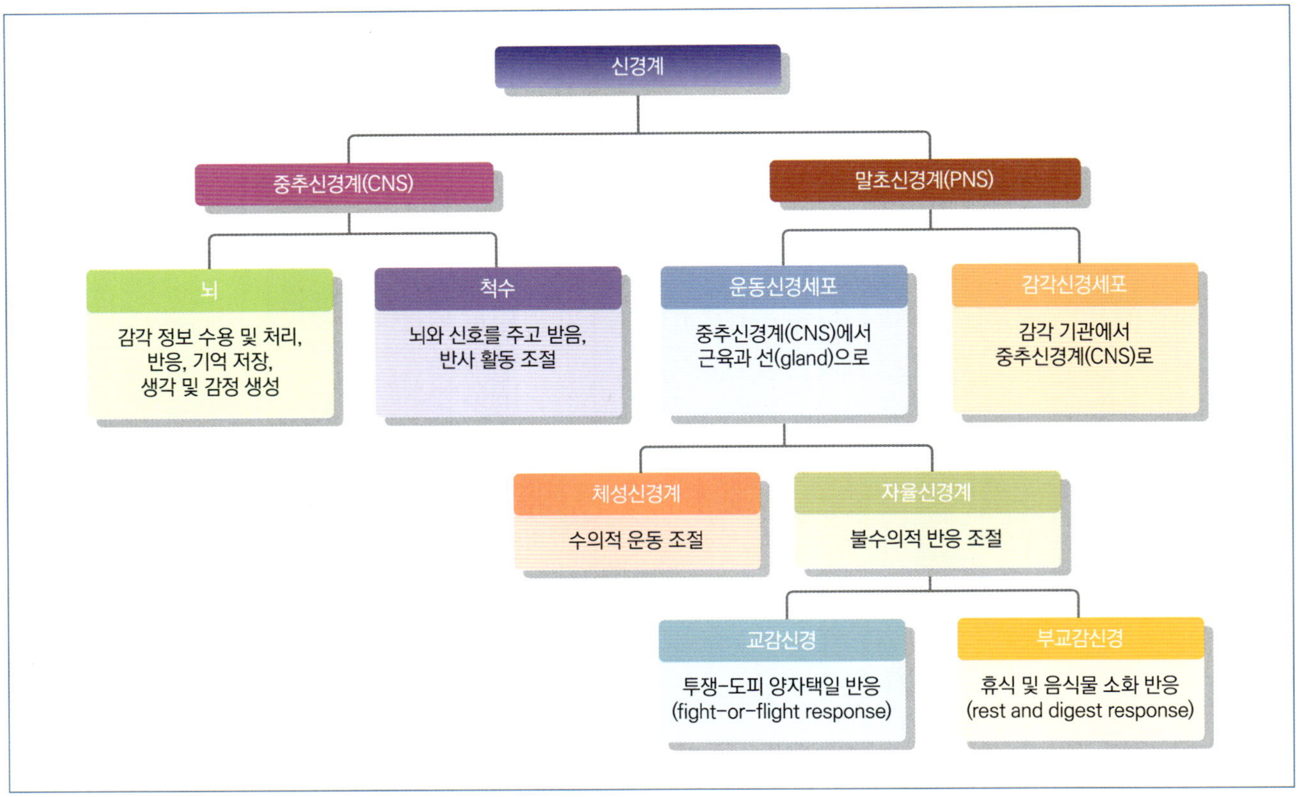

그림 1.2: 신경계의 분류

system, 투쟁-도피 양자택일 반응fight-or-flight response)과 부교감신경(parasympathetic nervous system, 휴식 및 음식물 소화 반응rest and digest response)으로 구분된다. 이러한 신경계의 다양한 구분은 그림 1.2에 플로차트로 요약되어 있다.

신경(Nerve)과 신경세포(=신경원=뉴런, Neuron)는 무엇이고 어떻게 다른가?

많은 사람들은 신경과 신경세포를 완전히 동일한 것으로 생각하지만, 실은 구분되는 개념이다. 그러나 둘은 자연스레 연결되기도 하는 개념으로, 신경은 신경세포를 포함하는 넓은 개념으로 이해될 수 있다.

신경세포(Neurons)

신경세포는 뉴런이라고도 하는데, 뇌, 척수 및 말초신경을 이룬다. 신경세포는 우리가 인간으로서 행하는 모든 것을 조절하는 기본 단위이다. 신경세포는 신호를 보내고, 받고, 전달한다('기차역'의 역할). 반면 신경은 정보를 인체의 구석구석으로 '전달'한다(기찻길을 주행하는 '기차'의 역할). 뇌는 850-1,000억 개의 신경세포로 이루어져 있다고 알려져 있다.

신경조직은 기본적으로 신경세포로 이루어져 있지만 그 사이사이에는 지지 역할을 하는 세포가 존재한다. 이러한 지지 세포 구조를 신경아교세포(glial cells = neuroglia)라 하며, 뇌의 대부분을 차지하고 있다(뒤의 신경아교세포 파트 참조).

신경세포(Neuron)의 종류

신경세포는 전형적인 동일한 구조로 신경계를 이루고 있다. 신경세포는 그림 1.3에서 보듯이 세포체(cell body, 나무의 줄기), 축삭(axon, 나무의 뿌리), 수상돌기(dendrites, 나무의 가지)의 세 부분으로 구성된다.

간단히 말해서 축삭(axon)은 컨트롤 센터로서 신경핵과

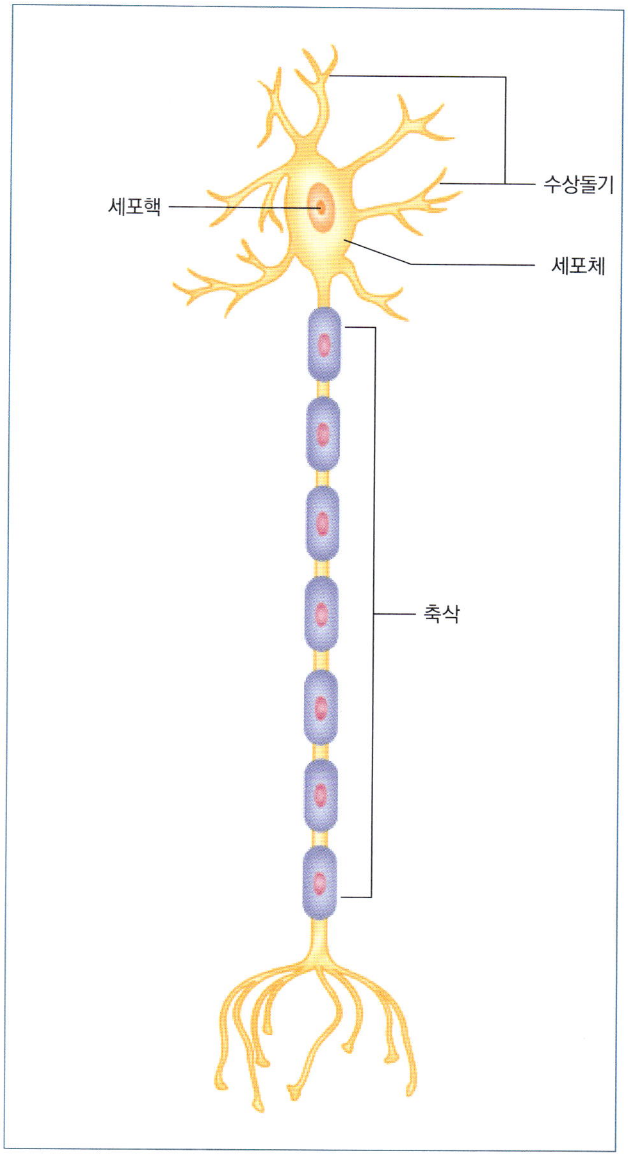

그림 1.3: 세포체(cell body), 축삭(axon), 수상돌기(dendrites)로 이루어진 신경세포

미토콘드리아를 비롯한 여러 물질을 포함하고 있다. 수상돌기(dendrites)는 수신자(listener)와도 같으며 다른 세포로부터 신호와 메시지를 받아들이는 연결의 역할을 한다. 수상돌기는 수상돌기 가시(dendritic spine)라고 하는 작은 돌기 부위로 정보를 받는데, 수상돌기 가시는 시냅스(synapse)라고 하는 접합 부위 쪽으로 돌출되어 있다. 축삭은 쉽게 말해 발신자(talker)이며 신경세포가 다른 신경세포에게 무언가를 말하고 싶을 때 활성화된다. 이것은 활동전위(action potential)를 통해 이루어진다(뒤에서 자세히 다룰 것임).

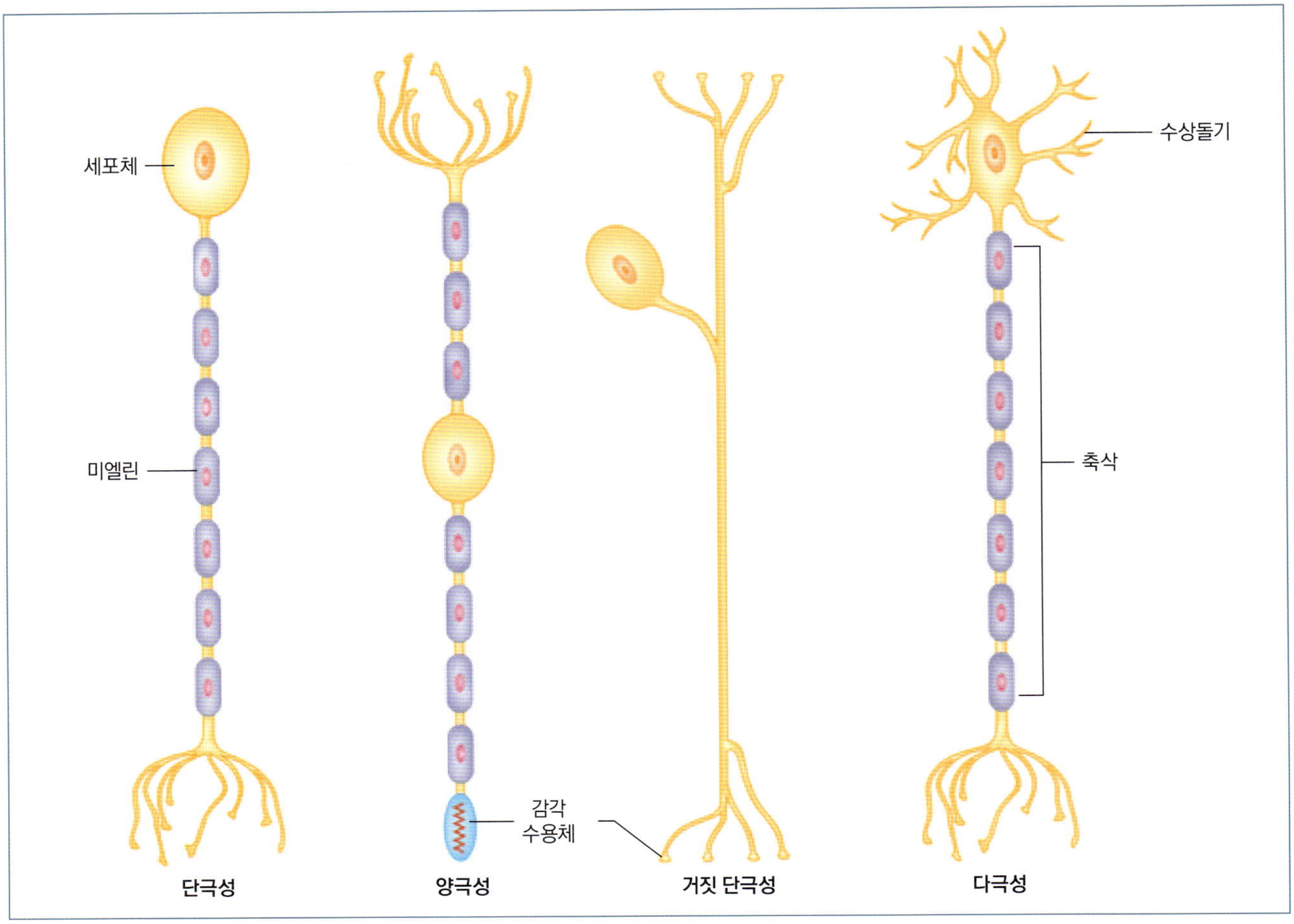

그림 1.4: 네 가지 종류의 신경세포

신경세포에는 다음과 같이 네 가지 종류가 있다(그림 1.4).

- 다극성(multipolar)
- 양극성(bipolar)
- 단극성(unipolar)
- 거짓 단극성(pseudo unipolar)

신경계에 존재하는 신경세포는 대부분 다극성으로, 하나의 축삭과 여러 개의 수상돌기를 가지고 있다. 여기에서는 이 형태의 신경세포를 중점적으로 다룰 것이다. 양극성 신경세포는 드물며, 눈의 망막에 존재한다. 단극성 신경세포는 감각신경세포이며, 뇌신경이나 척수신경 신경절의 세포체에서 발견된다. 거짓 단극성 신경세포는 주로 감각신경세포를 이루며, 양극성이나 단극성 신경세포와 비슷한 특징을 가지고 있다. 이들은 (단극성 신경세포의 경우에서처럼) 모두 세포체로 된 단일한 구조를 가지고 있는데, 이것은 다시 두 개의 구조로 갈라진다. 수상돌기에 연결되어 정보를 받아들이는 가지와, 척수로 정보를 전달하는 또 다른 가지가 그것이다.

신경계 내에서 신경세포는 그 고유한 기능에 따라 세 가지로 분류되기도 한다.

1. 감각신경세포(sensory neurons)
2. 운동신경세포(motor neurons)
3. 연합신경세포(interneurons)

감각신경세포(Sensory Neurons)

감각신경세포는 구심성(afferent) 신경세포라고도 하며, 감각 신호를 받아들여 정보를 전달하는 역할을 한다. 이 정보는 냄새나 맛과 관련된, 인체의 수용기에서 비롯되는 화학 신호 외에도 소리, 촉각, 열기, 냉기, 통증, 빛, 진동, 고유수용감각 등의 신체적 입력에서도 비롯된다. 감각신경세포는 이러한 신호들을 중추신경계로 전달한다. 대부분의 감각신경세포는 거짓 단극성(pseudo unipolar) 신경세포로, 하나의 축삭과 두 개의 개별적인 가지로 분지되는 구조를 가지고 있다.

운동신경세포(Motor Neurons)

운동신경세포는 원심성(efferent) 신경세포라고도 하며, 감각신경세포와 반대되는 기능을 가지고 있다. 즉, 운동신경세포는 중추신경계로부터 정보를 받아, 분비선(gland)이나 골격근 같은 몸의 작용기(effector)로 정보를 전달한다.

척수 내의 운동신경세포는 중추신경계의 일부이며, 골격근이나 평활근, 분비선, 내부 장기 등으로 연결된다. 운동신경세포에는 두 종류가 있는데, 뇌에서 척수로 이어지는 것을 상위운동신경세포(upper motor neuron)라고 하고, 척수에서 근육으로 직접 이어지는 것을 하위운동신경세포(lower motor neuron)라 한다. 운동신경세포는 전형적으로 다극성(multipolar)이며 여러 수상돌기와 하나의 축삭을 가지고 있다.

연합신경세포(Interneurons)

연합신경세포는 중추신경계(뇌와 척수)에서만 존재하며 말초신경계에는 없다. 예를 들면, 척수의 회백질(gray matter)에 있는 척수 연합신경세포는 들어오는 구심성 감각신경세포와 나가는 원심성 운동신경세포 사이에서 신호를 전달하며, 이것을 감각-운동 통합(sensory-motor integration)이라고 한다. 즉, 연합신경세포는 감각신경세포와 운동신경세포를 연결해 주는 것이다. 연합신경세포는 둘 사이의 틈새를 메우는 역할을 하며, 이것은 연합신경세포가 (들어오는 신경세포와 나가는 신경세포의) 두 신경세포 사이에 위치하기 때문이다. 연합신경세포는 다극성(multipolar)이며 다른 연합신경세포와 정보를 주고받는 능력도 가지고 있다.

뇌 내의 신경세포(Neurons)

뇌에 존재하는 신경세포를 다른 신경세포와 구분하기는 매우 어렵다. 반대로, (중추신경계 중) 척수나 말초신경계에 존재하는 신경세포는 쉽게 구별되는데, 그 기능을 보면 쉽게 알 수 있다. 그러나 뇌는 수백 가지 종류의 신경세포로 이루어진 것으로 추정되며, 그것들이 감각신경세포인지 운동신경세포인지를 구분하는 것은 거의 불가능에 가깝다고 할 수 있다. 연구자들이 여전히 노력하고 있으나, 분명 아주 오래 걸릴 것이다.

신경세포(Neurons)에 관한 재밌는 사실들

신경세포는 인체의 세포 중 가장 장수하는 세포이며, 기본적으로 인간의 수명만큼 오래 산다. 또한 신경세포는 계속해서 재생이 가능한 다른 세포들(예를 들면 피부세포)처럼 새로 대체될 수가 없다. 게다가 신경세포는 청소년기 아이처럼 지칠 줄 모르는 식욕도 가지고 있다. 신경세포는 기본적으로 같은 구조로 되어 있으며, 높은 대사율을 가지고 있기 때문에, 기능 유지를 위해 풍부한 산소와 포도당(칼로리)을 필요로 한다.

신경(Nerves)

일차적 구조인 신경은 말초신경계 내에서 일컬어지는 명칭이다. 각각의 신경은 신경속(fascicle)이라고 하는 신경 다발로 이루어져 있는데, 이것은 신경세포(neuron)라고 하는 수백 개의 개별적인 신경 섬유를 포함하고 있다.

말초신경의 구조는 다음과 같다(그림 1.5).

- 축삭(axon)
- 신경외막(epineurium)
- 신경내막(endoneurium)
- 신경내막액(endoneurial fluid)
- 신경주위막(perineurium)
- 신경속(fascicle)
- 당질층(glycocalyx)
- 미엘린 수초(myelin sheath)

축삭(Axon)

축삭은 기다란 케이블과 같이 신경세포의 길고 얇은 돌출 부분이며, 신경섬유(nerve fiber)라고도 불린다. 축삭은 인간의 머리카락보다 몇 배나 가늘며, 축삭의 기능은 세포체로부터 다른 신경세포나 분비선 및 근육으로 활동 전위라

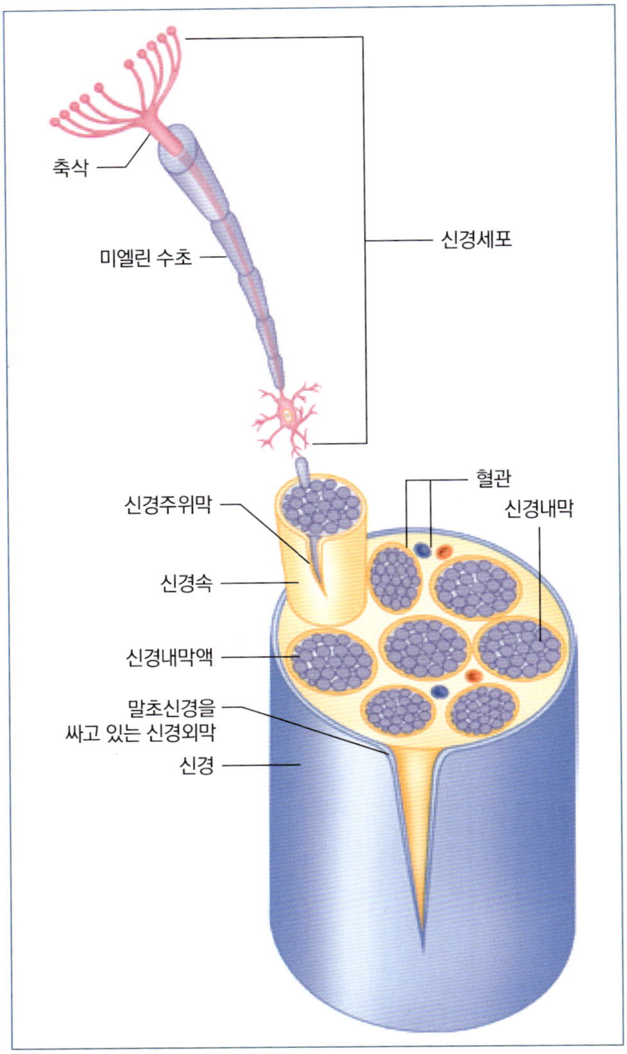

그림 1.5: 신경의 구조

고 하는 전기 임펄스를 통해 신호를 전달하는 것이다. 신경세포는 보통 하나의 축삭을 가지고 있으며, 다른 신경세포와도 연결될 수 있다. 척수에서 발끝까지 한 번에 이어지는 긴 축삭도 있고, 길이가 1 mm 정도밖에 안 되는 짧은 축삭도 있다. 축삭은 근육이나 분비선 세포 외에 다른 신경세포와도 연결되는데, 이 접합 부위를 시냅스(synapse)라고 부른다. 시냅스는 한 세포의 축삭 말단과, 다른 세포의 수상돌기나 세포체를 연결하는 부분이다.

축삭은 또한 축삭 곁가지(axon collateral)라고 하는 옆 가지를 낸다. 이 추가적인 돌출부는 다른 신경세포로 신호를 보내는 역할을 한다. 곁가지는 다시 종말가지(terminal branch)라고 하는 것으로 갈라지는데, 각각은 끝에 시냅스 종말(synaptic terminal)을 가지고 있다. 말초신경계에서는 축삭이 길수록 축삭 주변에 지방으로 된 절연층을 가지는 경향을 보이는데, 이를 미엘린(myelin)이라고 한다(뇌가 하얀 이유가 바로 미엘린 때문이다). 이 하얀 지방 물질은 슈반세포(Schwann cell, 신경아교세포glial cell의 하나)에서 생성되며 그림 1.6에서 보듯 미엘린 수초(myelin sheath)라고 하는 막을 형성한다. 이 미엘린 수초는 신호 전달이 빠르게 이루어지도록 돕는데, 특히 이동할 거리가 먼 경우에 그러하다.

신경외막(Epineurium)

신경외막은 간단히 말해 말초신경의 가장 바깥쪽을 덮고 있는 구조물이다. 척수신경의 바깥쪽 '피부'와도 같으며, 치

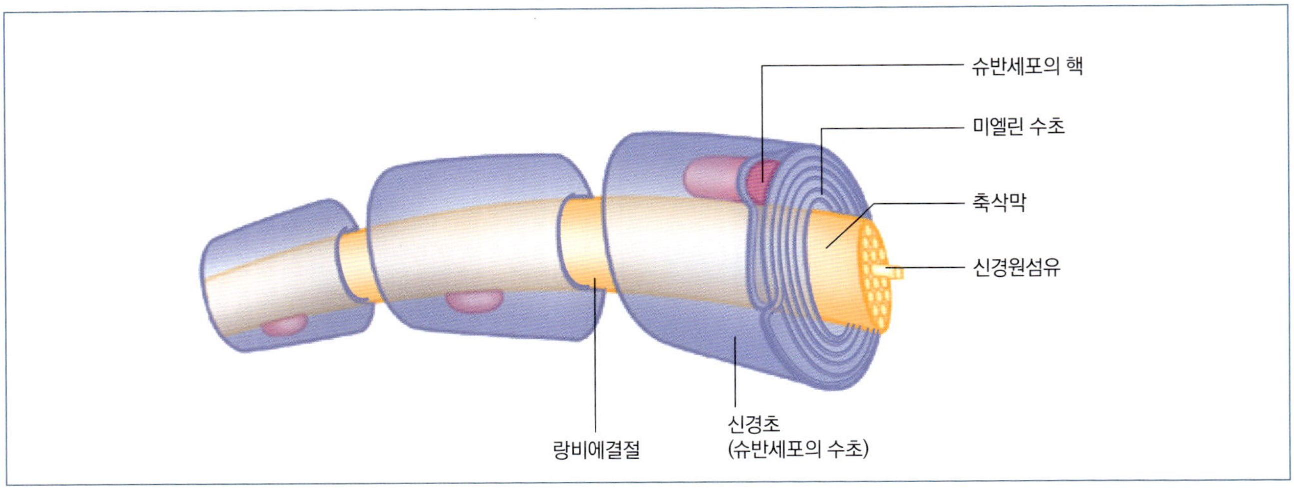

그림 1.6: 축삭(axon), 미엘린 수초(myelin sheath), 슈반세포(Schwann cell)

밀성결합조직(dense connective tissue)으로 구성된 층으로 이루어져 있다.

신경내막(Endoneurium)

신경내막은 축삭 주위를 싸고 있는 층이며 결합조직(connective tissue)층으로 이루어진다.

신경내막액(Endoneurial Fluid)

신경내막액은 어떤 면에서는 중추신경계의 뇌척수액과 비슷하다. 그러나 신경내막액은 저분자 단백질 액체로 이루어져 있고 말초신경계와 관련된다.

신경주위막(Perineurium)

신경주위막은 결합조직으로 된 또 다른 덮개이며 신경속(nerve fascicle)을 싸고 있다.

신경속(Fascicle)

신경속은 신경섬유의 작은 다발로 신경주위막에 의해 덮여 보호를 받는다.

당질층(Glycocalyx)

당질층은 기본적으로 모든 세포막을 싸고 있는 점액층이다(생선을 손으로 집어 들었을 때 생선 표면에서 느껴지는 미끌미끌함을 떠올려보라). 당단백질(glycoprotein, 단백질에 연결된 탄수화물)과 당지질(glycolipid, 지방에 연결된 탄수화물)층으로 이루어져 있다. 당질층은 특정 유형의 세균의 침입을 막아주며, 병든 세포 또는 침입한 세포에 대항하여 건강한 세포를 조절하는 역할도 한다.

미엘린 수초(Myelin Sheath)

미엘린 수초는 축삭을 감싸 보호하는 절연층의 역할을 한다. 수초는 또한 축삭을 통과하는 전기신호의 속도를 높인다. 수초가 없다면 뇌에서 시작된 신호는 다리의 근육까지 닿을 수 없을 것이다.

그림 1.7을 보면 하나의 신경세포가 신경이라는 구조 안에 어떻게 위치하고 있는지를 알 수 있다. 세포체(cell body)는 신경세포가 속한 생태계의 '본부'와도 같다. 세포체에는 핵, 미토콘드리아, DNA 형태의 유전정보가 담겨 있다. 세포체에서 밖으로 돌출된 (나무같이 생긴) 수상돌기(dendrites)는 다른 신경세포나 감각세포로부터 신호를 받아들이는 역할을 한다. 축삭(axon)은 세포체로부터 다른 신경세포로 신호를 전달한다. 앞에서 설명했듯 축삭의 길이는 짧게는 1 ㎜에서부터 길게는 1 m 혹은 그 이상까지 된다.

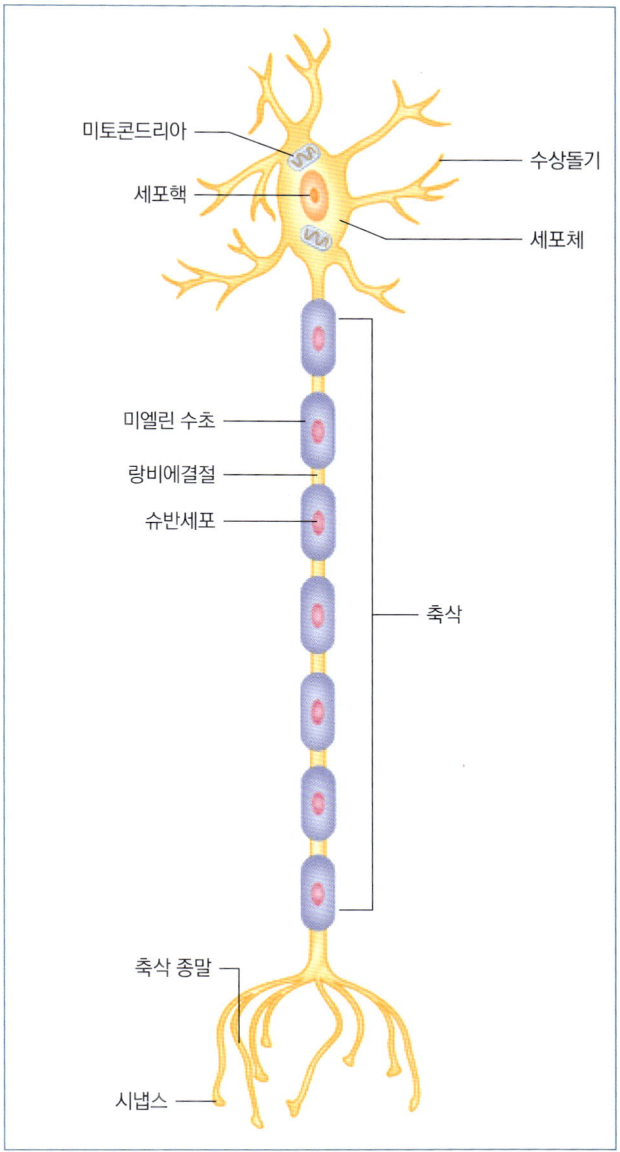

그림 1.7: 신경세포와 수상돌기(dendrites), 세포체(cell body), 축삭(axon)

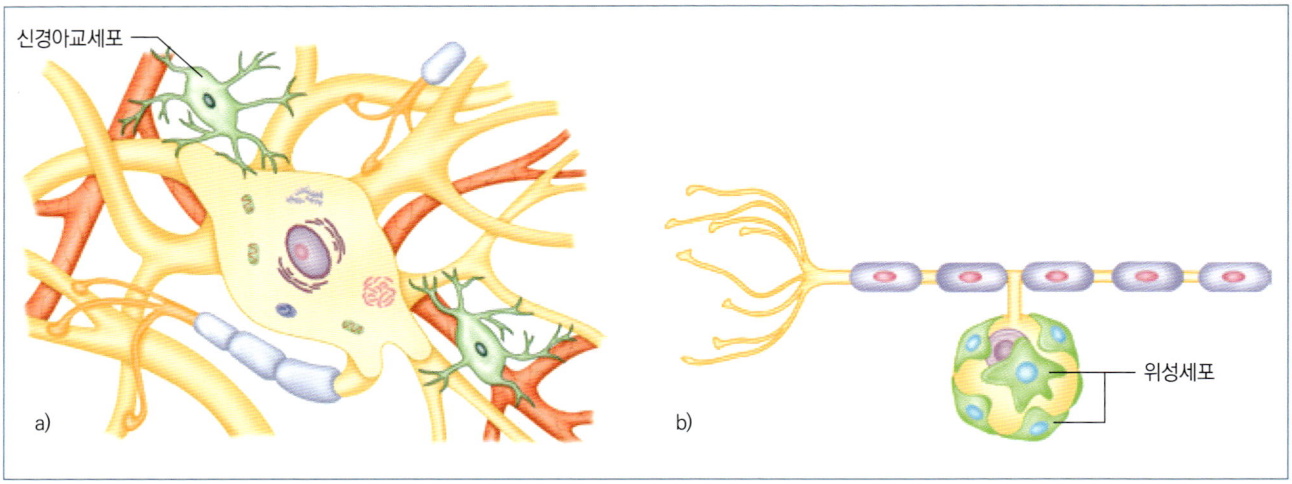

그림 1.8: (a) 말초신경계 내 신경아교세포(glial cell)의 예시 (b) 위성세포(satellite cell)

신경아교세포(Glial Cell)

신경세포 주위에는 신경아교세포(그리스어로 glia는 glue, 즉 풀을 의미)라고 하는 세포가 존재한다. 신경아교세포는 기본적으로 보디가드처럼 신경세포를 보호하는 역할을 한다. 신경아교세포는 그림 1.8(a)에서 보듯 신경세포의 구조를 붙잡아 지지해 주는 골격 내지는 풀과 같은 것으로 생각할 수 있다. 신경아교세포는 신호의 전달을 도울 뿐 아니라 영양(nutrition)과 절연(insulation)의 역할도 한다. 말초신경계 내에 존재하는 신경아교세포의 종류는 단 두 가지뿐이다. 그림 1.8(b)의 위성세포(satellite cell)는 신경세포의 세포체를 감싸고, 슈반세포(Schwann cell)는 미엘린 수초의 생성을 돕고 절연을 제공한다.

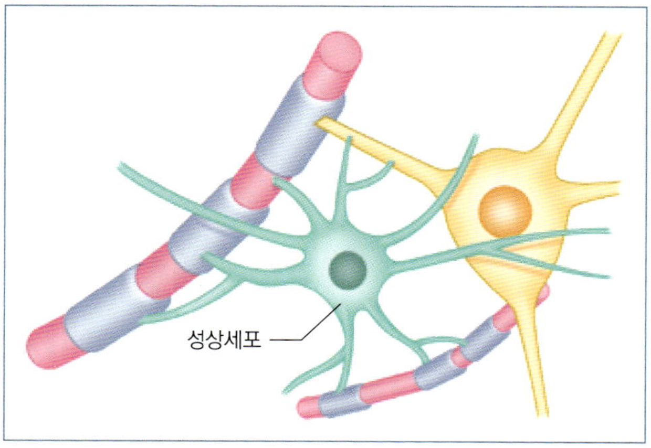

그림 1.9: 중추신경계의 신경아교세포(glial cell) 중 하나인 성상세포(astrocyte)

신경아교세포는 중추신경계에 특히 풍부하게 존재하는데, 뇌 질량의 50%가 신경아교세포로 이루어져 있다고 여겨지며, 신경세포와의 그 비율은 대략 10대 1로 대부분이 신경아교세포이다. 예를 들면 성상세포(astrocyte, 별 모양)라고 하는 신경아교세포가 있는데 이것은 중추신경계 내에서 신경세포를 모세혈관과 연결하여 물질의 교환을 가능하게 한다(그림 1.9). 성상세포는 또한 혈관-뇌 장벽(blood-brain barrier)을 만드는데, 혈관-뇌 장벽은 해로운 물질이 뇌로 들어가지 못하도록 막는다. 신경아교세포 중에는 미세아교세포(microglial cell)라고 하는 것도 있는데, 이것은 방어의 역할을 수행하여 뇌나 척수 내로 미생물이 침입하는 것을 막아준다. 신경아교세포가 없다면 신경세포는 기능을 멈출 수밖에 없고, 신경아교세포가 제대로 작동하지 못하면 그야말로 재앙이 발생할 수 있다. 일례로, 뇌종양(brain tumor)은 전형적으로 신경아교세포의 변이에서 비롯된다.

신경세포와 신경아교세포의 차이점은, 신경세포는 축삭과 수상돌기를 가지고 있으며 활동 전위를 생성하는 반면 신경아교세포는 이러한 능력이 없이 신경세포에 붙어 신경세포를 지지하고 신경세포가 올바른 기능을 수행할 수 있도록 도와주는 역할을 한다는 것이다.

중추신경계에는 이 밖에도 많은 종류의 신경아교세포가 존재하지만, 그 내용은 이 책의 범위를 넘어서는 것이므로 이 정도로 마무리하겠다.

신경 전도(Nerve Conduction)의 작용 원리

신경계의 작동은 우리에게는 아주 당연한 것으로 여겨진다. 예를 들어, 여러분은 지금 이 책을 읽고 있는데(즐기고 있기를!), 눈은 시각적으로 현재 이 페이지의 정보를 받아들이고 있다. 눈으로 정보가 받아들여지는 것을 감각 입력(sensory input)이라고 한다. 페이지의 글을 읽으면 뇌는 다음에 무엇을 할지 생각하게 된다(통합의 역할). 여러분의 운동신경계가 손가락으로 하여금 페이지를 넘기도록 하길 바란다.

읽기를 계속해 나가기 전에 잠시 멈춰서, 아주 간단한 작업이라고 여겨지는, 글을 읽는 이 과정에 대해 생각해 보자. 다음으로는, 생명 유지를 위한 시스템인 호흡에 집중해 보기 바란다. 호흡이 일어나지 않는다면 우리는 바로 죽을 것이다. 이번엔 다음을 자문해 보자. 현재 체온은 어떠한가? 충분히 따뜻한가 아니면 약간 춥다고 느껴지는가? 지금 앉아 있는 의자는 편안한가 아니면 이미 오랜 시간 앉아 있었기 때문에 자리에서 일어나고 싶은가? 이번엔 현재 들리는 소리에 귀 기울여보자. 나는 지금 집 마당에서 새가 지저귀는 소리를 들으며 이 글을 쓰고 있고, 먹을거리를 찾아 창문가를 서성이는 다람쥐를 보고 있다. 이 모든 일들과 수백만 가지의 과정들이 지금 여기에서 일어나고 있지만, 대부분은 내가 의식적으로 하고 있는 것이 아니다. 이 모든 것들은 신경계를 중심으로 하여 조절된다. 놀랍지 않은가?

신경계가 정상적으로 작동하려면, 직장생활에서와 마찬가지로 '의사소통이 잘 되는 것'이 핵심이다. 이것은 직장 상사와 일대일로 의견을 주고받는 것과 비슷하다. 인체의 신경계에 있어서 의사소통이란 신경세포 간에 이루어지는 것이며, 뇌에는 평균적으로 100조 개의 신경 연결(neural connection)이 존재한다. 의사소통이 일어나기 위해서는 우선 보낼 '신호'가 필요하다. 예를 들어, 중추신경계는 신호를 보내고 말초신경계는 이에 대응하여 신경섬유(신경세포)의 축삭(axon, 기찻길)을 통해 신호를 계속 전달한다. 이것은 알파운동신경세포(뇌간과 척수에 존재하며 골격근을 지배하는 큰 다극성multipolar의 하위운동신경세포)에 의해 일어나고, 전기적 신호(기차)는 최대 431 km/h의 속도로 전달된다. 놀랍지 않은가?

다음 단계로 넘어가기 전에 지금까지 얘기한 것들을 정리해 보고자 한다. 거미가 우리 다리(leg) 위를 기어갈 때 실제 어떤 일이 벌어질지 생각해 보자. 다리 피부의 감각신경세포는 거미의 움직임을 감지하는데, 이는 눈에서 시각 정보를 받아들이는 것과 같은 원리로 작용한다. 다리 피부에서 받아들여진 감각 신호는 미엘린 수초(신호 전달을 빠르게 함)로 덮인 축삭을 통해, 감각 구심성 신경을 통해서 척수의 중추신경계로 전달된다. 정보가 척수에 도착하면 여러 개의 다극성 연합신경세포로 연결되고, 일부는 자동적으로 다극성 원심성 하위운동신경세포를 통해 다리의 대퇴사두근으로 신호를 보냄으로써 근육을 수축시켜 거미가 떨어지게 한다(척수 반사spinal cord reflex). 한편, 이 정보는 다극성 상위운동신경세포를 통해 뇌로도 보내지며, 피부 위에 거미가 있다는 것을 인식하게 해준다. 뇌는 이 메시지를 해석하고, 어떤 액션을 취할 것인지를 결정하게 된다. 아마 비명을 지르게 하거나 다리를 차올리게 할 것이다. 혹은 마음을 가라앉히고 조용히 거미를 잡아 내려놓게 할 수도 있다. 듣기에는 간단해 보이는 이러한 과정은 실제로는 어떻게 일어날까?

모든 신경세포는 같은 속도와 크기를 가진 하나의 신호만을 전달하지만, 신호의 빈도는 달라질 수 있다. 이러한 임펄스를 일컬어 활동전위(action potential)라고 하며 지금 곧 논해보려고 한다.

자, 그러면 전기적 신호(→전압)는 어떻게 축삭을 통해 이동(→전류)할 수 있을까? 예전에 동영상 하나를 본 적이 있는데, 한 강사가 신경세포를 '배터리가 담긴 가방'에 비유했다. 각각의 배터리는 활동할 수 있는 전위(potential)를 가지고 있다. 작업이 일어나기 위해서는 전력의 공급원이 필요하며 이것이 바로 전기(electricity)다. 각각의 배터리는 양극과 음극, 그리고 에너지를 낼 수 있는 전위를 가지고 있다. 이 원칙은 수백만 개의 신경세포 하나하나에 마찬가지로 적용된다. 그러나 배터리가 아무것에도 연결되어 있지 않거나 다 닳은 상태라면(자동차 배터리가 나가면 엔진 시동이 걸리지 않듯) 제대로 일을 하지 못하게 된다. 그러나 전력을 공급해 주면 전등이 켜지거나 장난감이 작동하듯 다시 작동하게 된다. 쉽게 말해서 인체의 신경세포는 별도의 전하를 가진 하나의 배터리와 같다. 작동하기 위해서는 사건이 있어야만 전하들을 한데 모을 수가 있는 것이다.

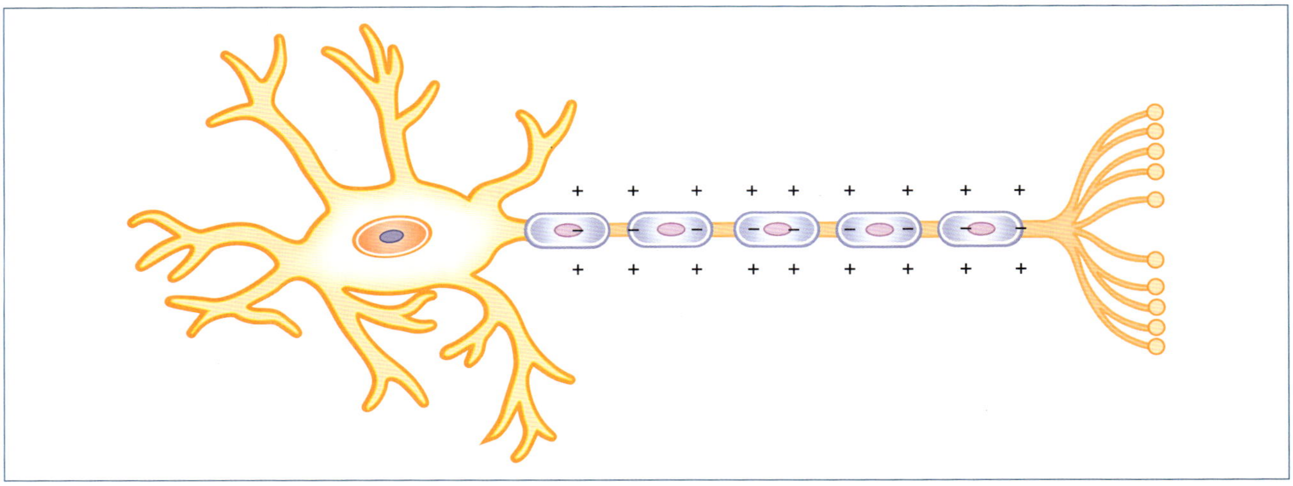

그림 1.10: 안정기의(resting) 신경세포

신경세포 내에서 축삭을 싸고 있는 바깥 덮개를 세포막(cell membrane)이라고 한다. 이 구조에 의해 양전하와 음전하가 나누어진다. 휴식 상태에서는 아무 일도 일어나지 않는데, 이때의 신경세포를 안정기(resting) 신경세포라고 한다(그림 1.10). 이 상태에서는 축삭을 따라 전해지는 신호가 없는데 이를 안정막 전위(resting membrane potential, RMP)라고 하며, 대략 -70 mv 정도로 측정된다. 신경세포 내에 위치한 세포는 상대적으로 음전(negatively charged)되어 있고, 세포막 외부의 세포는 상대적으로 양전(positively charged)되어 있다(그림 1.10).

신경세포 바깥의 공간을 세포 외 공간(extracellular space)이라고 하고 안쪽의 공간을 세포 내 공간(intracellular space)이라고 한다. 이들 공간에는 많은 이온들이 존재하며 특히 양전(positively charged)된 나트륨이온(Na^+)이 풍부하다. 이 이온들은 일반적으로 세포 내부보다

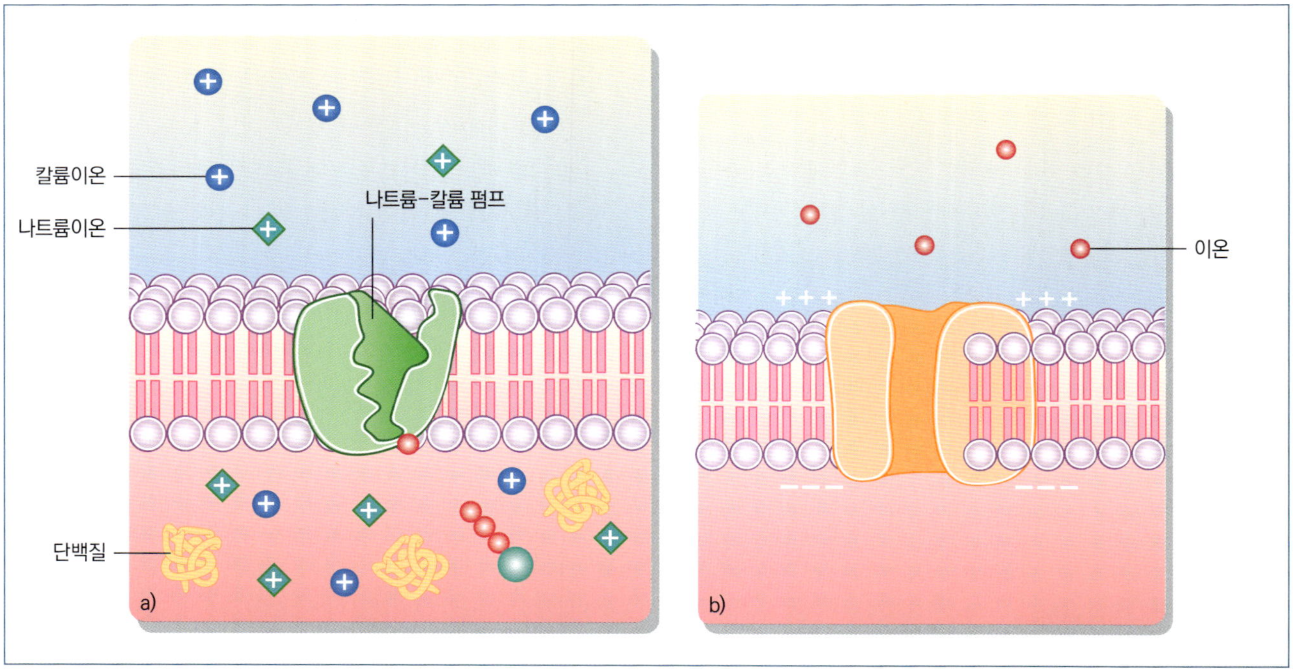

그림 1.11: (a) 나트륨-칼륨 펌프(sodium-potassium pump) (b) 전압 의존성 칼륨 채널(votage-gated potassium channel)은 막전위의 변화에 따라 열리거나 닫힌다.

외부에 많이 존재한다. 신경세포막의 내부에는 많은 칼륨 이온(K^+)들이 존재하며 양전되어 있다. 그러나 칼륨 이온은 더 크고 음전된 단백질에 연결되어 있다. 전체적으로 보면 세포 안쪽의 칼륨이온보다 세포 밖의 나트륨이온이 더 많다. 이는 세포 내부가 더욱 음전되는 효과를 가져 오는데, 이것을 분극되어 있다(polarized)고 한다.

나트륨-칼륨 펌프(Sodium-Potassium Pump)와 전압 의존성 칼륨 채널(Voltage-gated Potassium Channel)

신경세포 내에서 일어나는 모든 전기적 사건은 단순히 이온의 움직임에 의해 조절되는 것이다. 전기적 사건이 일어나기 위해서는 약간의 도움이 필요하며, 이를 위한 고유한 펌프와 채널(통로)이 존재한다. 이러한 펌프를 나트륨-칼륨 펌프라고 하는데[그림 11.1(a)], 신경세포의 세포막에 위치한다. 축삭을 따라 곳곳에 이러한 펌프가 다수 배치되어 있다. 이 외에도, 나트륨-칼륨 펌프를 돕기 위해 다른 종류의 입출구 형태의 채널(통로)도 존재하는데, 이것은 세포막을 관통하고 있어 이온의 이동을 가능하게 한다. 이러한 통로 중의 하나가 전압 의존성 통로이며[그림 1.11(b)], 세포막의 전기적 변화에 따라 열리거나 닫힌다.

활동전위(Action Potential)

나트륨-칼륨 펌프가 작동하는 원리를 알아보도록 하자. 나트륨-칼륨 펌프에 의해 대략적으로 두 개의 칼륨 이온이 세포 내로 펌프질되어 들어올 때마다 세 개의 나트륨 이온이 세포 밖으로 펌프질되어 나가는데, 이것이 전기적 기울기를 바꾼다. 앞에 얘기했듯이, 이 이온 통로는 신경세포 내에서의 모든 전기적 사건의 주요 기능으로써 작용한다. 신경세포 내에서의 전기적 활동에 큰 변화가 생기려면 활동전위라고 하는 것이 필요한데, 이것은 신경이 탈분극(depolarization, 덜 음전되는 것)되었을 때만 일어난다. 탈분극이 일어나기 위해서는 아주 뜨거운 것을 만졌을 때나 거미가 다리 위를 기어갈 때와 같이 커다란 이벤트가 발생해야 한다. 그러한 경우 나트륨이온은 펌프를 통해 빠르게 이동할 뿐 아니라 전압 의존성 칼륨 채널을 통해서도 이동한다. -55 mv라는 역치값을 넘어서면 세포막 내에서 양전하 상태가 계속적으로 빠르게 증가하게 된다(+40 mv). 이것은 결국 활동전위를 일으키고(그림 1.12), 이로써 축삭을 따라 연쇄반응이 일어나게 된다.

탈분극이 일어나면 다음 단계로는 재분극(repolarization)이 일어난다(그림 1.13). 이것은 칼륨이온이 전압 의존성 칼륨 채널을 통해 밖으로 나가는 것인데, 이로 인해 세포막은 더욱 음전되고 다시 원래의 전기적 전하 상태로 균형

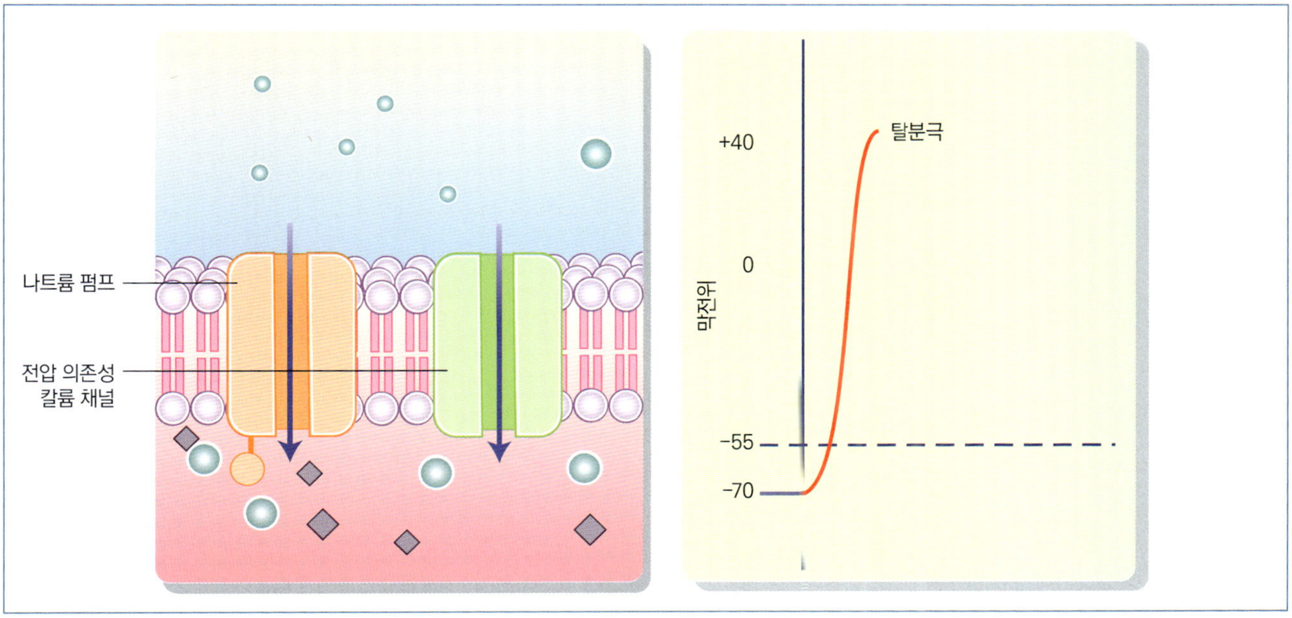

그림 1.12: 탈분극(depolarization)을 일으키는 활동전위(action potential)

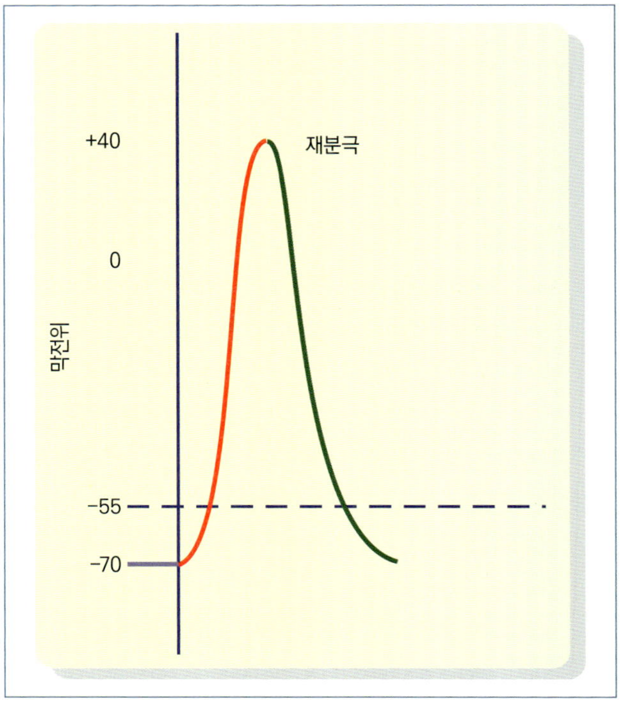

그림 1.13: 재분극(repolarization)

을 이루게 된다. 탈분극과 재분극의 과정은 불응기(refractory period) 동안에 일어나고, 이 과정은 각각의 활동전위가 모 아니면 도(all or nothing)라고 하는 고유한 사건임을 확인해 주는 것이다.

그러나 만약 약한 자극만 있다면 활동전위는 덜 활성화된다. 예를 들면, 뇌가 손으로 하여금 책상에서 동전이나 펜을 집어 올리도록 명령할 때, 이것은 바닥에서 무거운 상자를 들어 올릴 때나 누군가의 손을 꽉 쥘 때보다는 낮은 빈도의 활동전위를 일으킨다. 후자의 경우에는 상자를 들어 올리거나 손을 꽉 쥘 수 있을 만큼 더 많은 근육을 더 많이 수축할 수 있도록 자극이 커야만 하는 것이다. 신호 전달의 속도는 축삭의 지름에 따라 좌우되는 것으로 알려져 있다. 더 큰 지름을 가진 축삭은 훨씬 빠른 속도로 신호를 전달하고, 따라서 활동전위가 더 빨리 일어나게 된다.

미엘린 수초(Myelin Sheath)와 랑비에결절(Nodes of Ranvier)

말초신경계 내에는 미엘린 수초라고 하는 놀라운 구조가 존재하는데, 앞에서 간단하게 다룬 바 있다. 이 수초는 축삭을 따라 이동하는 신호의 전도 속도를 높여주며, 신호가 미엘린 수초 사이의 한 틈에서 다음 틈으로 점프하듯 이동하게 해준다(그림 1.14). 미엘린 수초들 사이에 자연적으로 형성된 틈을, 프랑스 해부학자 루이 앙투안 랑비에(Louis-Antoine Ranvier)의 이름을 따서 '랑비에결절'이라고 한다. 랑비에결절 사이사이를 점프하듯 건너뛰는 것을 도약 전도(saltatory conduction, 라틴어로 saltare는 뛰는 것을 뜻함)라고 한다. 미엘린 사이에 틈이 존재한다는 것은 축삭에 세포 구조의 바깥으로부터 접근 가능한 부위가 있음을 의미하는데, 이온이 이러한 틈을 가로지를 수 있도록 더 많은 전압 의존성 칼륨 채널이 존재함으로써 얻어지는 추가적인 활동전위를 활용할 수 있다. 이러한 과정을 신호 부스터(signal booster)라고 하는데, 특히 축삭이 아주 긴 경우에 유용하다. 부스터가 없다면 신호는 긴 여정의 끝에 도달

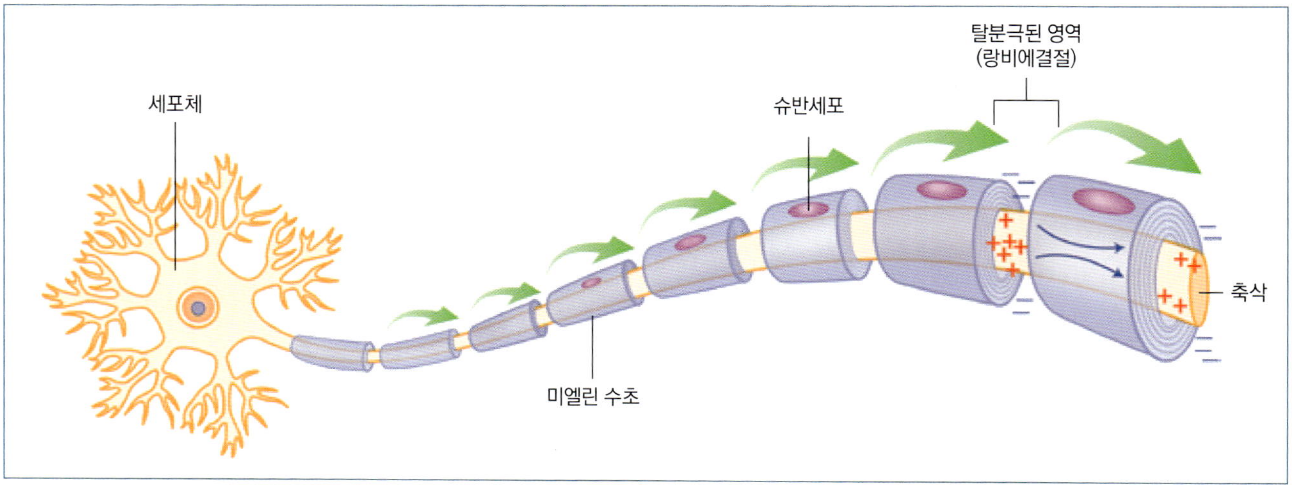

그림 1.14: 미엘린 수초(myelin sheath)를 따라 일어나는 전도(conduction), 그리고 랑비에결절(nodes of Ranvier)

했을 즈음에는 매우 약해져 있을 것이다.

시냅스(Synapses)

신경세포가 서로 의사소통하는 메커니즘은 우리가 휴대폰을 사용하는 것과 아주 유사하다. 만약 우리가 누군가에게 문자를 보내거나 (요즘은 점점 드물어지고 있지만) 친구에게 전화를 거는 것은 오직 두 사람 사이의 대화다. 그러나 문자나 전화로 여럿이 동시에 대화하는 것도 가능하다. 이 기술적 능력은 시냅스라고 하는 생리학적 구조에 의해서 가능해진다. 시냅스는 기본적으로 신경세포가 서로 대화하는 방법이라고 할 수 있다. 1897년 영국의 신경생리학자였던 찰스 스캇 쉐링턴 경(Sir Charles Scott Sherrington)이 처음으로 시냅스의 개념을 주창했다.

신경전달물질(Neurotransmitter)

그렇다면 시냅스는 실제 어떤 방식으로 대화를 하는 것일까? 두 개의 신경세포가 접해있거나 하나의 신경세포가 목표 세포(target cell, 근육이나 분비선)에 접촉하고 있을 때 이것은 의사소통의 중간에 휴식 지점이 존재하는 것과 같다(기차가 다니는 선로 중간의 휴식 지점처럼). 전기적 신호가 여행을 계속하여 축삭을 따라 이동하기 위해서는 두 신경세포 사이에 자연적으로 존재하는 빈 공간(시냅스 틈 synapse cleft)을 잇는 능력이 필요하다. 이 과정이 일어나기 위해서는 전기적 신호가 화학적 신호로 바뀌어야 하는데, 이러한 역할을 신경전달물질(neurotransmitter)이 한다. 즉, 신경전달물질은 전기적 신호를 화학적 신호로 바꾸고, 다시 전기적 신호로 바꿀 수 있는 능력을 가지고 있다.

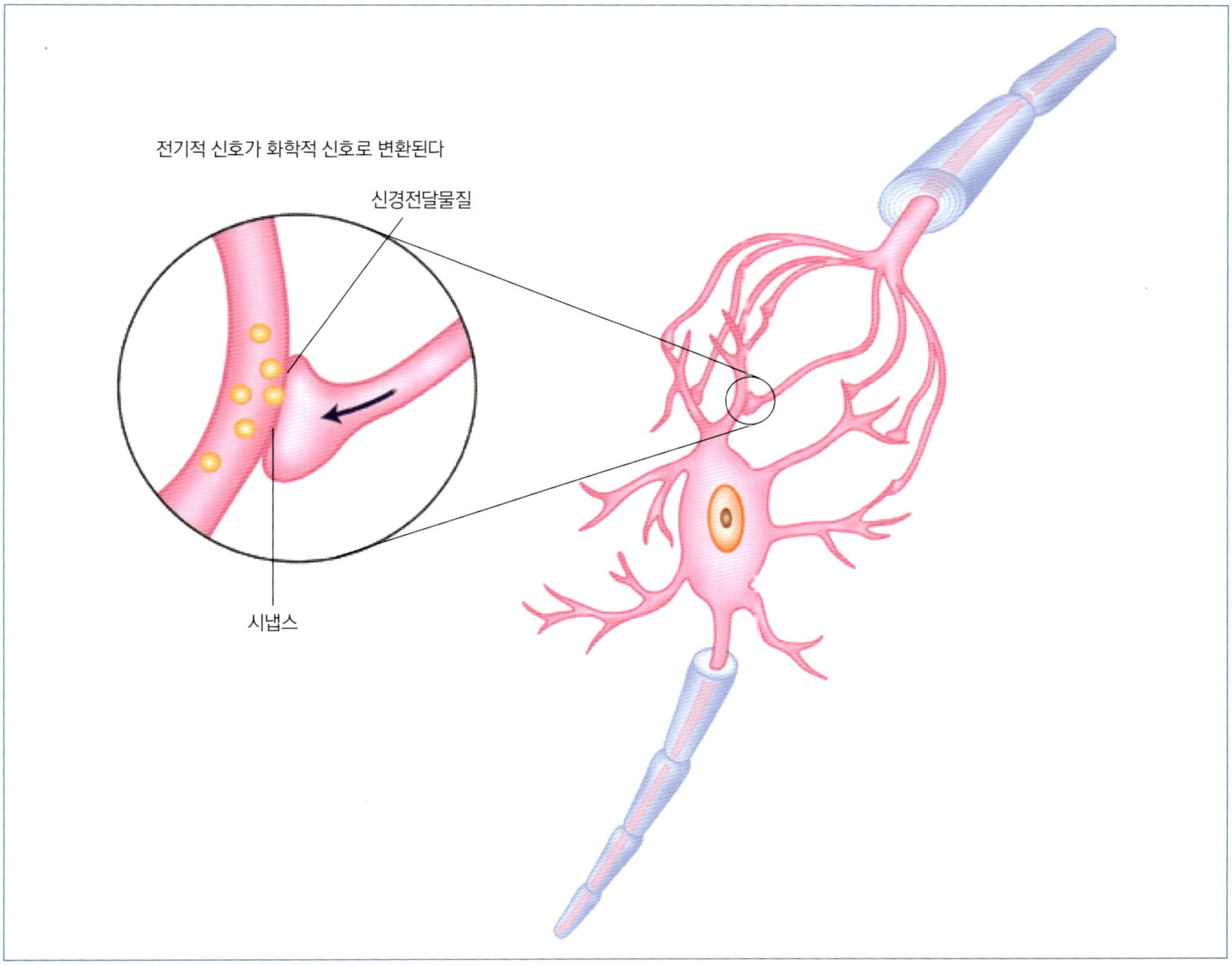

그림 1.15: 신경세포 간의 시냅스(synapse)

신경계 내에는 수십억 개의 신경세포가 존재하며 이들 간의 온전한 의사소통을 위해서는 신경전달물질의 작용을 필요로 한다. 이러한 변환 과정이 제대로 작동하기만 하면 신호는 계속해서 여정을 이어가 시냅스라고 하는 틈새를 통과할 수 있게 된다(그림 1.15). 이 작은 공간은 실제로는 백만 분의 일 센티미터 정도로, 종이 한 장 두께의 천 분의 일 정도밖에 안 된다. 상상이 되는가?

시냅스에서 보내는 역할을 하는 '시냅스 전 세포(pre-synaptic cell)'는, 받는 역할을 하는 '시냅스 후 세포(post-synaptic cell)'에게 신호를 전달한다. 이 신호는 목표 신경세포를 흥분 혹은 억제시킬 수 있다. 시냅스에서의 전달은 보통 화학적 기전으로 이루어지나, 만약 빠른 메시지 전달이 필요한 경우에는 드물게 전기적 기전으로 이루어지기도 한다. 시냅스에서의 의사소통의 측면에서 화학적 시냅스는 전기적 시냅스(일례로 심장근육에서는 전기적 신호가 필요)에 비해 통제력이 크고 수도 많으나, 작용은 느리고 세밀하고 선택적(어디로 메시지를 보낼 것인지를 선택함)이다.

앞에서 설명했듯 화학적 전달에는 신경전달물질이 관여하며, 이것은 시냅스 전 신경세포에서 시냅스 후 신경세포로 정보를 전달한다. 하나의 축삭은 여러 가지(branch)를 가지고 있기 때문에 다수의 시냅스 후 신경세포로 연결될 수 있는데, 이를 통해 수천 개의 입력 신호가 동시에 전달될 수 있다. 시냅스 전 신경세포의 축삭의 끝 부분에는 시냅스 소포(synaptic vesicle sac)라고 하는 구조물이 있는데 수천 개의 신경전달물질 분자들로 가득 차 있다. 시냅스 전 신경세포의 끝부분과 시냅스 후 신경세포의 막 사이에 있는 공간을 시냅스 틈새(synaptic cleft)라고 한다(그림 1.16). 이 공간은 신경전달물질이 시냅스 전 신경세포의 축삭 종말을 떠나 시냅스 후 신경세포의 수용체 부분으로 받아들여지는 곳이다. 두 신경세포는 붙어있는 것이 아니라 실제로는 시냅스 틈에 의해 분리되어 있는 것이다.

그렇다면 시냅스 틈에서 전기적 신호는 어떻게 화학적 신호로 바뀌는가? 활동전위가 축삭을 따라 전달되고 시냅스 전 신경세포의 축삭 종말에 닿기 전에 나트륨-칼륨 펌프와 전압 의존성 채널이 활성화되어 나트륨과 칼륨이 방출된다. 여기가 바로 재미있는 부분으로, 세포막 내의 전압 의존성 칼슘 채널(voltage-gated calcium channel)이 활성화되기 시작하는 때이다(그림 1.17). 그러면 신경세포 바깥에 있는 높은 농도의 양전된(positively charged) 칼슘 이온(Ca^{2+})이 채널을 통해 세포 안쪽으로 유입된다.

다음으로, 증가된 칼슘이온은 시냅스 소포가 축삭 종말의 막과 결합하도록 해준다. 그 결과 신경전달물질 분자들은 시냅스 틈으로 분비되고, 마침내 시냅스 후 신경세포에 붙게 된다. 받는 세포의 수상돌기나 세포체로 가서 붙게 되는 것이다(그림 1.18).

일단 신경전달물질이 받는 세포에 붙으면, 화학적 신호는 전기적 신호로 다시 변환되어야 활동전위가 계속해서 뻗어나갈 수 있다. 그러나 이 단계에는 다른 경로도 존재하는데, 특정 신경전달물질이 특정 수용체에 붙는지에 따라 결정된다. 이에 따라 받는 신경세포가 흥분될지 억제될지가 결정되며(전등 스위치를 켜거나 끄듯), 혹은 이온 채널이 열리고 닫히는 것에 의해서 결정되기도 한다. 만약 활동전위 신호가 필요한 상황이라면(스위치 on), 목표 세포로의 신호는 흥분성이 된다. 시냅스 후 신경세포의 세포막에 있는 양전하는 증가되고, 전기적 신호는 다음 신경세포로 이어진다. 반면, 반

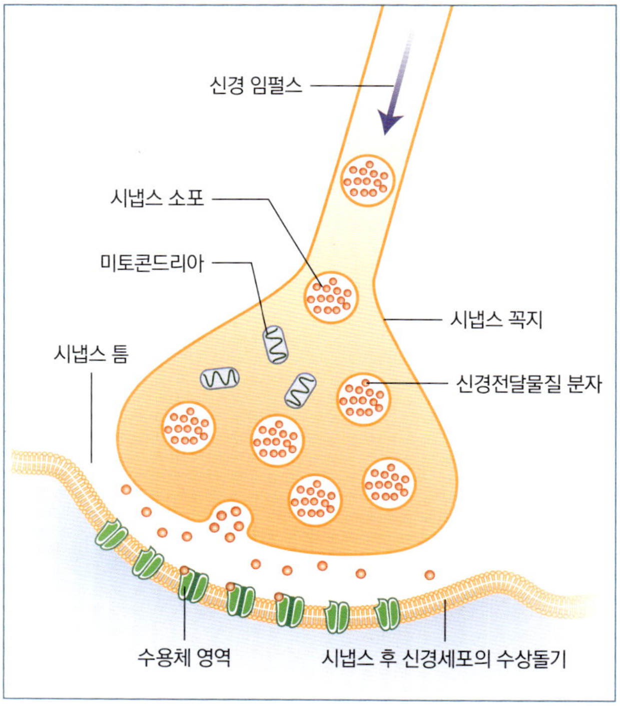

그림 1.16: 시냅스(synapse)와 시냅스 틈(synaptic cleft)

대 작용이 필요한 경우(스위치 off), 신경전달물질은 그 작용을 바꾸어 세포막이 더욱 음전되도록 한다. 이것은 억제성의 신호를 발생시켜, 뒤의 신경세포의 흥분을 억제하여 메시지가 더 이상 전달되지 않게 한다. 신경전달물질은 신호 전달의 역할을 완수한 후 대부분 다시 흡수된다.

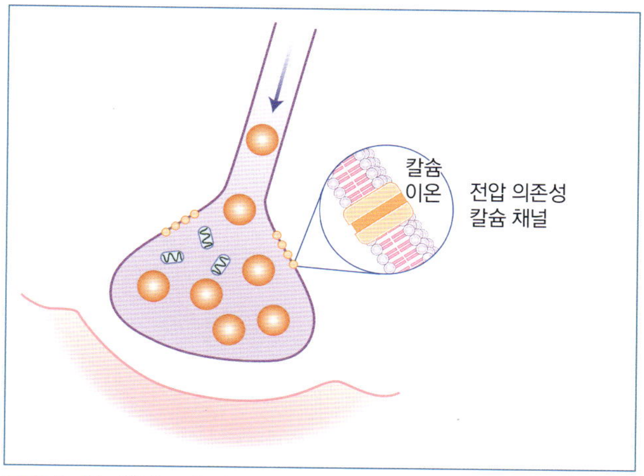

그림 1.17: 시냅스의 전압 의존성 칼슘 채널(voltage-gated calcium channel)

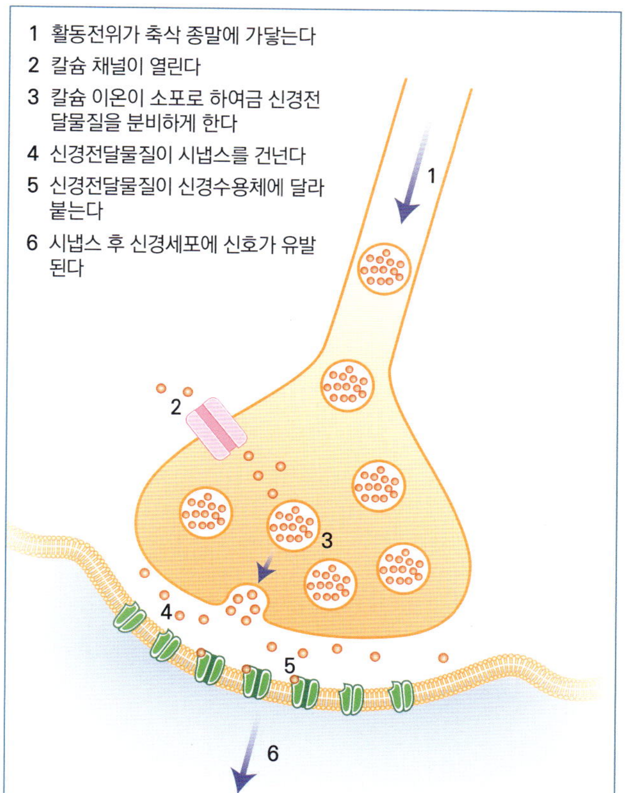

그림 1.18: 시냅스 틈새(synaptic cleft)를 지나 시냅스 후 세포(post-synaptic neuron)로 전달되는 신경전달물질의 작용 원리

간단히 정리하면, 신경전달물질은 시냅스 전 신경세포에 의해 분비되는 화학물질로, 시냅스 후 신경세포를 흥분시키거나 억제하는 역할을 한다. 시냅스 후 신경세포에 대한 이러한 작용은 천분의 일 초도 안 되는 짧은 시간 사이에 일어난다. 인체에는 100가지 이상의 신경전달물질이 존재하며, 이들은 각기 다른 기능을 수행하는 것으로 알려져 있다. 신경전달물질은 우리를 흥분시킬 수도 있고, 반대로 가라앉힐 수도 있으며, 우리를 졸리게도 하고, 인체 장기의 기능을 조절하기도 하는 등 여러 역할을 수행한다. 대표적인 신경전달물질의 예를 네 가지 들어보면 다음과 같다.

- *세로토닌*(serotonin): 기본적으로 억제 작용을 하며 식욕, 기분, 수면 등을 조절함.
- *도파민*(dopamine): 흥분시키고 주의력을 높여줌.
- *노르에피네프린*(norepinephrine): 투쟁-도피 양자택일 반응(fight-or-flight response)과 관련이 있으며, 호흡수와 심박수를 높임.
- *아세틸콜린*(acetylcholine): 주요 신경전달물질 중 하나로 말초신경계 내의 정보 전달에 있어 주요 역할을 수행함. 아세틸콜린은 운동신경세포에 의해 분비되고, 신경절 전 교감신경(pre-ganglionic sympathetic neuron) 및 부교감신경에 의해서 분비됨(2장 참고).

신경계는 슈퍼컴퓨터

시냅스에 대해 재미있는 사실 한 가지는, 대략 천억 개의 신경세포가 뇌에 존재하며, 각각의 신경세포는 1,000-10,000개의 시냅스를 가지고 있기 때문에, 총 100-1,000조 개의 시냅스가 존재한다는 것이다. 시냅스 한 개는 미니컴퓨터 한 대와도 같으며, 신경세포의 개별적인 작용에 의해 변화하고 적응하는 능력을 가지고 있다.

2

말초신경계

우리에게 말초신경계를 이루는 43쌍의 운동 및 감각신경이 있다는 것은 매우 놀라운 일이다. 그림 2.1에서 볼 수 있듯 말초신경계는 뇌와 척수, 즉 중추신경계와 중요한 연결을 이루고 있다. 말초신경계의 주요 역할은 중추신경계를 나머지 인체 부분에 연결하는 것이다. 뇌와 척수의 외부에 있는 모든 신경과 신경절(ganglia, 감각신경세포의 집합체)은 말초신경계 내에 위치해 있고, 말초신경계의 역할은 모든 인체 구조(장기, 근육, 혈관, 감각기관, 분비선 등)를 중추신경계에 연결해 주는 것이다.

총 43쌍의 운동신경과 감각신경은 다음과 같이 나누어질 수 있다.

- 31쌍의 척수신경(spinal nerves)
- 12쌍의 뇌신경(cranial nerves)

척수신경은 다시 다음과 같이 나누어진다.

- 경추부 신경 – 8쌍(C1-C8)
- 흉추부 신경 – 12쌍(T1-T12)

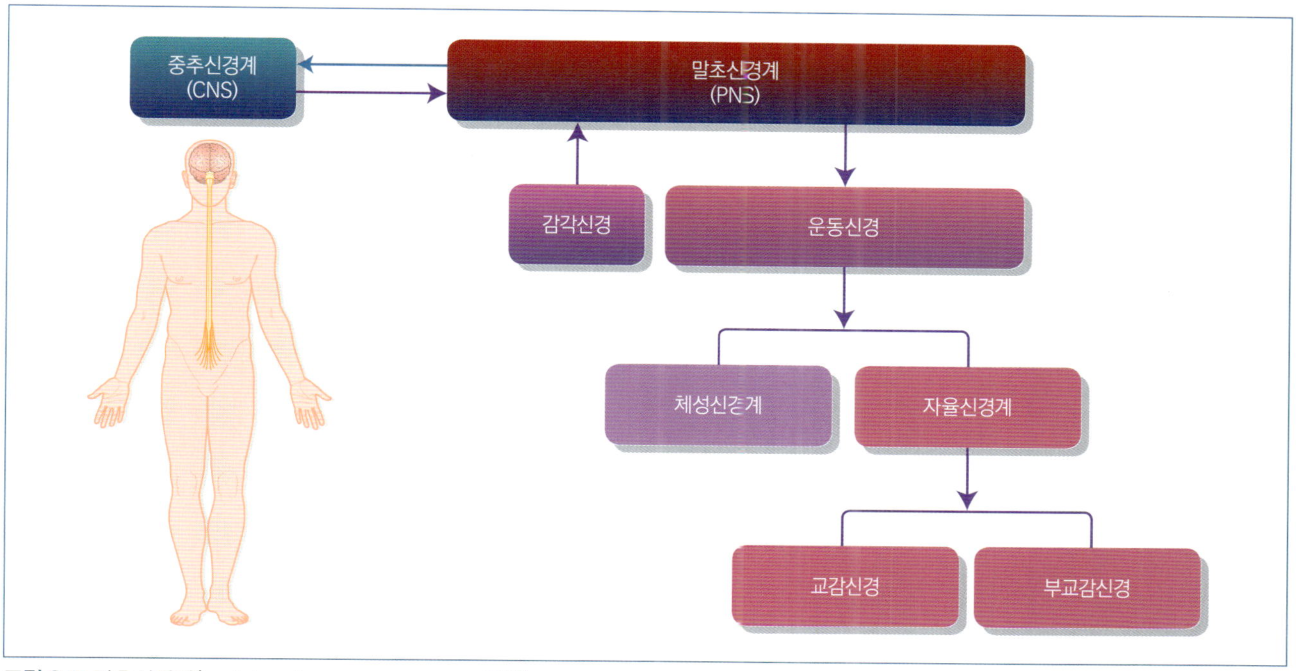

그림 2.1: 말초신경계(peripheral nervous system, PNS)

표 2.1: 뇌신경 목록

번호	명칭	신경의 종류	기능
I	후각신경(olfactory nerve)	감각	후각
II	시신경(optic nerve)	감각	시각
III	동안신경(oculomotor nerve)	운동	대부분의 눈 움직임
IV	활차신경(trochlear nerve)	운동	눈 움직임 조절(상사근[superior oblique muscle])
V	삼차신경(trigeminal nerve)	혼합	얼굴과 입의 감각, 저작근
VI	외전신경(abducens nerve)	운동	눈의 외전(외측직근[lateral rectus muscle])
VII	안면신경(facial nerve)	혼합	얼굴 표정 근육, 눈물샘과 침샘(맛)
VIII	전정와우신경(vestibulocochlear nerve)	감각	청각과 균형
IX	설인신경(glossopharyngeal nerve)	혼합	구역반사, 미각, 인두의 연하
X	미주신경(vagus nerve)	혼합	구역반사, 심장 컨트롤, 내장근육의 부교감신경지배
XI	부신경(accessory nerve)	운동	어깨 움츠리기, 목의 움직임
XII	설하신경(hypoglossal nerve)	운동	연하, 말하기, 혀의 움직임

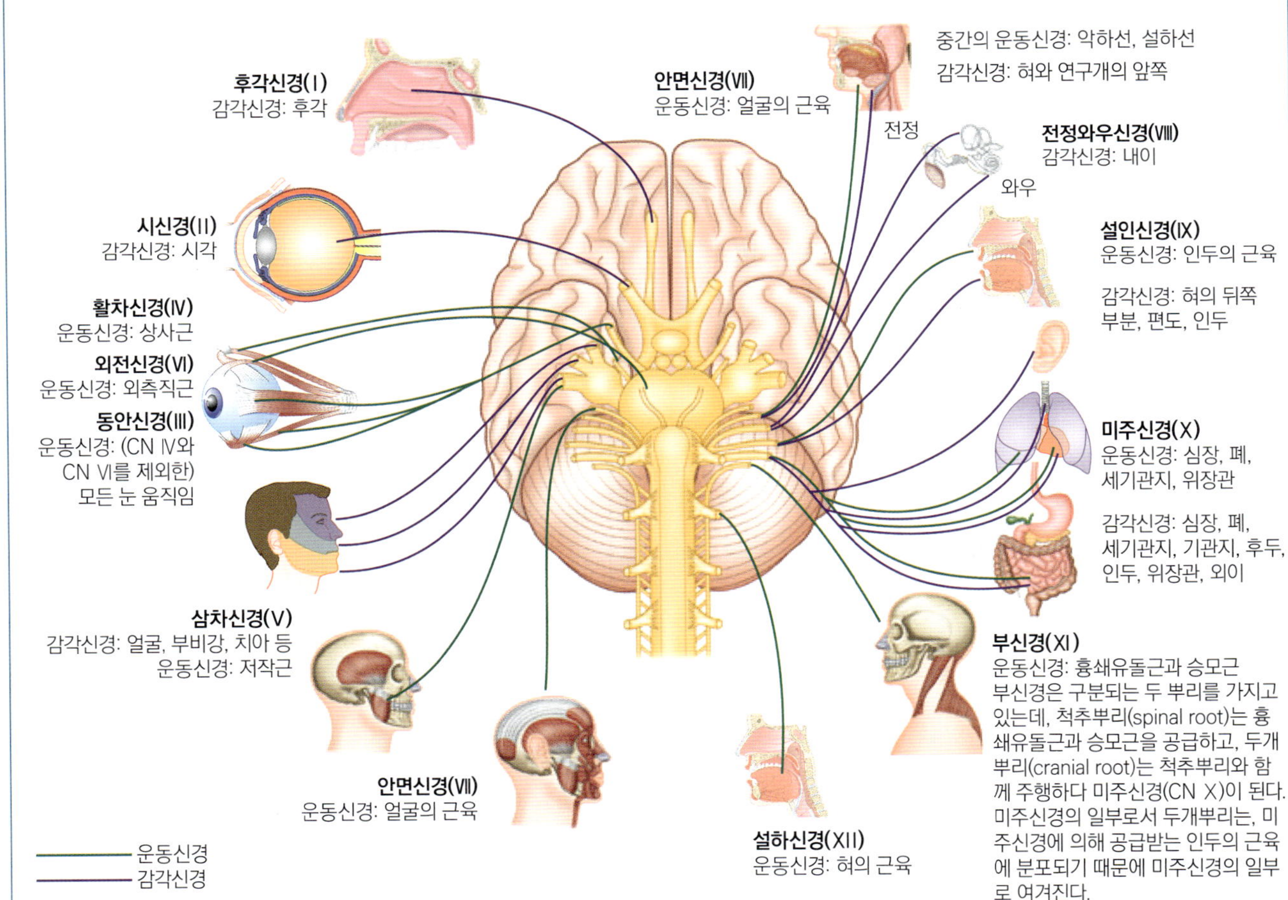

그림 2.2: 뇌신경(cranial nerves)

- 요추부 신경 – 5쌍(L1-L5)
- 천추부 신경 – 5쌍(S1-S5)
- 미추부 신경 – 1쌍(Co1)

뇌신경에는 12쌍이 존재하며 표 2.1과 그림 2.2에 나와 있다.

■ 말초신경계의 구조 – 감각신경과 운동신경

말초신경계는 감각신경과 운동신경, 두 종류의 신경세포로 이루어져 있다고 앞에서 간단히 언급한 바 있다. 이번에는 이러한 두 신경세포의 기능을 조금은 다른 방법으로 논의해 보고자 하며, 더 중요하게는 이들이 어떻게 서로 연결되는지를 반사궁(reflex arc)을 통해서 알아볼 것이다.

감각(구심성)신경세포(Sensory or Afferent Neuron)

감각신경세포는 구심성(뇌나 척수 쪽으로 나아감) 신경세포라고도 하는데, 열기, 냉기, 통증 등의 다양한 감각을 감지하는 역할을 한다. 감각신경세포는 이러한 감각 메시지를 말초신경계를 통해 중추신경계로 직접 전달하며, 뇌나 척수는 이 신호를 해석한다.

말초신경계의 감각 구성요소는 다양한 수용체를 가지고 있어 여러 감각 변화에 반응한다. 온도 변화를 감지하는 수용체를 온도수용기(thermoreceptor)라고 하고, 화학적 변화를 감지하는 것을 화학수용기(chemoreceptor)라고 한다. 광수용기(photoreceptor)는 빛의 변화를 감지하고, 기계수용기(mechanoreceptor)는 압력이나 촉각, 진동의 변화에 반응한다. 마지막으로 통각수용기(nociceptor)는 오직 통증 자극에만 반응한다.

운동(원심성)신경세포(Motor or Efferent Neuron)

운동신경세포는 원심성(뇌나 척수에서 멀어지는 방향으로 나아감) 신경세포라고도 하는데 기본적으로는 감각신경세포와 반대되는 일을 하며, 중추신경계에서 멀어지는 방향으로 메시지를 전달한다. 운동신경세포의 일차적인 역할은 피부나 장기, 근육에 위치한 작용기를 자극하여 특정 기능을 발휘하게 하거나 반사를 일으키는 것이다.

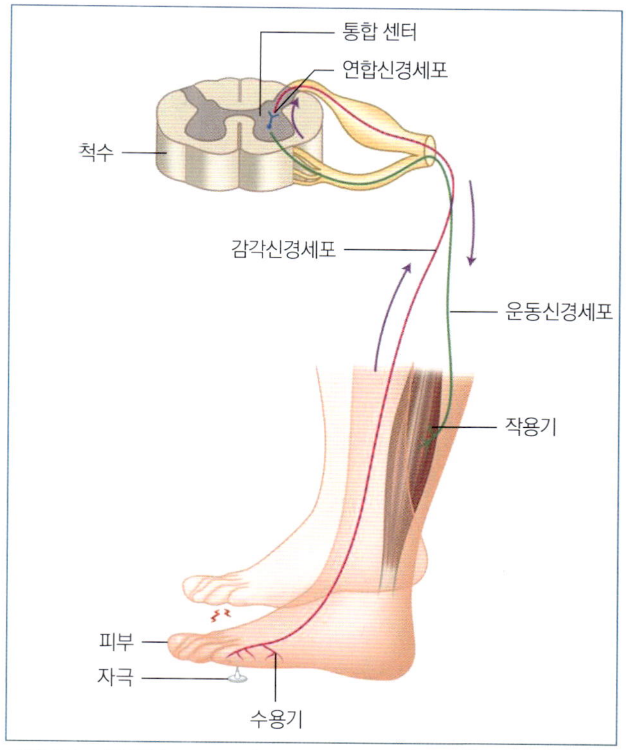

그림 2.3: 반사궁(reflex arc)

말초신경계의 43쌍의 신경(뇌신경 및 척수신경)은 감각기능이나 운동기능, 또는 이 둘 모두의 혼합기능을 수행한다는 점을 명심하자.

반사궁(The Reflex Arc)

이번에는 메시지가 어떻게 하여 감각 구심성 신경세포로부터 운동 원심성 신경세포로 보내지며, 이 둘이 어떻게 연결되는지를 설명해 보려고 한다. 반사궁이라고 하는 개념을 통해 이 과정을 이해해 보자.

그림 2.3을 보면, (압정 같은) 뾰족한 물체를 밟으면 발의 피부에 있는 감각수용기에서 자극이 감지되는 것을 알 수 있다. 이 신호는 감각 구심성 신경세포를 통해 신경절(ganglia)로 전달된다. 그러면 신경절은 척수(중추신경계)의 배측(dorsal) 부분으로 메시지를 직접 전달한다. 이러한 메시지는 자연적 연결(연합신경세포)로 이어져 운동 원심성 신경세포(척수의 복측ventral 부분)로 이어지며, 이것은 최종적으로 작용기까지 연결된다. 이 경우에 근육은 수축 명령을 받게 되어 날카로운 물체로부터 발을 들어 올리게 된다.

신경절의 메시지(반사reflex)는 빠른 판단에 적합하도록 설계되어 있으므로 자동적인 반응을 이끌어낸다. 왜냐하면 반사라는 것은 우리의 건강상태를 위해 인체가 스스로를 보호하는 것이기 때문이다. 반사는 보디가드의 역할을 수행하며, 일차적으로는 해로운 것으로부터 인체를 보호한다. 이러한 아주 빠른 반사 작용은 통증이 뇌에서 인지되기도 전에 아주 빠르게 개시되고 처리된다.

■ 말초신경계의 분류

말초신경계는 두 가지 체계로 다시 나누어질 수 있다. 즉, 수의적(voluntary) 요소와 불수의적(involuntary) 요소이다.

수의적 요소는 체성신경계(somatic nervous system)라고 알려진 것으로, 의식적으로 조절되며, 주로 감각이나 운동 정보를 외부 환경과 중추신경계 사이에서 운반하는 역할을 한다. 이것은 골격근이나 피부 같은 인체의 바깥 부분을 지배하는 체성신경(somatic nerve)의 능력 덕분이다. 당연히 근육의 모든 움직임이나 수의적 출력은 체성신경계를 통해 이루어진다.

불수의적 요소는 자율신경계(autonomic nervous system)라고 알려진 것으로, 내부의 장기를 지배할 뿐 아니라 인체의 모든 필수적인 기능(심박, 호흡, 소화 등)을 조절한다. 자율신경계는 우리의 의식적인 조절에서 벗어나 있으므로, 이 모든 내부의 기능은 자동적으로 일어난다.

■ 자율신경계(The Autonomic Nervous System)

자율신경계는 앞에서 언급했듯 말초신경계에 필수불가결한 요소이다. 자율신경계의 주된 작용은 내부 장기의 기능을 조절하는 것이고, 이는 내장이나 분비선의 평활근, 그리고 심장 근육을 통해 이루어진다. 자율신경계는 (어떤 면에서는) 자동화된 과정이기 때문에 의식적인 조절이 불가능하다. 예를 들면, 우리가 음식을 입에 넣고 씹을 때 우리는 의식적으로 삼키는 시점을 결정할 수 있다. 그러나 그 이후부터는 자율신경계가 개입하여 위장에서 음식물의 소화를 시작하고, 위산의 분비를 통해 음식물을 자동으로 부순다. 이어서 영양물질을 이동시키는데, 주로 소장을 통해 흡수되며, 결국 남은 찌꺼기(분변)가 배변의 과정을 통해 항문으로 나오게 된다. 어디에 있든 무엇을 하든 자율신경계는 계속해서 일을 한다. 휴식도, 휴가도, 쉬는 시간도 없다. 자율신경계는 인체의 미세조절 시스템으로, 자동차 정기 검진 때 엔진을 미세하게 조절하여 자동차가 더 효율적으로 달릴 수 있게 하는 수리공을 떠올려보면 이해하기 쉽다.

교감신경계(Sympathetic Nervous System)와 부교감신경계(Parasympathetic Nervous System)

자율신경계는 다시 교감신경계와 부교감신경계의 두 가지 시스템으로 나누어진다(그림 2.4). 투쟁-도피 양자택일 반응(fight-or-flight response)의 기전에 대해 들어본 적이 있을 것이다. 이 독특한 기전은 교감신경계(그리스어로 sympathetic은 '함께 느끼는 것'을 말함)의 일부이며, 인체를 흥분 및 자극시키는 일을 한다. 두 번째 요소는 상대적으로 덜 알려진 '휴식과 소화의 기전'으로, 자율신경계의 나머지 부분을 이루며, 부교감신경계(그리스어로 parasympathetic은 sympathetic 외의 나머지를 말함)라고 불린다. 부교감신경계는 인체를 진정시켜, 나중을 위해 에너지를 비축하게 하는 역할을 한다.

신경절(Ganglia)

교감신경계와 부교감신경계가 올바로 작동하기 위해서는 두 가지 종류의 신경세포가 필요하다(뒤에 나오는 내용 참고). 이러한 특별한 신경세포는 신경절이라고 하는 구조에 연결되어 있으며, 신경절은 수백만 개의 시냅스를 포함하고 있는 신경세포의 집단을 말한다. 교감신경절(sympathetic ganglia)은 부교감신경절보다 척수에 훨씬 가깝게 위치해

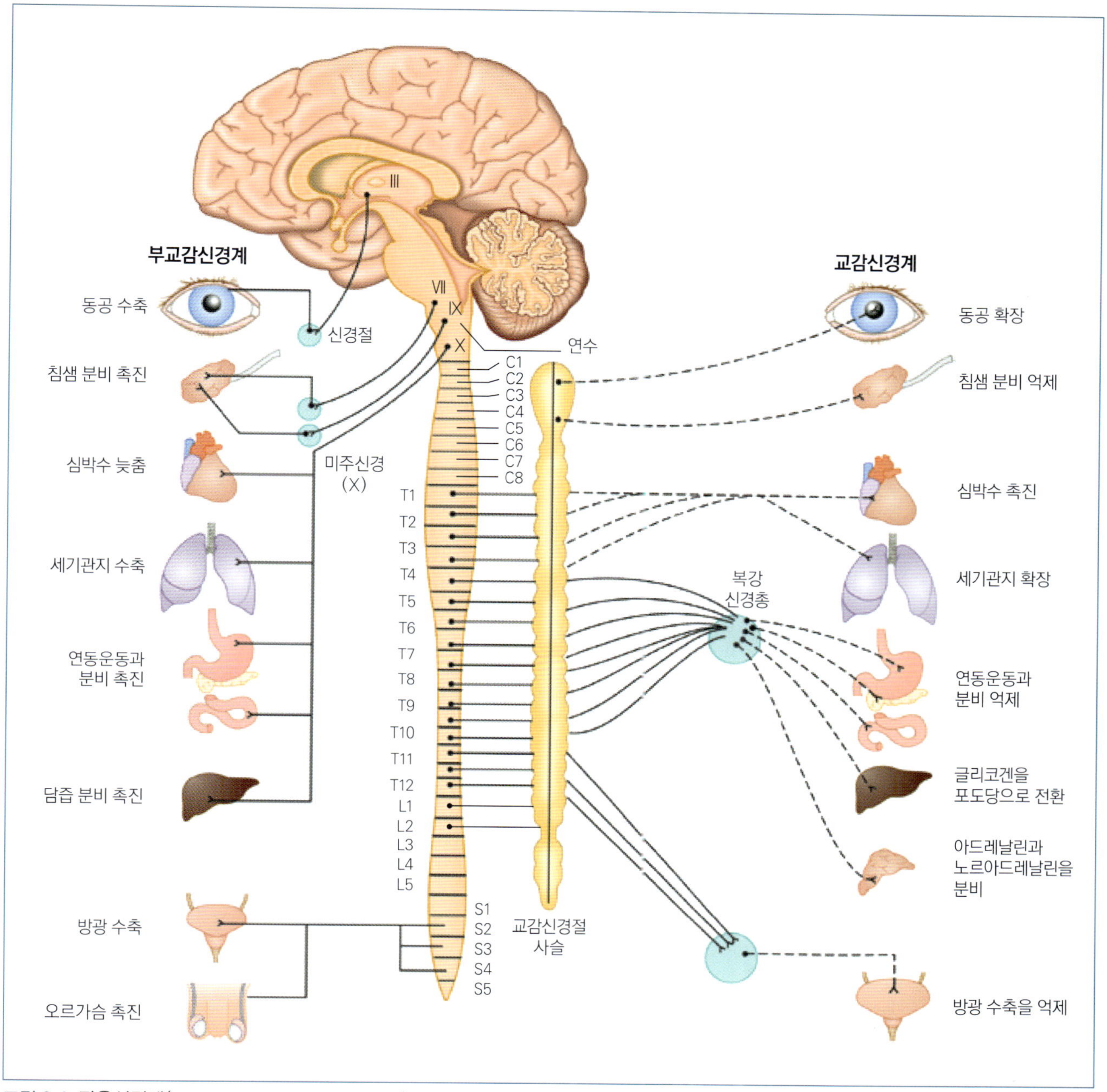

그림 2.4: 자율신경계(autonomic nervous system) – 교감신경계와 부교감신경계

있다. 부교감신경절은 척수로부터 훨씬 멀리에 위치해 있으며, 심지어는 작용기 내에 위치하기도 한다.

중추신경계의 척수와 신경절을 연결하는 신경세포를 신경절 전 신경세포(pre-ganglionic neuron, 교감신경과 부교감신경 모두에 해당됨)라고 한다. 이 신경세포들은 미엘린 수초를 가지고 있고, 신경전달물질로 아세틸콜린(acetylcholine)을 이용한다.

신경절로부터 작용기를 잇는 신경세포를 신경절 후 신경세포(post-ganglionic neuron)라고 한다. 교감신경계의 경우 신경절 전 신경세포의 축삭은 신경절 후 신경세포의 축삭보다 훨씬 짧다. 부교감신경계의 경우에는 반대이다. 부교감신경계의 신경절 전 신경세포는 신경절 후 신경세포보다 훨씬 길다(그림 2.5).

교감신경계(Sympathetic Nervous System)

교감신경계는 대략 흉추 1번 레벨부터 요추 2번 레벨까지의 흉요추 부위에서 나온다. 이것을 흉요유출(thoracolumbar outflow)이라고 한다(그림 2.4).

누구나 바쁘고 스트레스가 심한 일상생활의 어떤 지점에서 스트레스 반응(stress response)이라고 하는 것을 경험해 본 적이 있을 것이다. 이때 우리가 맞닥뜨리게 되는 것은 바로 투쟁-도피 양자택일 반응(fight-or-flight response)이다. 그러나 현대사회는, 동굴 속에서 살며 (생존 혹은 음식을 위해서) 짐승과 싸우거나 짐승으로부터 도망가야 했던 우리 조상들과는 상황이 다르다는 점이 문제다. 인체는 우리가 동굴이 아닌 아파트 10층에 살든 말든, 그래서 짐승과 싸울 필요가 있든 없든 관심이 없다. 인체에 있어서 교감신경계에 의한 스트레스 반응은 여전히 같은 방식으로 일어나며, 우리가 세렝게티 초원의 사자로부터 도망치는 상황이든 마트 주차장의 눈앞에서 새치기를 당해 화가 나는 상황이든 마찬가지다.

내가 교감신경계에 대해 암기하는 방식은 다음과 같다. 교감(sympathetic)의 첫 글자 s를 스트레스(stress)라고 생각하고, 교감신경이 활성화되면 인체는 전형적으로 스트레스 상황에 대해 반응하게 된다고 생각해 보자. 교감신경계

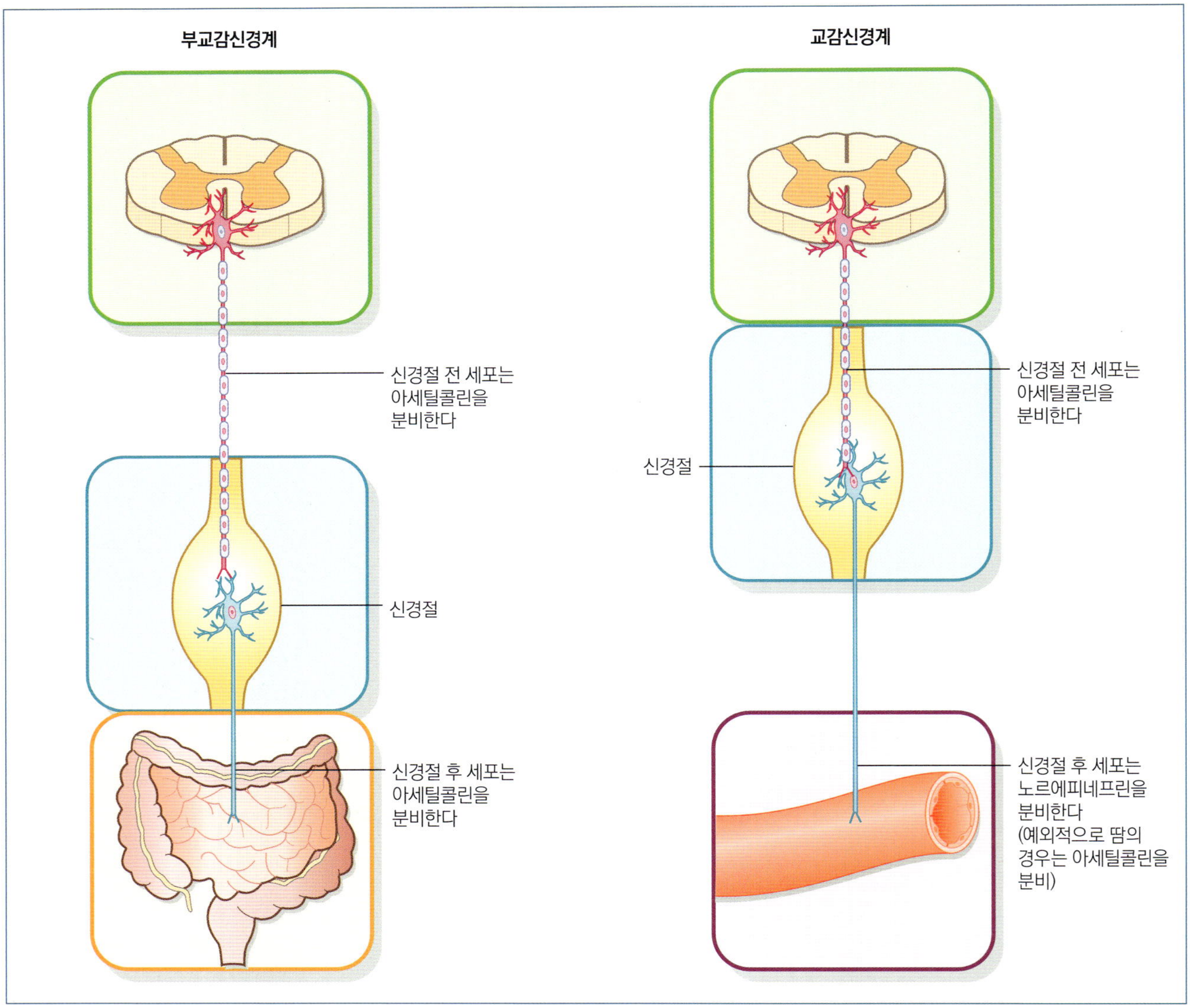

그림 2.5: 신경절 전 신경세포와 신경절 후 신경세포(Pre- and post-ganglionic neurons)

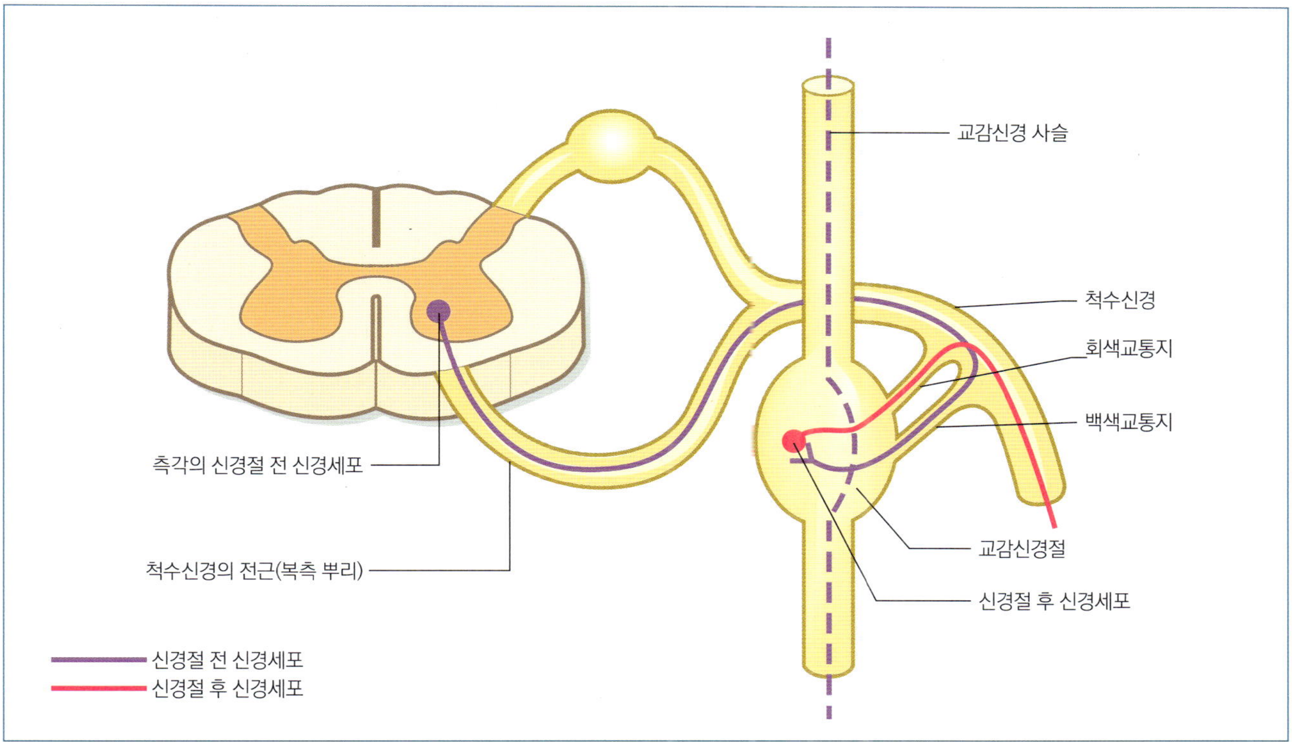

그림 2.6: 교감신경계의 신경절(ganglia)

는 아래와 같이 인체 곳곳(여러 시스템)에 영향을 미침으로써 이러한 반응을 일으킨다.

- 눈 – 시야를 강화하기 위한 동공 확장
- 입 – 침 분비 억제
- 심장 – 심박수 및 혈압 상승
- 폐 – 세기관지 확장을 통한 호흡수 상승
- 위장 – 혈관수축을 통해 위장관의 기능을 멈춤
- 간 – 신체 반응을 준비하기 위해 포도당을 분비, 담낭 기능 억제
- 혈관 – 혈관확장을 통해 팔다리로 혈액을 집중
- 피부 – 땀 분비 촉진
- 부신 – 노르에피네프린과 에피네프린의 분비 촉진
- 방광 – 방광 이완
- 생식선 – 오르가슴 촉진

신경전달물질과 장기에서 분비되는 주요 스트레스 반응 호르몬 및 화학물질에는 다음 네 가지가 있다.

1. 아세틸콜린(acetylcholine)
2. 노르에피네프린(norepinephrine)
3. 에피네프린(epinephrine)
4. 코르티솔(cortisol)

교감신경계와 아세틸콜린

인체가 스트레스 상황(투쟁-도피 양자택일 반응fight-or-flight response)을 인지하면, 뇌는 척수로 신호를 보낸다. 이 메시지는 척수의 교감신경계의 흉요추 부위(T1-L2) 내에 위치한 중간 외측 회색각(intermediate lateral gray horn)을 통해 나가는데, 여기에는 교감신경성 운동신경세포의 (신경절 전) 세포체가 위치하고 있다(그림 2.6). 이 정보는 복측 뿌리(ventral root, 말초신경계의 체성신경과 같은 경로)를 따라 복측 가지(ventral ramus)로 보내지고 백색교통지(white ramus communicans)라고 하는 터널을 지난다. 이후 교감신경절로 들어가는데, 여기에는 수백 개의 세포체가 들어 있다.

그림 2.7에서 볼 수 있듯 방금 묘사된 신경절의 위와 아래에는 다른 많은 신경절이 존재한다. 이들은 사슬 신경절(chain ganglia) 혹은 척추 주위 신경절(paravertebral

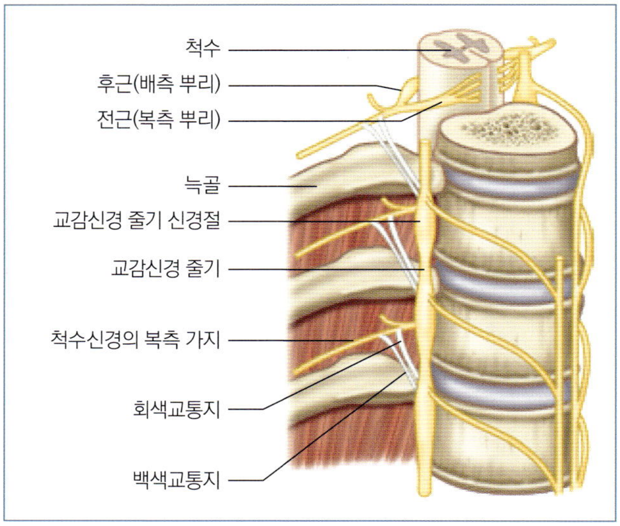

그림 2.7: 교감신경의 사슬 신경절(chain ganglia)

ganglia)이라고도 불리는 교감신경 사슬(sympathetic chain)을 따라 위치한다.

신호가 신경절 내의 시냅스에 도착하면 아세틸콜린이라고 하는 신경전달물질을 분비하는데, 아세틸콜린은 중추신경계와 말초신경계에 풍부하게 분포한다. 아세틸콜린은 신경세포 간의 모든 의사소통에 관여하는 주요 화학물질이다. 다음으로 신호는 신경절 후 신경세포로 전달되는데, 이것은 회색교통지(gray ramus communicans, 회색이라고 하는 것은 미엘린 수초에 덮여있지 않음을 뜻함)라고 하는 터널을 통해 빠져나간 후 말초의 척수신경의 경로를 따라 나간다. 이어서, 이 신경절 후 신경세포의 경로는 작용기에 반응을 일으킨다. 예를 들면, 피부 내의 입모근이라고 하는 평활근을 활성화시키면 머리카락이 곤두선다. 이것은 모운동섬유(pilomotor fiber)라고 하는 신경이 하는 일로, 그림 2.8에 나와 있다. 다음으로, 이 스트레스 반응은 혈관의 수축을 유발하여 몸의 특정 부위(소화기관)로의 혈류를 감소시키거나, 혈관 확장을 유발하여 골격근으로의 혈류를 증가시킨다. 이는 혈관운동섬유(vasomotor fiber)가 하는 일이다. 이 스트레스 반응은 또한 땀샘을 조절하여 땀이 나도록 하는데, 이는 땀분비섬유(sudomotor fiber)에 의해 일어난다(땀 분비의 조절에 관여하는 화학 물질은 노르에피네프린이 아니라 신경절 후 교감신경섬유에서 분비되는 아세틸콜린이다).

사슬 신경절 내에서 신호는 그 신경절의 위아래에 위치한

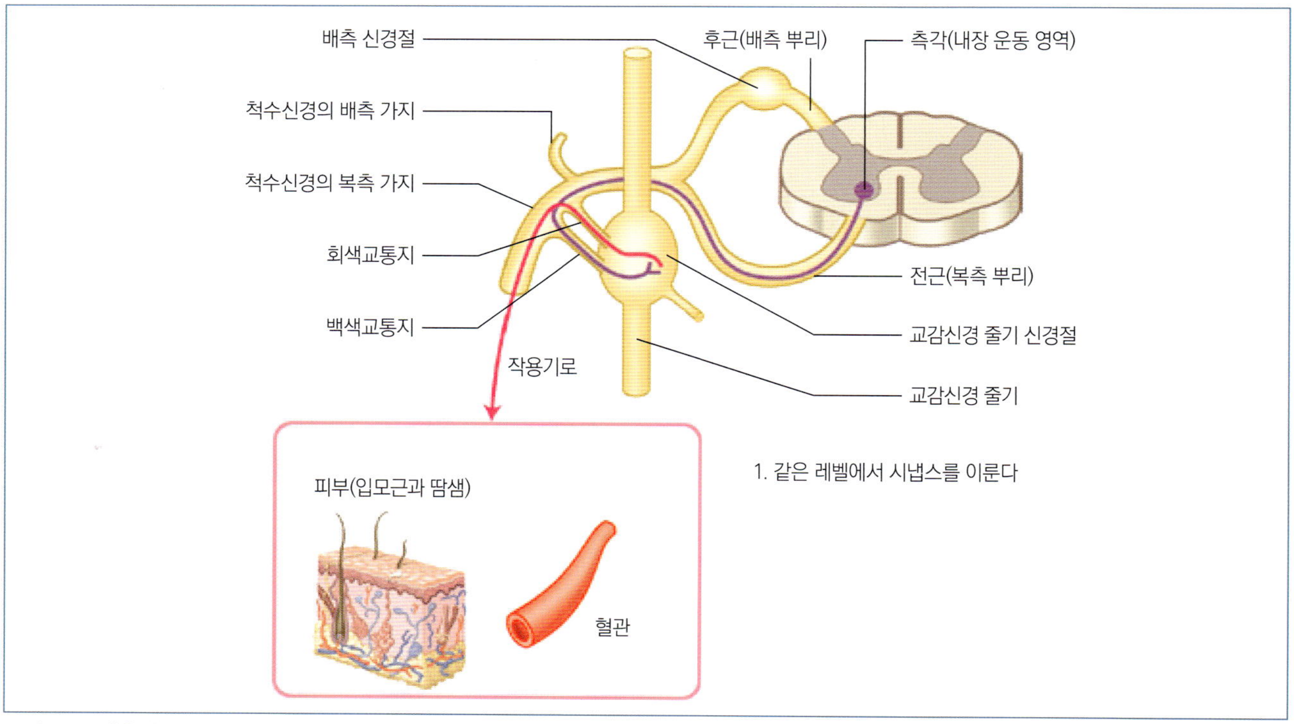

그림 2.8: 작용기에 반응을 유발하는 신경절 후 신경세포(post-ganglionic neuron). 예) 모운동섬유(pilomotor fiber), 혈관운동섬유(vasomotor fiber), 땀분비섬유(sudomotor fiber)

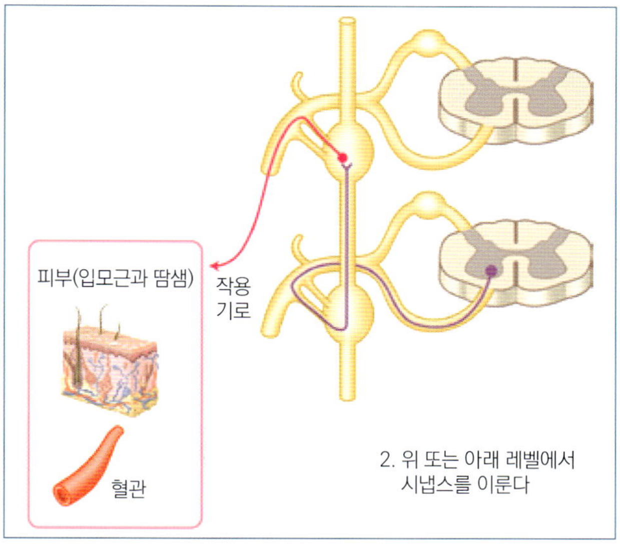

그림 2.9: 최초에 입력된 레벨보다 위쪽의 신경절을 통해 빠져나가는 신경절 후 신경세포(post-ganglionic neuron)

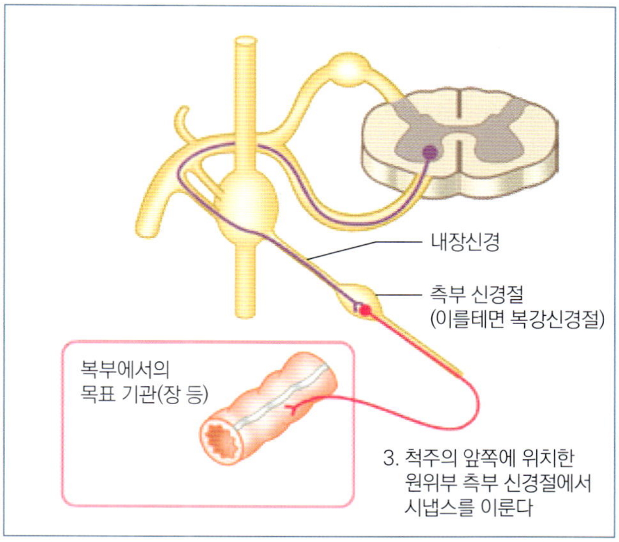

그림 2.10: 사슬 신경절(chain ganglia)에서 내장 신경절(splanchnic ganglia)로 직접 이동하는 신호

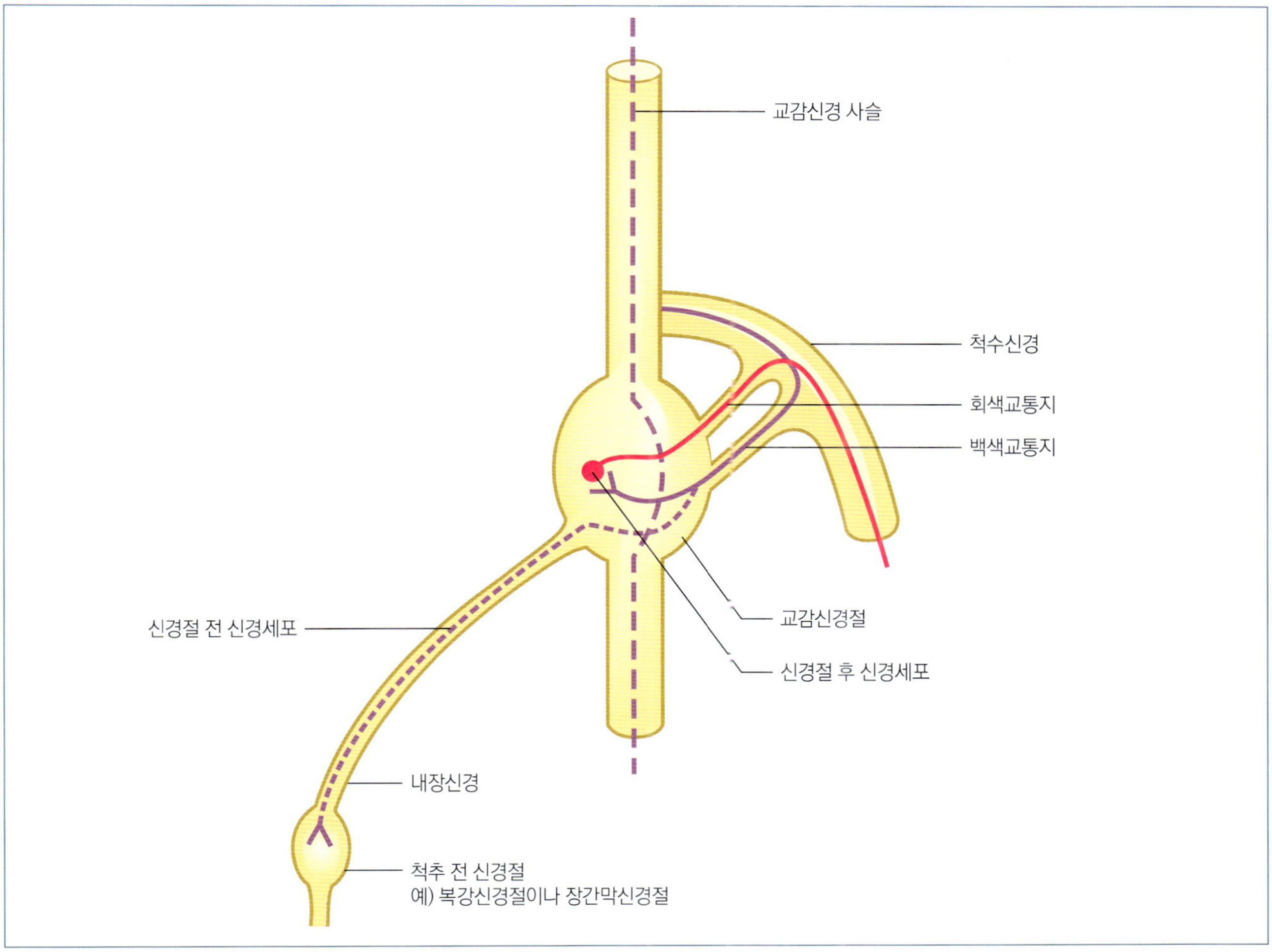

그림 2.11: 대동맥 전(pre-aortic) 혹은 척추 전(pre-vertebral) 신경절

다른 신경절로 전달될 수도 있고(휴대폰으로 단체 문자를 보내는 것과 같음), 혹은 회색교통지를 통과하기 전에 시냅스로 전달될 수도 있다(그림 2.9).

내장신경(Splanchnic Nerve)

교감신경계는 흉곽의 심장이나 폐, 혹은 머리나 목 등의 작용기로 메시지를 전달할 때는 다른 방법을 이용한다. 척수신경을 따라 메시지를 전달하는 것이 아니라, 자체적으로 신경을 생성하여 전달하는 것이다. 신호가 백색교통지를 따라 통과하고 사슬 신경절 내의 세포체로 시냅스를 이룬 후, 신경절 후 섬유는 내장신경을 통해 신경절을 벗어나 목적하는 장기 근처에서 시냅스를 이룬다. 혹은 회색교통지를 이용하지 않고 직접적으로 사슬 신경절로부터 나오기도 한다. 이 시스템은 원신경절로부터 뻗어 나오는 고유의 통로를 가지고 있다(그림 2.10).

대동맥 전 신경절(Pre-aortic Ganglia)

이번에 얘기하고자 하는 것은, 신호가 앞에서 설명한 레벨에서 시냅스를 이루지 않고도 사슬 신경절을 통해 직접 전달될 수 있다는 것이다(이에 해당하는 것은 소화기관과 부신adrenal gland뿐임). 그러므로 신경세포는 신경절 전 신경세포로서 그 상태를 유지하게 되고, 또 다른 분리된 터널을 통해 나가, 대동맥 전(pre-aortic), 척추 전(pre-vertebral), 혹은 측부(collateral) 신경절이라고 하는 또 다른 종류의 신경절로 이어진다(그림 2.11). 여기서부터 신호는 내장신경을 통해 신경절 후 신경세포로 전달되고, 이 메시지는 직접적으로 복부나 골반의 내장 부위로 전달된다.

노르에피네프린(Norepinephrine)

노르에피네프린은 노르아드레날린(noradrenalin)이라고도 하며, 화학적 신경전달물질이면서 호르몬이다. 신경절 후 섬유(post-ganglionic fiber)로부터 작용기로 분비된다. 노르에피네프린의 기능은 행동을 유발하기 위해 인체와 뇌를 준비시키는 것인데, 특히 스트레스 상황에서 발휘된다. 이 화학물질은 뇌와 교감신경계의 일부에서 생성된다. 일반적으로 노르에피네프린은 우리가 잘 때 가장 낮은 수치를 나타낸다. 잠에서 깨어나면 노르에피네프린이 분비되기 시작하고, 우리가 일상생활에서 겪는 스트레스 반응에 따라 증감된다.

노르에피네프린은 혈관을 수축(→혈관을 좁게 만듦)시켜 주로 심박수와 혈압을 높이는 역할을 하며, 포도당의 분비를 활성화시키고, 골격근으로 혈류를 증가시켜 골격근을 수축시킨다(노르에피네프린 약물을 혈액으로 주사하면 혈압이 상승하는데, 패혈증septic shock으로 장기부전organ failure에 빠졌을 때 사용된다). 신장의 위쪽에 위치한 부신(adrenal gland) 또한 필요한 경우 이 화학물질을 직접 혈액계로 분비한다.

에피네프린(Epinephrine)

명확히 얘기하자면, 아세틸콜린은 시냅스의 신경절 전 신경세포(pre-ganglionic neuron)에서 시냅스로 분비되며, 노르에피네프린은 신경절 후 신경세포(post-ganglionic neuron)에서 작용기로 분비된다. 스트레스 반응은 또한 부신으로 하여금 아세틸콜린을 분비하게 하고, 이것은 다시 부신수질로 하여금 두 가지 호르몬을 분비하게 하는데, 하나는 앞에 언급된 노르에피네프린이고, 다른 하나는 에피네프린으로, 아드레날린(adrenalin)이라고도 한다.

에피네프린 또한 신경전달물질이자 호르몬이기 때문에, 급성 스트레스 반응은 노르에피네프린의 작용과 매우 비슷한 '아드레날린 러시(adrenaline rush)'를 일으키며, 심박수와 호흡수뿐만 아니라 혈당 수치도 올린다. 노르에피네프린과 에피네프린의 차이점은, 노르에피네프린은 혈관에 작용하여 (좁힘으로써) 혈압을 높이지만 에피네프린은 심장 자체에 좀 더 영향을 준다는 점이다. 그러나 이 둘 모두 투쟁-도피 양자택일 반응(fight-or-flight response)에 깊이 관여한다. 흥미로운 것은, 에피네프린은 혈관을 확장시킴으로써 인체의 특정 부분(골격근 등)에 혈류를 증가시키는 자극 작용을 함과 동시에, 혈관 수축을 유발함으로써 불필요한 곳(위장이나 소장)에 혈류를 감소시키는 억제 효과를 낸다는 점이다. 합성 물질 형태의 에피네프린은 아나필락시스(anaphylaxis)나 천식발작(asthma attack), 심장마비(cardiac arrest) 등의 치료에 사용될 수 있다.

코르티솔(Cortisol)

코르티솔은 부신에서 생성되어 분비되는 스테로이드 호르몬으로, 스트레스에 대한 반응으로 분비되는 가장 주요한 호르몬이다('스트레스 호르몬'이라고도 불린다). 코르티솔은 혈당을 상승시키고, 지방, 단백질, 탄수화물의 대사를 조절한다. 잠재적 위협이 지나간 후에는, 코르티솔이 작용하여 단 음식을 먹고 싶게 함으로써 인체가 에너지를 다시 비축하게끔 한다. 만성적이고 지속적인 스트레스는 인체 내 코르티솔 레벨을 정상보다 높은 수치로 유지시킨다. 이는 건강과 관련된 여러 문제를 야기할 수 있는데, 체중 증가, 고혈압, 두통, 근육약화, 피부 얇아짐으로 인한 상처 치유 능력이 저하 등이 그것이다. 부신기능저하증(adrenal insufficiency)은 부신의 호르몬 분비기능이 저하되는 것이다. 애디슨병(Addison's disease)이라고 하는 질병은 이 부족의 결과로 인해 우울감, 체중감소, 탈모, 저혈압, 저혈당, 근육 및 관절 통증 등의 증상을 일으킬 수 있다.

잠깐 하던 일을 멈추고, 앞에서 다루었던 인체 시스템에 대한 교감신경계의 반응과 스트레스 관련 화학물질이 분비되는 방식에 대한 내용을 떠올려보자. 이것은 인체가 스트레스 상황에 대응하는 방법이다. 인체가 이 모든 기능을 수행할 수 있다는, 그리고 이러한 본능을 가지고 있다는, 또한 당신이 스트레스를 받는 매 순간마다 이러한 반응이 일어난다는 사실이 놀랍지 않은가?

스트레스에 대한 반응 – 좋은 것인가 나쁜 것인가?

오늘날의 사회에서 관찰할 수 있는 것 중 하나는, 우리가 스트레스를 흔히 두 가지의 의미로 사용한다는 것이다. 즉, 좋은 스트레스이거나 나쁜 스트레스이다. 하지만 현실적으로 그러한 명확한 구분이 과연 존재할까? 스트레스 자체는 그냥 다 같은 것이 아닐까? 내 생각에 스트레스에 관해서는, 인체가 이를 '받아들이는 방식'이 핵심인 것 같다. 왜냐하면, 스트레스 반응 자체는 인체의 자연스러운 과정이기 때문이다. 그러나 만약 우리가 매일 반복되는 스트레스에 찌들어 산다면, 스트레스는 삶의 질을 저하시킬 것이고, 이 경우에는 '나쁜' 스트레스라고 일컬을 수도 있을 것이다.

간단한 예를 들어보자. 당신이 가족을 위해 헌신적으로 일하는 남편 혹은 아내라고 가정해보자. 당신에게는 두 어린 자녀가 있고, 당신은 사무실에서 종일 일하는 생활을 수년간 해오고 있다. 상사는 매일 더 많은 일거리를 가져다 준다. 당신은 이 많은 일을 기꺼이 받아들이고, 때로는 승진할 생각에 즐거워하기도 한다. 그러나 마음속으로는, 이 업무를 완수하려면 고군분투하게 될 것임을 알고 있다. 추가적인 업무를 하느라 사무실에서 더 오래 앉아 있게 되고, 귀가 후에도 업두 마감을 맞추기 위해 컴퓨터 앞에 앉아 있어야 한다. 이제 아이들과 보내는 시간은 점점 줄어들고, 아이들과의 관계는 나빠진다. 담보대출, 차, 신용카드 등으로 인한 빚은 점점 늘어만 가고, 이를 갚기 위해 더 많은 돈을 빌리게 된다. 이번엔 어머니가 많이 편찮으셔서 즉각적인 치료가 필요하다고 해보자. 요양원에 보내는 것 역시 많은 돈이 든다. 이러한 시나리오를 상상해 보라… 아드레날린과 코르티솔을 비롯한 여러 스트레스 관련 호르몬이 부신에서 지속적으로 분비될 것이다. 머지않아 당신은 부신기능저하증에 빠질 것이고, 지속 늘어나는 스트레스를 조절해줄 스테로이드 같은 약물을 처방받게 될 것이다. 이 시나리오로는 결코 건강과 장수를 누릴 수가 없다. 그러나 이러한 상황은 오늘날처럼 스트레스가 만연해 있는 사회에서 드문 일이 아니다.

스트레스의 중요성을 강조하기 위해 나는 개인적으로 다음과 같은 말을 하곤 한다.

"스트레스는 질병을 일으키고, 질병은 스트레스를 일으킨다."

정리하자면, 교감신경계는 대략 흉추(1-12번)부터 2번 요추에서 나온다. 이것이 흉요유출(thoracolumbar outflow)이다. 교감신경계는 신경절 전 신경세포(pre-ganglionic neuron)에서는 아세틸콜린을 사용하고, 신경절 후 신경세포(post-ganglionic neuron)에서는 노르에피네프린을 사용한다.

부교감신경계(Parasympathetic Nervous System)

앞에서 언급했듯 부교감신경계는 '휴식과 소화의 시스템(rest and digest system)'이라고 불리는데, 진정 효과 때문이다. 부교감신경계는 뇌천골시스템(cranial sacral system) 혹은 뇌천골유출(cranio-sacral outflow)이라고도 불리는데, 뇌와 천골 부위에서 나오기 때문이다. 교감신경계는 짧은 시간에 순간적으로 활성화되고 즉각적인 스트레스 반응 신호를 만들어내는 반면, 부교감신경계는 거의 항

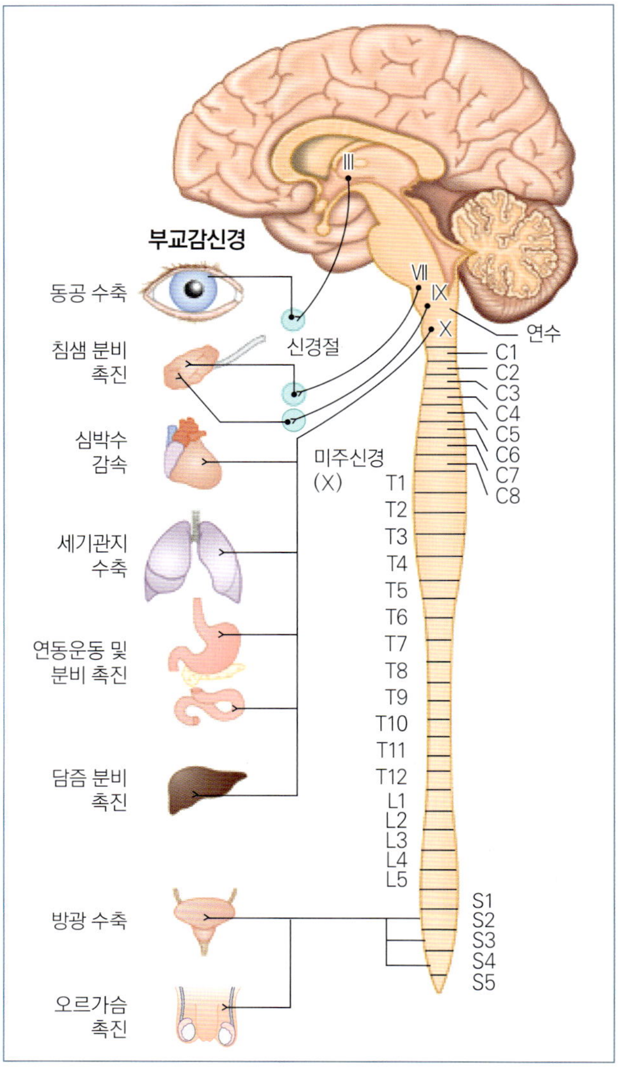

그림 2.12: 부교감신경계(Parasympathetic nervous system, PSNS)

상 활성화되어 있다. 부교감신경계는 다양한 필수 기능을 지속적으로 수행한다. 이를테면 섭취된 음식물의 소화를 촉진시키고, 남은 찌꺼기를 배출(배변)시키며, 감염과 싸워서 건강을 유지시키고, 세포 재생을 돕는 것 등이다.

부교감신경계는 다음의 반응을 주관한다.

- 눈 - 동공 축소
- 입 - 침 분비 촉진
- 심장 - 심박수 낮춤
- 폐 - 세기관지 수축
- 위장 - 연동운동과 분비 촉진
- 간 - 포도당의 분비 억제 및 담낭의 담즙 분비 촉진
- 방광 - 방광 수축

부교감신경계는 다음의 신경들로 이루어져 있으며 뇌천골 유출을 형성한다(그림 2.12).

- 3번 뇌신경(CN Ⅲ) - 동안신경(oculomotor nerve)
- 7번 뇌신경(CN Ⅶ) - 안면신경(facial nerve)
- 9번 뇌신경(CN Ⅸ) - 설인신경(glossopharyngeal nerve)
- 10번 뇌신경(CN X) - 미주신경(vagus nerve)
- 천추의 2-4번 신경(S2-S4)

참고: 3, 7, 9번 뇌신경은 부교감신경은 아니지만, 뇌간(brain stem)의 세 개의 부교감 핵으로부터의 부교감신경 섬유를 가지고 있다. 미주신경은 순수 부교감신경이면서 다른 신경섬유도 가지고 있다.

물론 모든 뇌신경은 중요하다. 그러나 특별하게 따로 논의할 것이 하나 있는데, 여러분이 예상했듯 바로 미주신경(10번 뇌신경, CN X)이다(그림 2.13).

미주신경은 부교감신경계로 전달되는 정보 중 거의 90%를 담당한다. 미주신경은 몸에서 뇌로 감각 메시지를 전달하고 뇌에서 몸으로 운동 메시지를 전달한다. 이 신경은 순수 부교감신경이며, 일반적인 내장 구심성(visceral afferent) 신경섬유와 체성 감각성(somatic sensory) 신경섬유도 포함하고 있다. 그리고 의식과 무관하게 자동적으로 작동된다(그림 2.14). 10번 뇌신경 가까이에는 일반적인 내장 감각(구심성) 신경섬유가 지나가며, 배고픔, 포만감, 통증, 염증 등을 감지한다. 그러나 자율신경계는 모두 운동신경이기 때문에 이들은 자율신경계에 속하지 않는다.

교감신경계와 부교감신경계의 차이점

교감신경계와 부교감신경계의 주요 차이점 중 하나는 화학물질의 분비에 관한 것이다. 앞에서 얘기했듯 교감신경계는 신경절 후 신경세포(post-ganglionic neuron)에서 작용

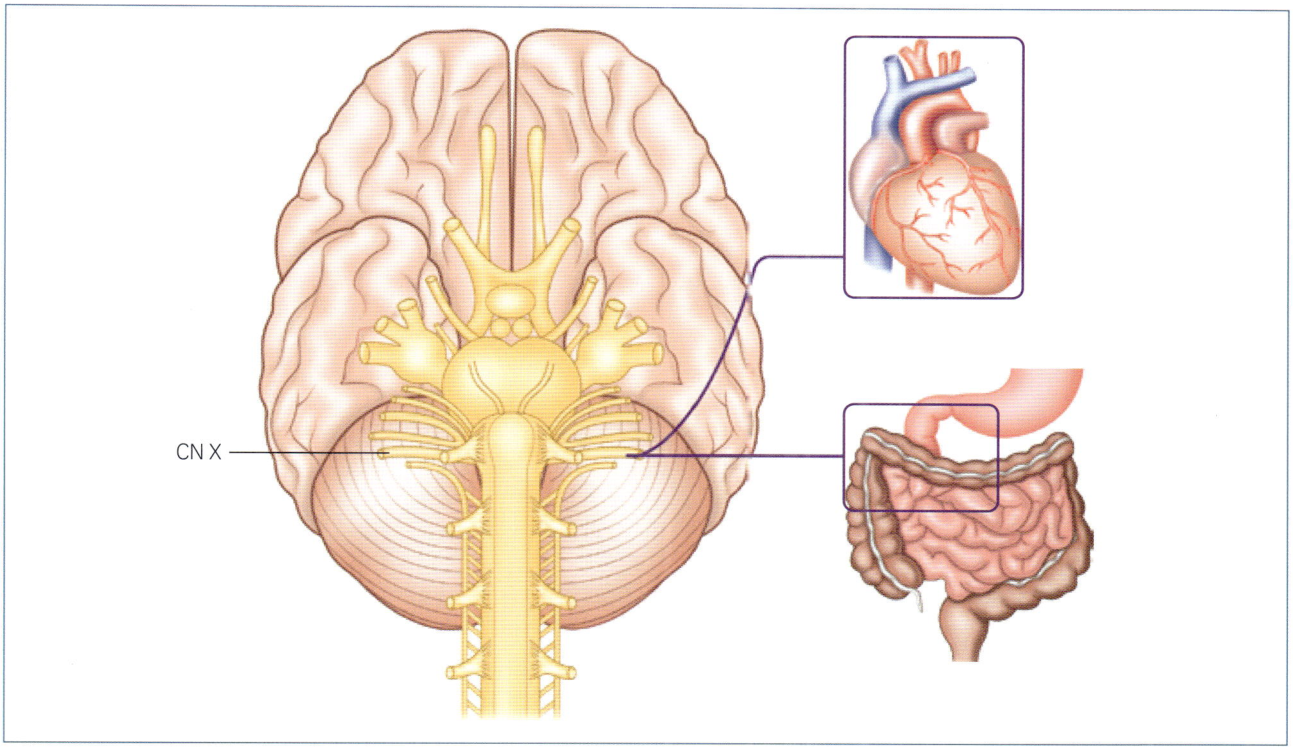

그림 2.13: 10번 뇌신경인 미주신경(vagus nerve)은 심장과 소화관을 조절하는 기능을 한다.

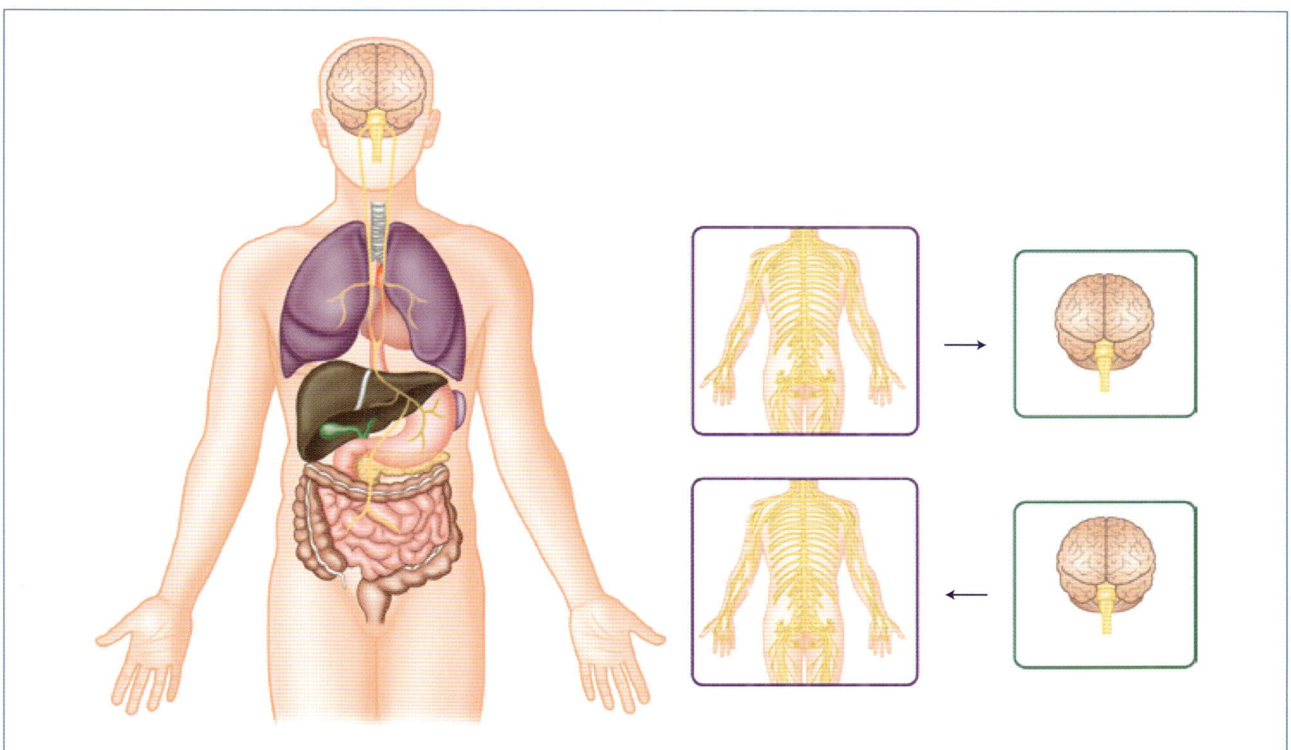

그림 2.14: 미주신경(vagus nerve)은 순수 부교감신경인데, 일반적인 내장 구심성 신경섬유와 체성 감각성 신경섬유의 감각 신경섬유도 함께 가지고 있다.

기로 노르에피네프린이라는 화학물질을 분비한다. 반면, 부교감신경계는 아세틸콜린을 분비한다. 교감신경계, 부교감신경계, 체성신경계는 그림 2.15에 플로차트로 요약되어 있다.

이제 앞에서 나왔던 예시로 다시 돌아가서, 여러분이 직장과 돈 문제, 집안일로 매일 스트레스에 절어 사는 사람이라고 생각해보자. 저녁에 집에 돌아오면 당신은 분명 긴장을 풀고 TV를 보며 저녁식사를 하고 싶을 것이다. 음식을 먹기 시작하면 미주신경이 활성화되어, 음식물이 들어와 위장이 점점 차오르고 있다고, 위장에서 뇌로 신호를 보낸다. 그 다음으로 부교감신경이 작용하여 음식이 위장 내에서 잘게 쪼개진다. 미주신경은 또한 인체의 다른 부위에도 (운동) 메시지를 보낸다. 예를 들면 저장소로 포도당을 보내 나중에 쓰일 수 있도록 한다든가, 심박수와 호흡수를 낮춘다든가, 교감신경계에 의해 분비되는 노르에피네프린의 양을 줄이는 등이다. 그 결과 당신의 몸은 더욱 이완되어 편안함을 느끼게 된다. 그러나 부정적인 측면도 존재하는데, 누군가는 스트레스 수치를 낮추기 위해 음식을 과도하게 섭취할 수 있기 때문이며, 이것을 '위안을 얻기 위한 섭취(comfort eating)'라고 한다.

부교감신경계는 통제의 시스템이며 교감신경계의 활성을 억제하기 때문에, 교감신경계와의 관계에 있어 주도권을 가진다. 우리에 갇힌 야생동물의 예를 들어보자. 금속으로 된 우리(cage)는 부교감신경계이고 그 안에 있는 야생동물은 교감신경계와 같다. 이따금씩 야생동물을 우리 밖으로 내보내 스트레스를 풀 수 있도록 해줘야 한다. 스트레스가 풀리기만 하면 그 동물(교감신경계)은 휴식을 취하기 위해 다시 우리 안으로 돌아온다. 우리의 삶도 이와 같이 단순하다면 얼마나 좋을까? 그러나 현실은 그 반대이며, 동물도 일반적으로 밖을 자유롭게 돌아다니고 싶어 하지 다시 우리 안으로 들어오고 싶어 하지는 않는다. 현실에서 모든 사람은 저마다의 사정을 가지고 있고, 또 누군가는 다른 이들보다 더욱 스트레스 받는 삶을 살기 마련인데 어쩌겠는가?

어떻게 하면 부교감신경계를 활성화시킬 수 있는지, 즉 어떻게 하면 야생동물을 안정시킬 수 있는지에 대한 간단한 예를 들어보자. 만약 당신이 무슨 일로 불안해지거나 초조해지면, 심박수와 호흡수가 증가하는 것을 스스로 느낄 수 있을 것이다. 이 경우 다음과 같은 간단한 운동을 해보자. 최근에 나온 손목시계(Apple이나 Fitbit 등)는 심박수를 측정해주는 기능을 가지고 있으므로, 호흡을 의식적으로 조절하면서 시계를 확인해 그 수치를 알아보자. 천천히 깊은 호흡을 들이마시면서 시작하여, 들숨의 끝에 1-2초 정도 잠시 멈추었다가, 깊이 내쉬어보자. 이 과정을 5-10회 정도 반복하는 동안 심박수가 낮아지는 것을 관찰할 수 있을 것이다. 호흡의 조절에 집중하는 이 운동이, 호흡을 자동적으로 조절하는 부교감신경계에 오히려 영향을 주게 되는 것이다.

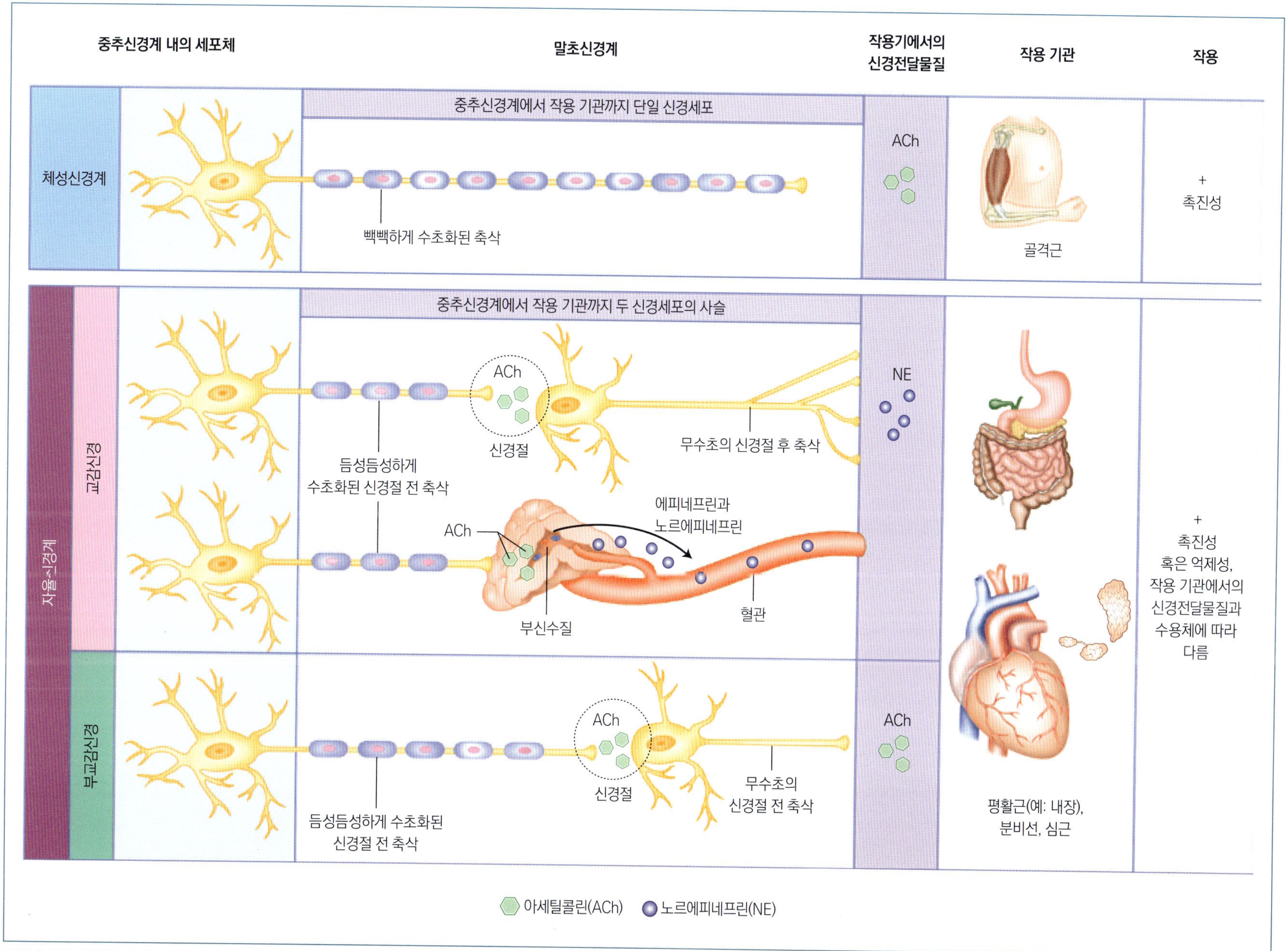

그림 2.15: 체성신경계, 교감신경계, 부교감신경계에 대한 플로차트.

3

경부신경총(Cervical Plexus)과 상완신경총(Brachial Plexus)

이 장에서는 목과 팔에 직접적으로 영향을 주는 두 신경총에 대해 얘기해 보려고 하는데, 각각을 경부신경총(cervical plexus)과 상완신경총(brachial plexus)이라고 한다. 앞으로 나올 대부분의 이야기는 상완신경총에 대한 것인데, 그 이유는 이 책이 치료사를 염두에 두고 쓰였으며, 환자 또한 상완신경총의 문제를 주로 호소하기 때문이다. 그러나 경부신경총도 마찬가지로 중요하며, 상대적으로 간단하게나마 우선 다뤄보고자 한다.

■ 경부신경총(Cervical Plexus)

경부신경총은 그림 3.1에서 보듯 신경이 모인 다발로 네 상부 경부 신경(C1-C4)의 앞쪽 가지로 이루어져 있다. 경부신경총은 목의 흉쇄유돌근의 깊은 곳에 위치하며 근육 가지와 피부(감각) 가지를 가지고 있다.

경부신경총은 근육 가지(muscular branch)와 감각 가지

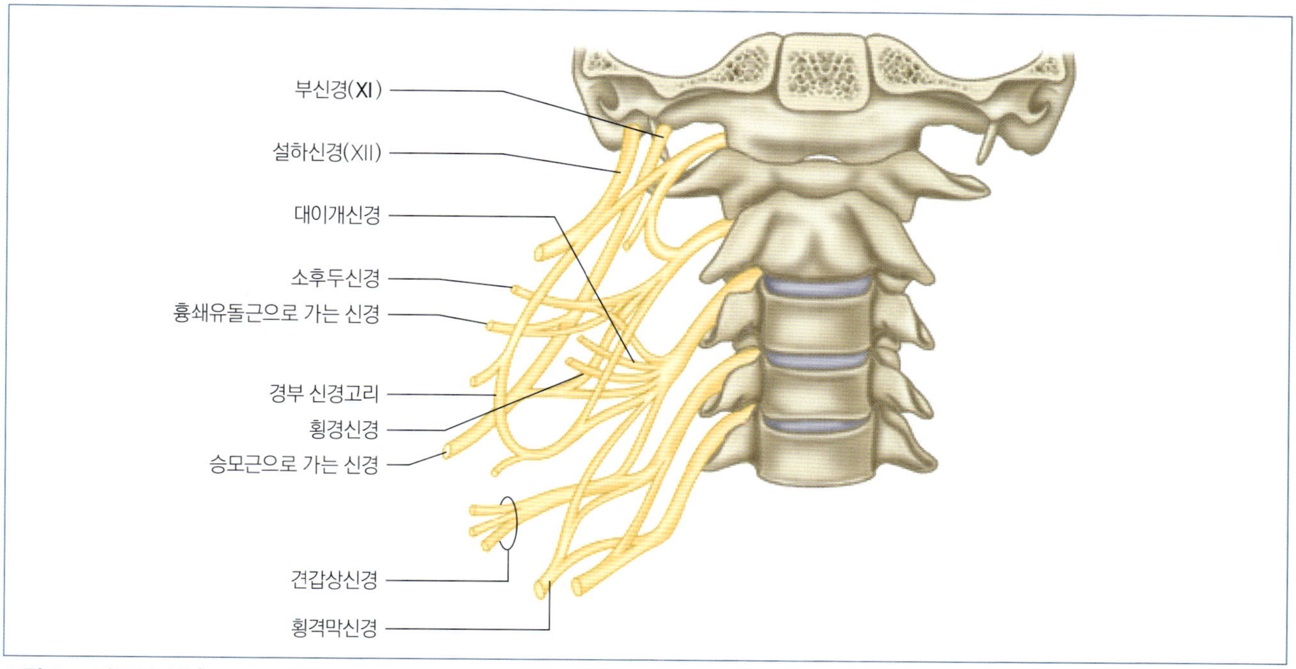

그림 3.1: 경부신경총(cervical plexus)의 해부

(sensory branch)로 구분된다.

근육 가지(Muscular Branches)

C1 척수신경은 턱끝설골근(geniohyoid muscle)을 지배하는데, 이 근육은 설골(hyoid bone)을 위쪽과 앞쪽으로 움직임으로써 기도의 확장을 돕는다. C1 척수신경은 또한 갑상설골근(thyrohyoid muscle)을 지배하는데, 이 근육은 설골을 하강시키고 후두의 상승을 일으킨다.

C1-3 척수신경은 '구스넥(goose neck)'을 형성하는데 의학적 용어로는 경부 신경고리(ansa cervicalis)라고 하며, 네 개의 근육 가지를 내어 설골하근(infrahyoid)이라고 하는 근육군을 지배한다. 설골하근은 설골을 하강시켜 삼킴과 말하기를 돕는다. 설골하근은 다음의 근육들로 이루어져 있다.

1. 흉골갑상근(sternothyroid)
2. 흉골설골근(sternohyoid)
3. 견갑설골근(omohyoid)의 상복(superior belly)
4. 견갑설골근(omohyoid)의 하복(inferior belly)
5. 갑상설골근(thyrohyoid)

C3-5 횡격막신경(Phrenic Nerve)

근육 가지를 이루는 신경 중 가장 주목해야 하는 것은 횡격막신경으로, C3, C4, C5로부터 만들어져 횡격막을 지배한다. 쉽게 기억하려면 'C3, 4, 5가 횡격막을 살린다(C3, 4, 5 keep the diaphragm alive)'라고 외워보자.

경부의 C3-5에서 시작되는 횡격막신경은 사각근의 앞쪽 섬유의 위를 지나 흉강(thoracic cavity)을 뚫고 들어가 폐의 아래쪽으로 내려가고, 최종적으로는 횡격막에 도달한다 (그림 3.2).

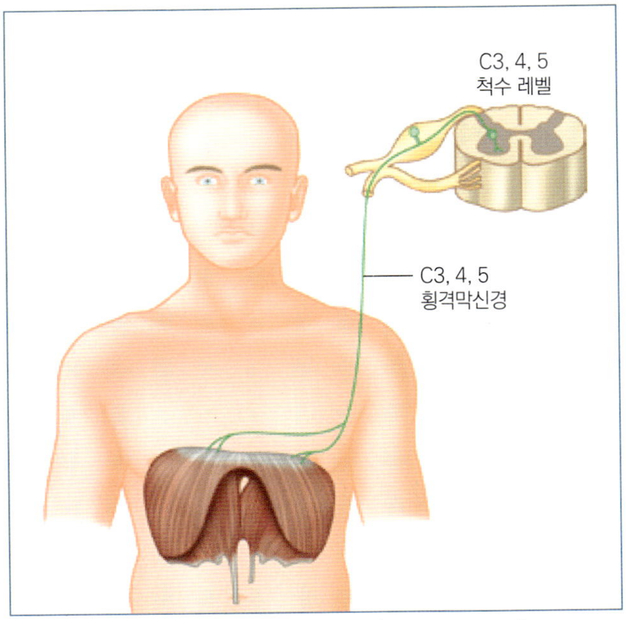

그림 3.2: 횡격막을 지배하는 횡격막신경(phrenic nerve)

추가적으로, C1-2는 측두직근(rectus capitis lateralis)과 전두직근(rectus capitis anterior)을 지배하고, C1-3는 두장근(longus capitis)을, C2-3은 흉쇄유돌근(sternocleidomastoid)을, C3-4는 승모근(trapezius)을 지배한다. 견갑거근과 사각근의 중부 섬유 또한 경부신경총의 지배를 받는다.

감각 가지(Sensory Branches)

경부신경총의 감각(피부) 지배는 두피, 귀, 목, 상부 흉곽의 피부에 이루어지며, 다음의 신경들을 구성한다(C1의 경우 피부 감각 분포가 없음).

- 대이개신경(great auricular nerve)
- 소후두신경(lesser occipital nerve)
- 횡경신경(transverse cervical nerve)
- 쇄골상신경(supraclavicular nerve)

위에 열거한 신경들은 모두 에르브점(Erb's point)이라고 하는 목의 작은 부위를 관통한다. 이 부위는 독일의 신경과 의사인 빌헬름 하인리히 에르브(Wilhelm Heinrich Erb)의 이름을 따서 지어졌다. 이 부위는 흉쇄유돌근의 중간 지점의 뒤쪽에 위치하고 있으며, 목의 이 특정 위치는 머리나 목 수술 시 경부신경총 신경차단에 흔히 사용되는 부위이다(그림 3.3).

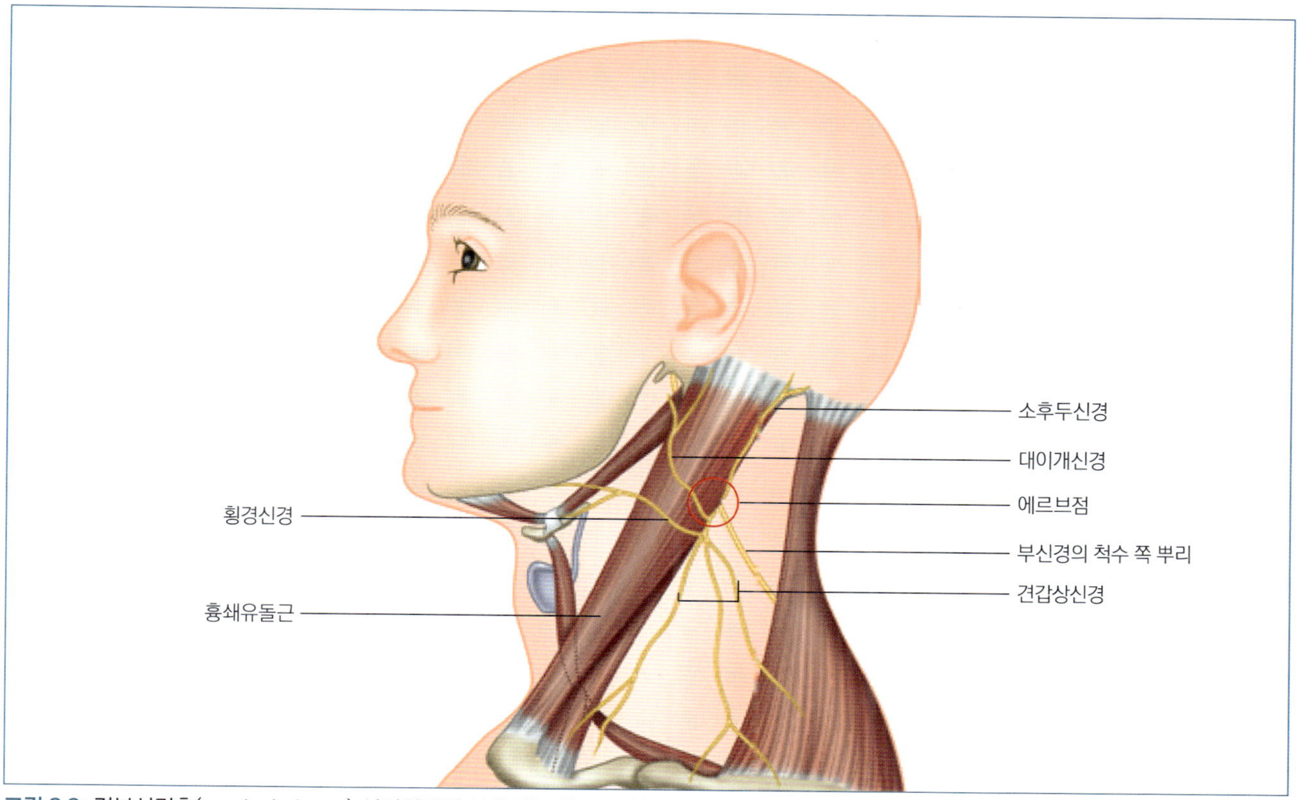

그림 3.3: 경부신경총(cervical plexus) 신경차단에 사용되는 에르브점(Erb's point)

대이개신경(Great Auricular Nerve)

대이개신경은 경부신경총 중 가장 큰 상행 가지이며, C2-3에서 기시한다. 대이개신경은 귀의 바깥쪽과 턱의 하악각 부위의 피부를 지배한다.

소후두신경(Lesser Occipital Nerve)

소후두신경은 주로 C2에서 기시하며 두피의 위쪽 후방부의 감각을 지배한다.

횡경신경(Transverse Cervical Nerve)

횡경신경은 C2-3에서 기시하고, 그 이름에서 알 수 있듯 흉쇄유돌근을 가로지른다. 이 신경은 목과 흉골 앞부분의 감각을 지배한다.

쇄골상신경(Supraclavicular Nerve)

쇄골상신경은 C3-4에서 기시하고, 쇄골상와(supraclavicular fossa, 쇄골의 바로 위쪽)와 흉쇄관절(sternoclavicular joint, SC joint)의 피부 감각을 지배한다.

■ 상완신경총(Brachial Plexus)

상완신경총(그림 3.4)은 척추 C5-T1 레벨의 척수신경으로부터 나오는 신경들로 이루어져 있다. 상완신경총은 사각근간 삼각공간(interscalene triangle), 즉 전사각근과 중사각근 사이 공간으로 나온다.

C5와 C6의 신경근이 만나 upper trunk를 이루고, C8과 T1의 신경근은 lower trunk를 이룬다. C7은 다른 신경근과 결합하지 않고 단독으로 middle trunk가 된다. trunk는 쇄골 아래를 지나면서 6개의 division으로 나누어진다. 바로 세 개의 앞쪽 division과 세 개의 뒤쪽 division이다. 다음으로 이들은 액와동맥(axillary artery) 부근에서 medial, lateral, posterior의 세 개의 cord를 형성한다. 세 개의 trunk는 posterior cord를 형성하고, middle trunk는 C5, C6와 함께 lateral cord를 형성한다. 남은 두 개의 신경인 C8과 T1은 medial cord를 형성한다.

이번에는 cord로부터 branch가 뻗어 나온다. lateral

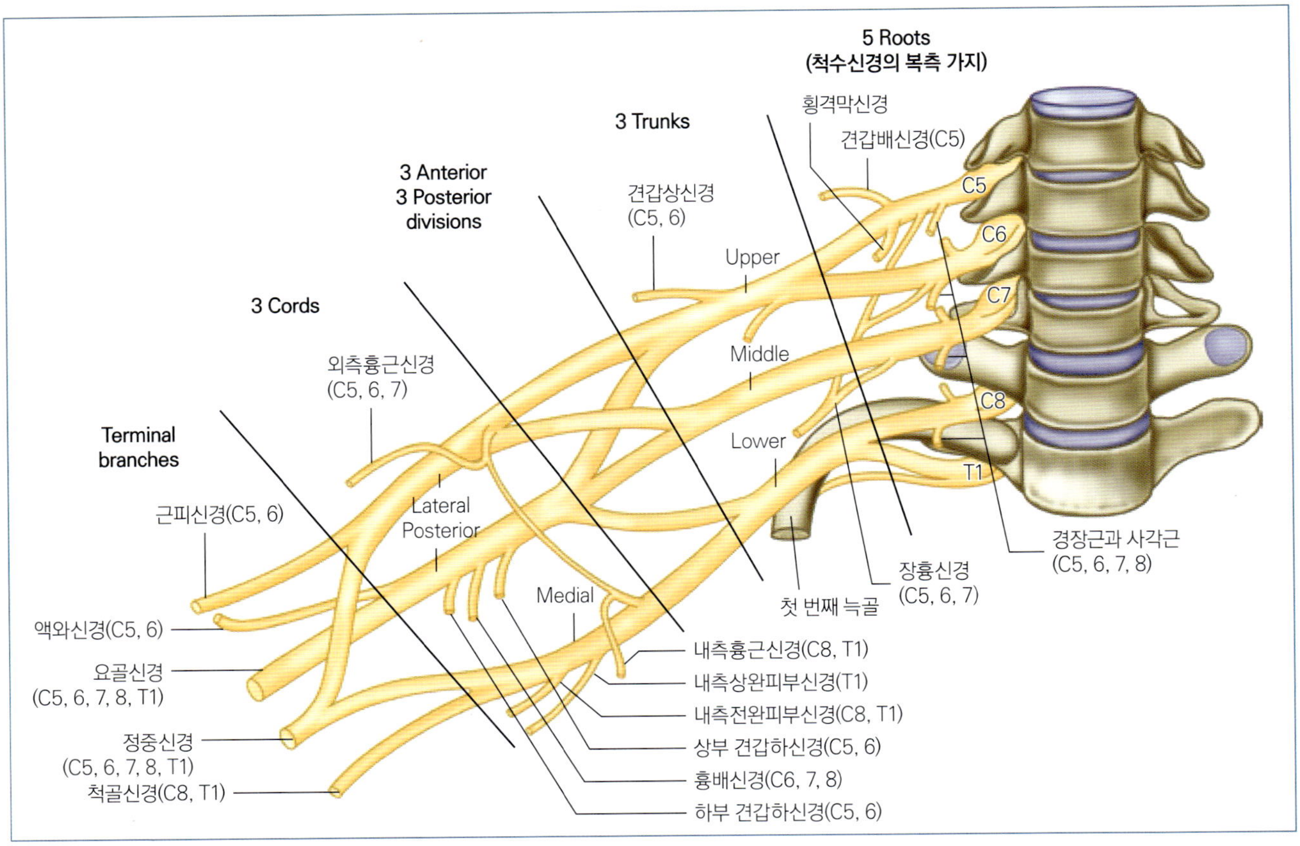

그림 3.4: 상완신경총(brachial plexus)의 해부

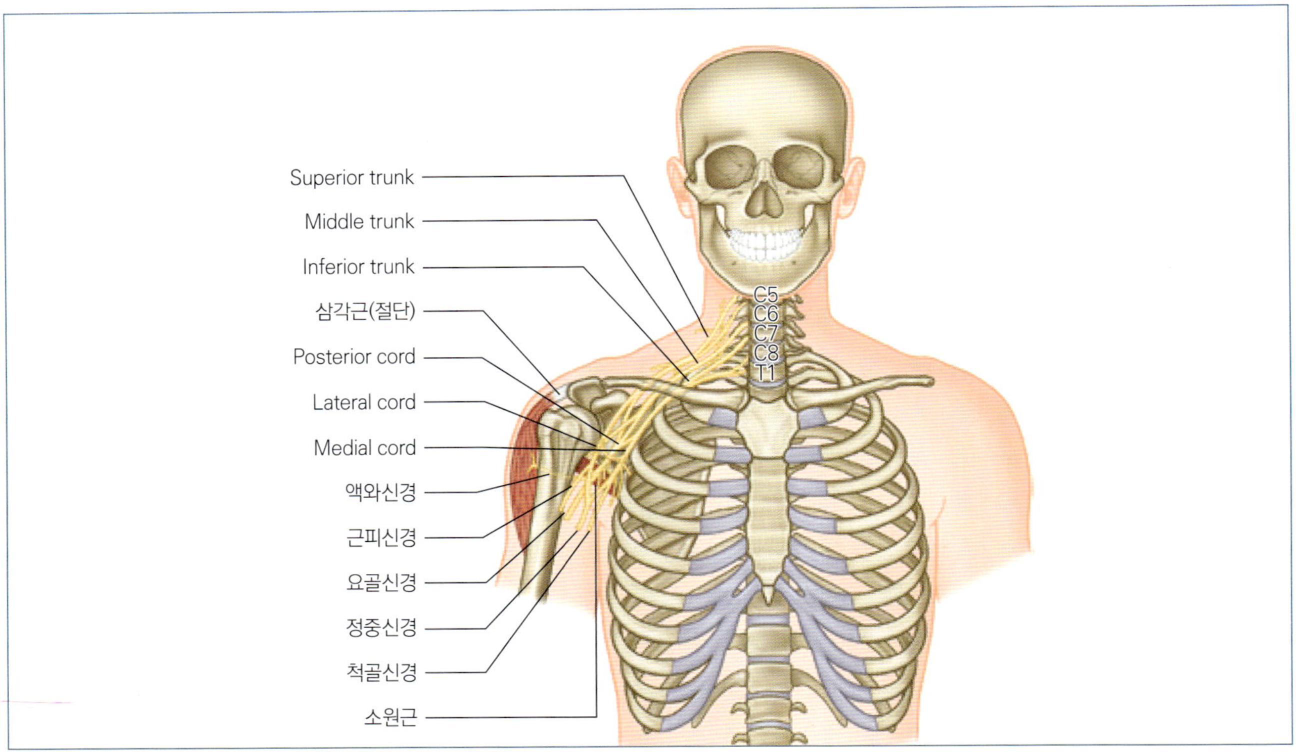

그림 3.5: 상완신경총(brachial plexus)과 그곳에서 나오는 말초신경들의 해부

상완신경총(whiteboard)

상완신경총(PowerPoint)

상완신경총의 가지(whiteboard)

상완신경총의 가지(PowerPoint)

cord에서 branch 하나가 나와 근피신경(musculocutaneous nerve)이 된다. lateral cord의 다른 branch는 medial cord에서 나온 branch와 결합하여 정중신경(median nerve)을 형성한다. medial cord의 두 번째 branch는 척골신경(ulnar nerve)이 되고, posterior cord는 액와신경(axillary nerve)과 요골신경(radial nerve)이 된다.

당연히 이 장에서는 상완신경총으로부터 나오는 말초신경들에 대해 다룰 것이며(그림 3.5), 이들의 해부, 감각 기능, 운동 기능에 비중을 둘 것이다. 이어서 이 신경들을 어떻게 평가할지에 대해 다룰 것인데, 신경학적 검사는 이해하기 매우 어려운 주제일 수 있으므로 최대한 쉽게 설명하려 한다. 그러나 원리를 통해 배운다면 그렇게 어렵지만은 않을 거라고 생각한다. 이 주제를 쉽게 설명하기 위해 최선을 다해 보겠다.

이 섹션에서는 상완신경총의 다섯 개의 말단 branch들(말초신경)에 대해 얘기할 것인데, 그 종류는 다음과 같다.

1. 요골신경(radial nerve)
2. 정중신경(median nerve)
3. 척골신경(ulnar nerve)
4. 근피신경(musculocutaneous nerve)
5. 액와신경(axillary nerve)

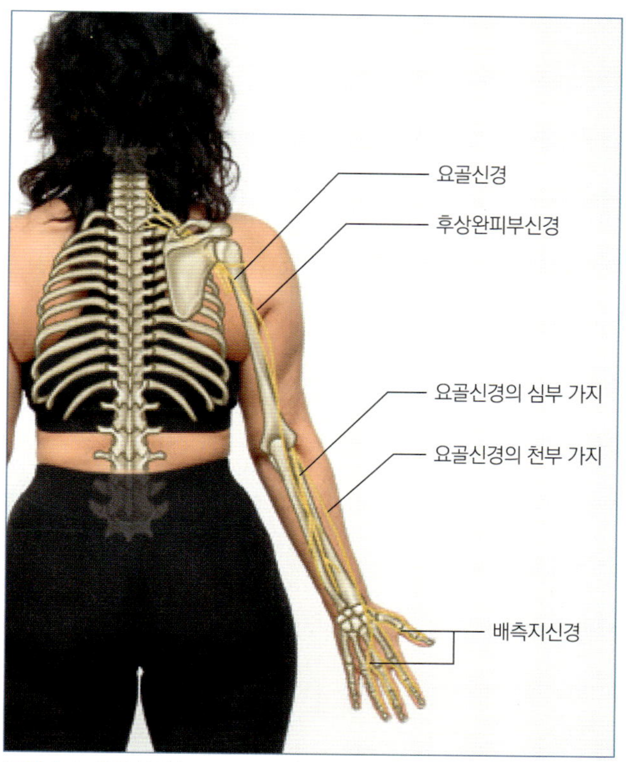

그림 3.6: 요골신경(radial nerve)의 주행경로.

요골신경(Radial Nerve)

C5-8과 T1에서 나온 상완신경총의 posterior cord는 요골신경을 형성한다(그림 3.6). 요골신경은 후측 액와벽을 지나 삼각근(deltoid)과 소원근(teres minor)을 지나고, 팔의 상완동맥(brachial artery)과 나란히 주행하여 삼두근(triceps)을 지배한다. 요골신경은 계속해서 주관절의 외상과(lateral epicondyle)와 주관절와(cubital fossa)를 지나 심부 가지(후골간신경posterior interosseous nerve)와 천부 가지로 나뉜다.

운동기능의 측면에서 보면 요골신경은 처음에는 삼두근의 세 두(head)를 모두 지배하고, 이후 계속 주행하여 전완과

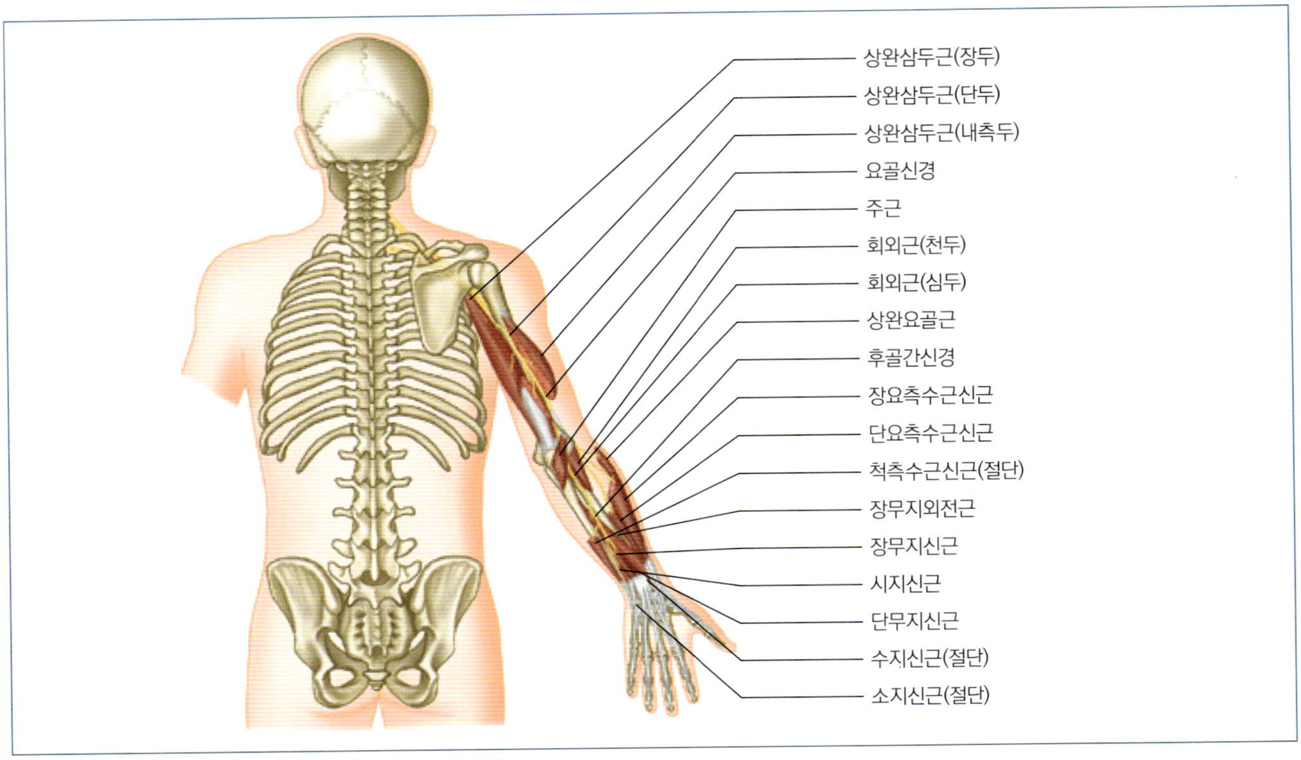

그림 3.7: 요골신경(radial nerve)의 운동신경 주행경로

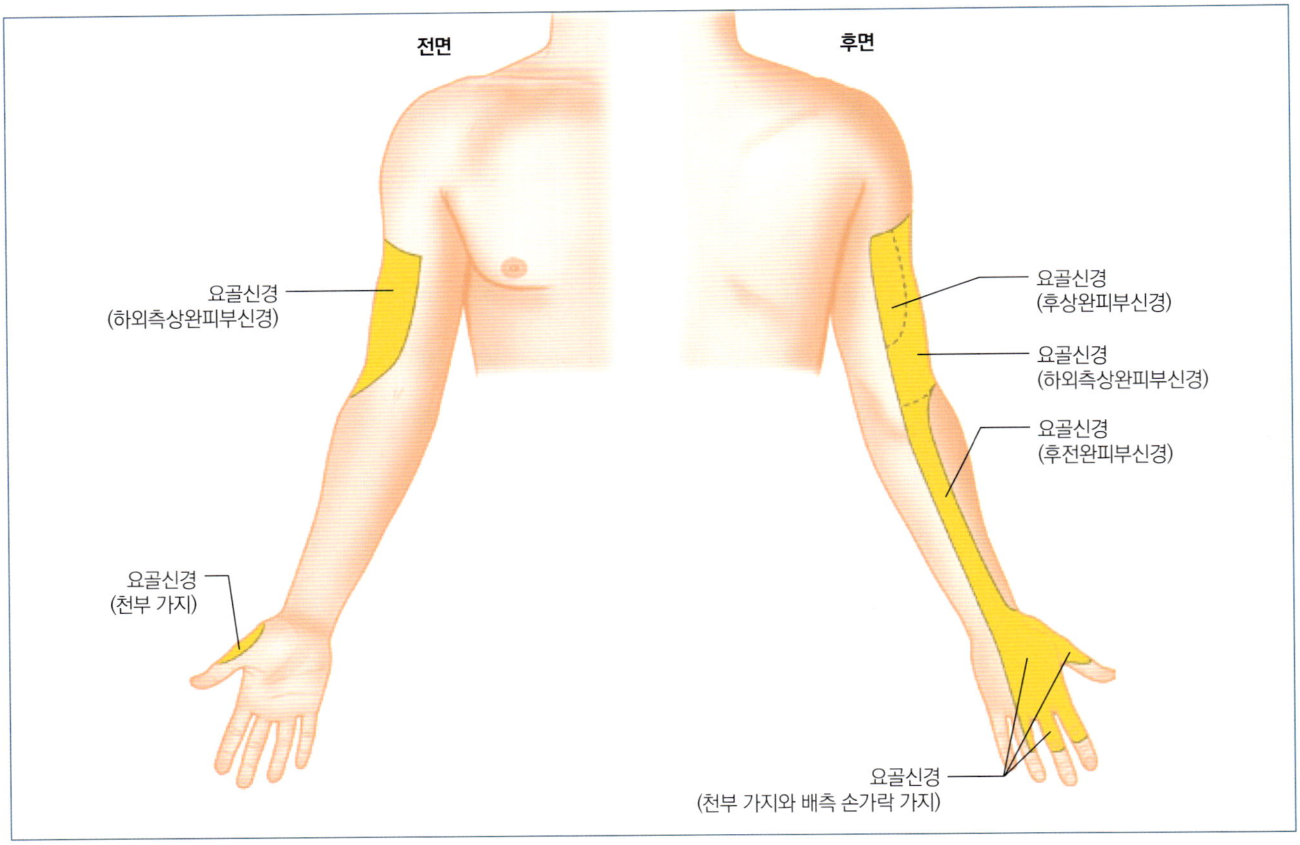

그림 3.8: 요골신경(radial nerve)의 감각 기능

손으로 간다. 그러나 Rezzouk 등(2004)은 20구의 시체 해부를 통해 삼두근의 장두는 액와신경의 지배를 받으며, 세 두 중 어떤 것도 요골신경의 지배를 받지 않는다고 보고하기도 했다.

운동 지배(Motor Supply)

요골신경은 다음의 근육들에 대해 운동 지배를 한다(그림 3.7).

- 삼두근(triceps)
- 주근(anconeus)
- 상완요골근(brachioradialis)
- 장요측수근신근(extensor carpi radialis longus)

요골신경의 심부 가지(deep branch)는 다음의 근육들을 지배한다.

- 단요측수근신근(extensor carpi radialis brevis)
- 회외근(supinator)

후골간신경(posterior interosseous nerve, 심부 가지에 해당)은 다음의 근육들을 지배한다.

- 수지신근(extensor digitorum)
- 소지신근(extensor digiti minimi)
- 척측수근신근(extensor carpi ulnaris)
- 장무지신근(extensor pollicis longus)
- 단무지신근(extensor pollicis brevis)
- 시지신근(extensor indicis)
- 장무지외전근(abductor pollicis longus)

감각 지배(Sensory Supply)

감각 부분은 주로 후상완피부신경(posterior cutaneous nerve)에 의해 제공되는데, 전완 뒤쪽의 중앙부 피부와 주관절의 피부감각을 제공한다. 천부 가지(superficial branch)는 손등과, 1-3지와 4지의 절반 부분의 (손톱 부분을 제외한) 손등 쪽 부위, 엄지와 검지 사이의 부위에 감각 지배를 한다(그림 3.8).

요골신경이 손상을 받으면 근력 약화는 주관절 회외와 손목 신전(손목 처짐), 손가락 신전에 발생할 수 있다. 감각 소실은 전완의 뒤쪽, 전완의 요골 쪽과, 손톱 부위를 제외한 1-3지와 4지 절반의 손등 쪽, 엄지와 검지 사이의 손등 쪽

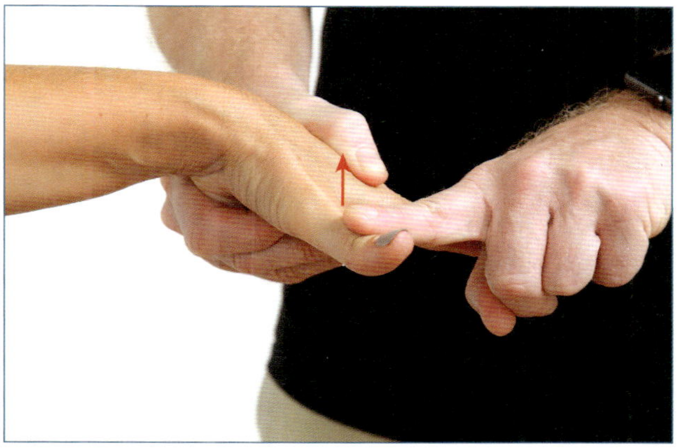

그림 3.9: 장무지신근(extensor pollicis longus)의 수축을 통한 요골신경 근력 테스트

요골신경에 대한 검사

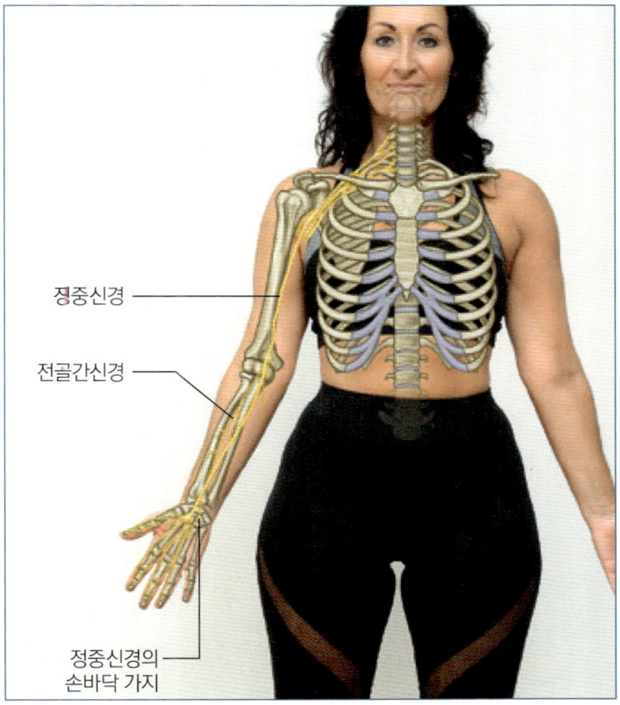

그림 3.10: 정중신경(median nerve)의 주행경로

부위에 발생할 수 있다.

요골신경 근력 테스트(Radial Nerve Strength Test)

요골신경의 운동 수축능력을 확인하기 위해 환자로 하여금 엄지손가락의 근육(장무지신근extensor pollicis longus)으로 치료사의 힘에 저항하도록 한다(그림 3.9).

정중신경(Median Nerve)

정중신경은 상완신경총의 lateral cord(C5, C6)와 medial cord(C8, T1), 그리고 middle trunk(C7)의 한 가지(나중에는 lateral cord가 됨)에서 기시한다. 정중신경은 액와부를 거쳐 상완동맥(brachial artery)의 바깥쪽을 지나고, 상완근(brachialis)과 상완이두근(biceps brachii) 사이를 통과한다. 이후 상완동맥 위를 지나 안쪽으로 빠져나와 주와부(cubital fossa)를 향해 나아간다. 여기에서 주관절로 가는 관절 가지(articular branch)가 나온다(그림 3.10).

정중신경은 계속해서 원회내근(pronator teres)의 두 두(head)로 나아가고, 심지굴근(flexor digitorum profundus, FDP)과 천지굴근(flexor digitorum superficialis, FDS) 사이를 지나 전완부로 두 주요 분지를 내는데, 하나는 전완의 심부 근육을 지배하는 전골간신경(anterior interosseous nerve)이고, 다른 하나는 외측 손바닥의 피부를 지배하는 수장피부신경(palmar cutaneous nerve)이다. 이후에 정중신경은 수근관(carpal tunnel)을 통해 손으로 들어가 두 가지로 나뉘는데, 하나는 엄지두덩(thenar muscles)을 근육 지배하는 회귀 분지(recurrent branch)이고, 다른 하나는 1-3지, 4지의 절반의 손바닥 쪽 면에 감각 공급을 하는 수장지신경(palmar digital branch)이다.

운동 지배(Motor Supply)

정중신경은 각 층에서 다음의 근육들을 지배한다(그림 3.11).

천층(superficial layer):

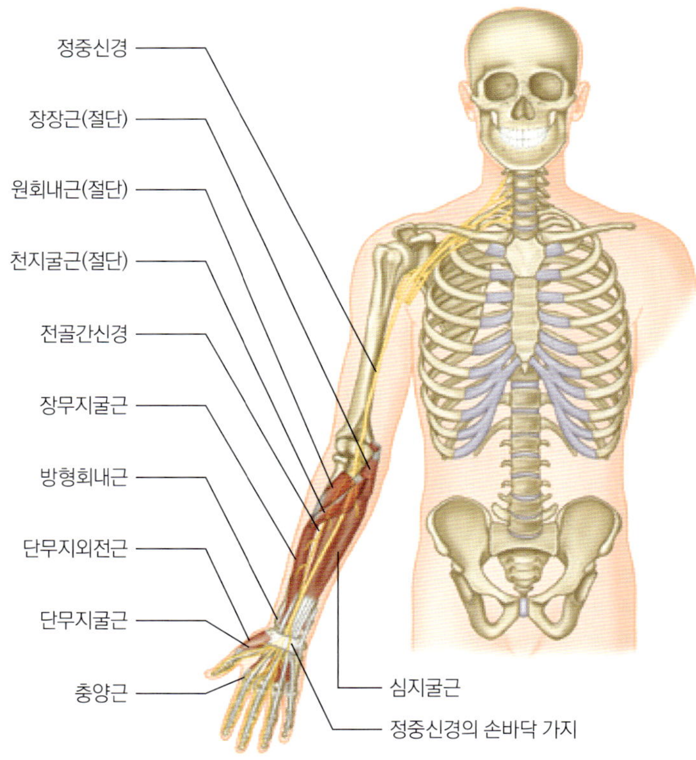

그림 3.11: 정중신경(median nerve)의 운동신경 주행경로

- 원회내근(pronator teres)
- 요측수근굴근(flexor carpi radialis)
- 장장근(palmaris longus)

중간층(intermediate layer):

- 천지굴근(flexor digitorum superficialis)

심층(deep layer):

- 심지굴근(flexor digitorum profundus)의 외측 절반
- 장무지굴근(flexor pollicis longus)
- 방형회내근(pronator quadratus)

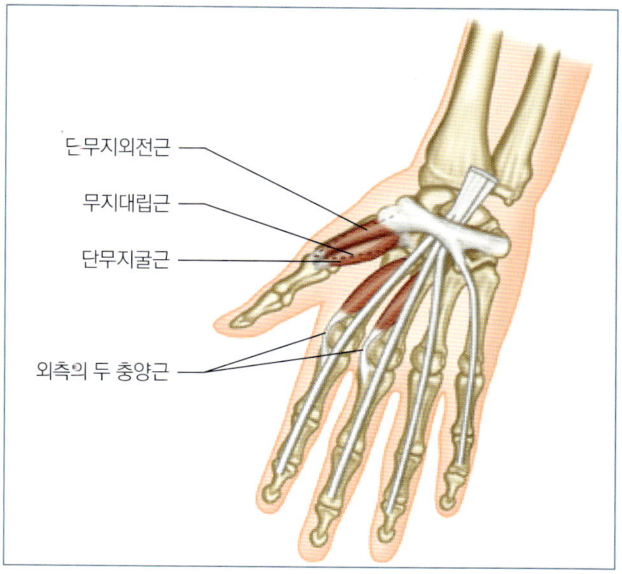

그림 3.12: 무지구 융기(thenar eminence)의 LOAF 근육

손 근육(Hand Muscles)

아래에 나열된 근육들은 무지구 융기(thenar eminence)의 일부를 구성하며, 엄지손가락을 움직인다. 이들은 LOAF 근육(그림 3.12)이라고 불리며, 뒤의 세 개를 OAF 근육이라고도 한다.

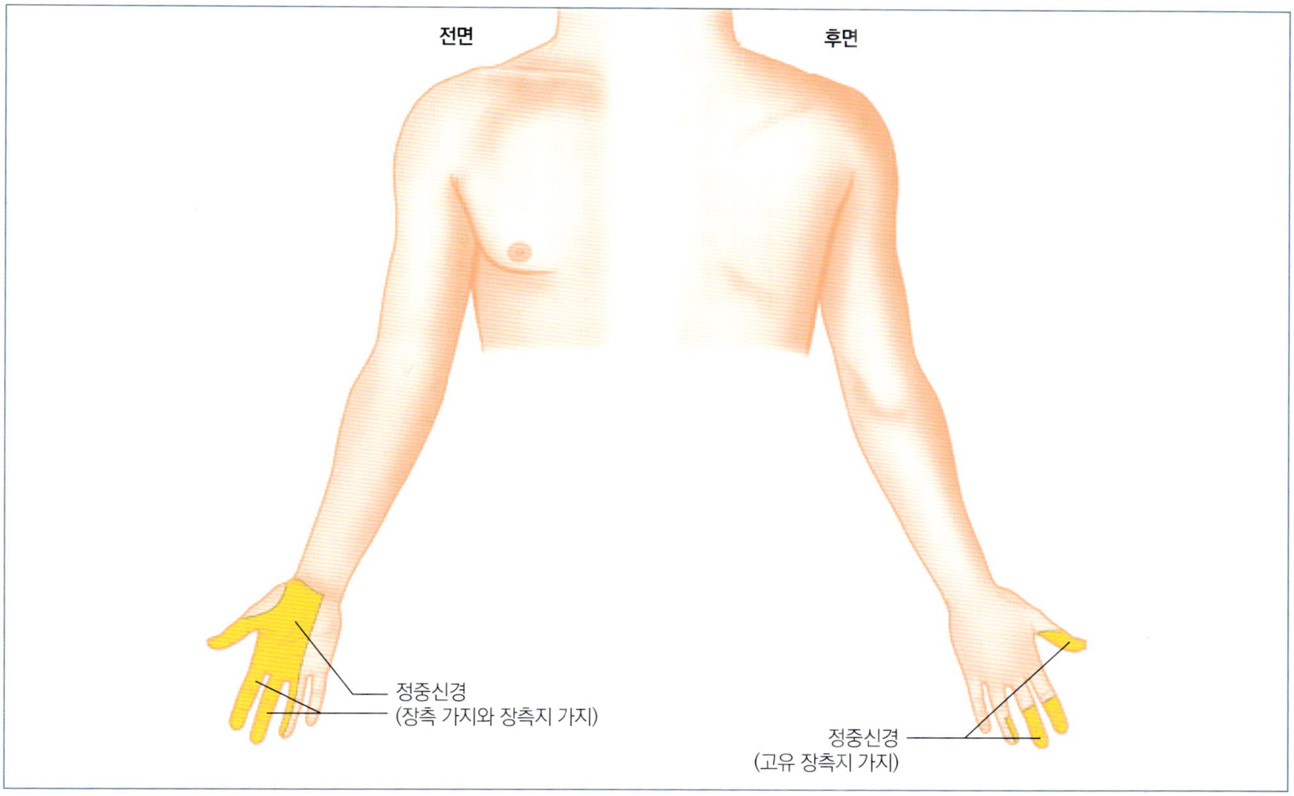

그림 3.13: 정중신경(median nerve)의 감각 기능

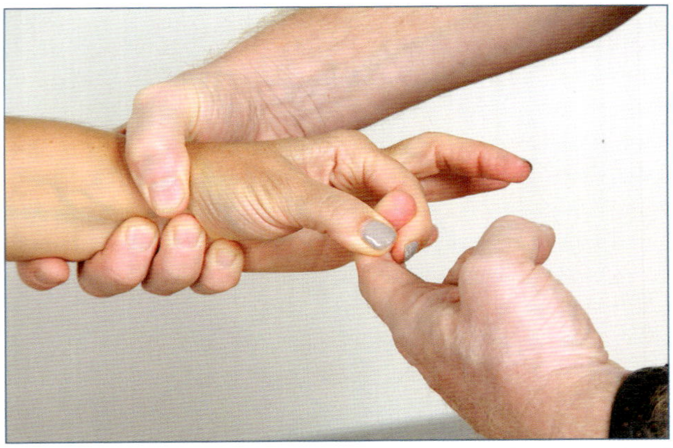

그림 3.14: 엄지-검지 맞잡기 검사(pinch grip test)를 통한 정중신경 근력 테스트

- (외측의) 첫 번째, 두 번째 충양근(Lateral lumbricals)
- 무지대립근(Opponens pollicis)
- 단무지외전근(Abductor pollicis brevis)
- 단무지굴근(Flexor pollicis brevis)

감각 지배(Sensory Supply)

정중신경은 무지구 융기, 1-3지, 4지의 절반의 손바닥 쪽면, 해당 손가락의 손톱 부위에 감각을 공급한다(그림 3.13).

정중신경 근력 테스트(Median Nerve Strength Test) – 엄지-검지 맞잡기 검사(Pinch Grip)

환자는 엄지와 검지로 동그라미 모양을 만들어 맞댄다(그림 3.14). 치료사는 환자가 맞잡은 엄지와 검지를 분리하려는 힘을 주고, 환자는 여기에 저항한다.

정중신경 손상은 보통 수근관(carpal tunnel)에서 일어나며, 그 유명한 수근관증후군(carpal tunnel syndrome, CTS)을 일으킨다. 수근관증후군은 주로 키보드 타이핑 같은 손가락의 반복적인 사용의 결과로 건초에 부종(건초염 tenosynovitis)이 생기거나 인대가 두꺼워져 발생한다. 신경이 압박되면 심한 경우 무지구 융기의 근육(LOAF 근육)에

정중신경에 대한 검사와 수근관증후군

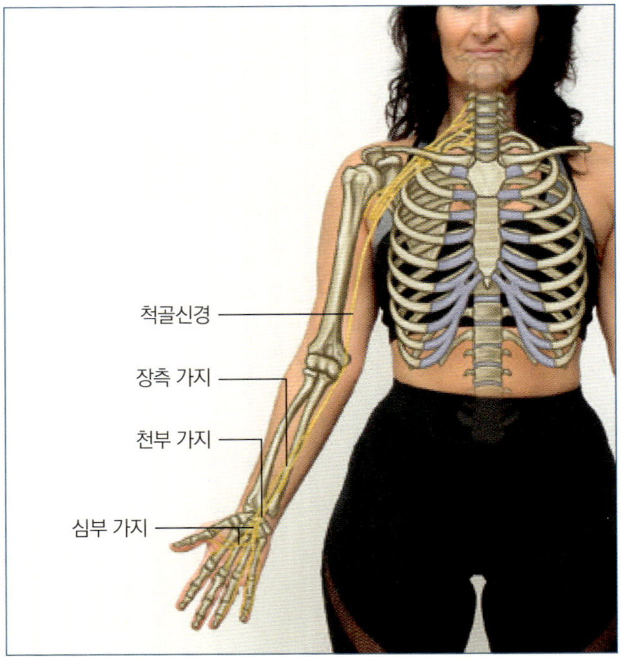

그림 3.15: 척골신경(ulnar nerve)의 주행경로

위축이 생길 수 있다. 정중신경은 또한 주관절 부위의 과상골절(supracondylar fracture)로도 손상될 수 있는데, 이는 주관절의 굴곡이나 회내 동작에 마비를 일으키고, 이 경우 전완부가 지속적으로 회외된 모습을 띠게 된다. 수근관증후군에서는 수장피부가지(palmar cutaneous branch)가 영향을 받지 않기 때문에, 무지구 융기 부위의 감각저하가 없다는 점에서 다른 곳에서 발생한 정중신경 병변과 구분된다.

척골신경(Ulnar Nerve)

척골신경은 최초에 C8과 T1 신경근에서 기시하고 medial cord로부터 나온다. 척골신경은 팔의 안쪽을 따라 팔꿈치로 내려오고, 상완골의 내측 상과(medial epicondyle)의 뒤쪽(척골신경은 이 부위에서 촉진이 가능하며, 이 부위는 척골신경 손상의 주요 부위임)을 지난다. 척골신경은 전완부로 내려와 척측수근굴근(flexor carpi ulnaris)의 두 두(head)를 관통한 후 척골을 따라 내려온다. 손목에 도착하면 척골신경은 가이온터널(tunnel of Guyon, Guyon's canal, 손목의 두상골pisiform과 유구골hamate 사이이면서 수근관의 표측 부위임)을 따라 내려와 최종적으로 천부

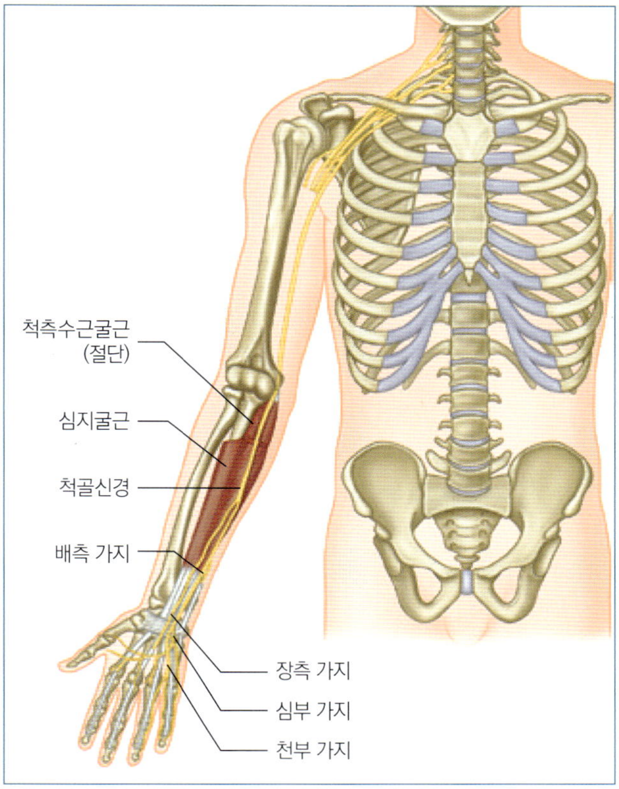

그림 3.16: 척골신경(ulnar nerve)의 운동신경 주행경로

가지(superficial branch)와 심부 가지(deep branch)로 나뉜다(그림 3.15).

운동 지배(Motor Supply)

척골신경은 다음의 근육들을 지배한다(그림 3.16).

전완부(forearm):

- 척측수근굴근(flexor carpi ulnaris)
- 심지굴근(flexor digitorum profundus)의 내측 절반 (medial half)

손 근육(Hand Muscles)

아래 나열된 근육들(OAF 근육)은 소지구 융기(hypothenar eminence)를 이루며, 새끼손가락의 움직임을 조절한다(그림 3.17).

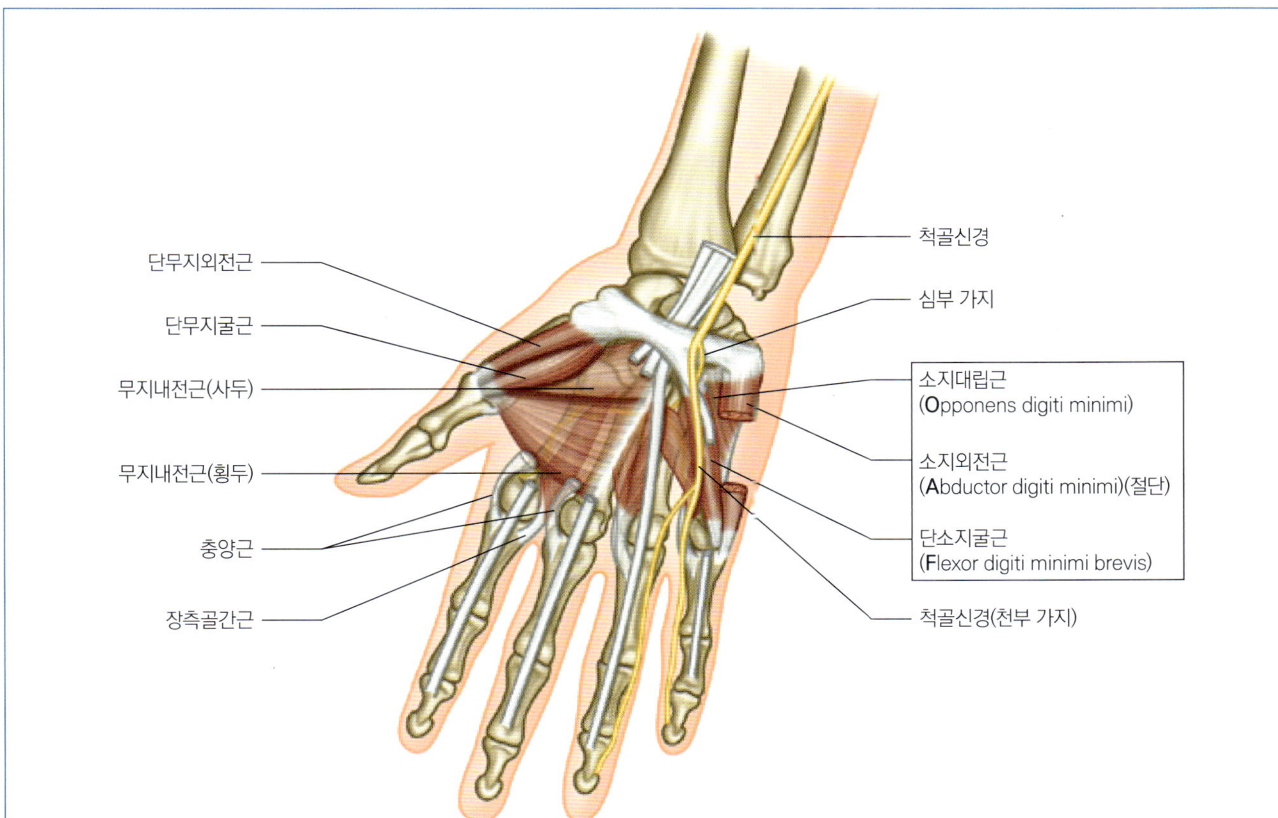

그림 3.17: 소지구 융기(hypothenar eminence)의 OAF근육(박스 부분)

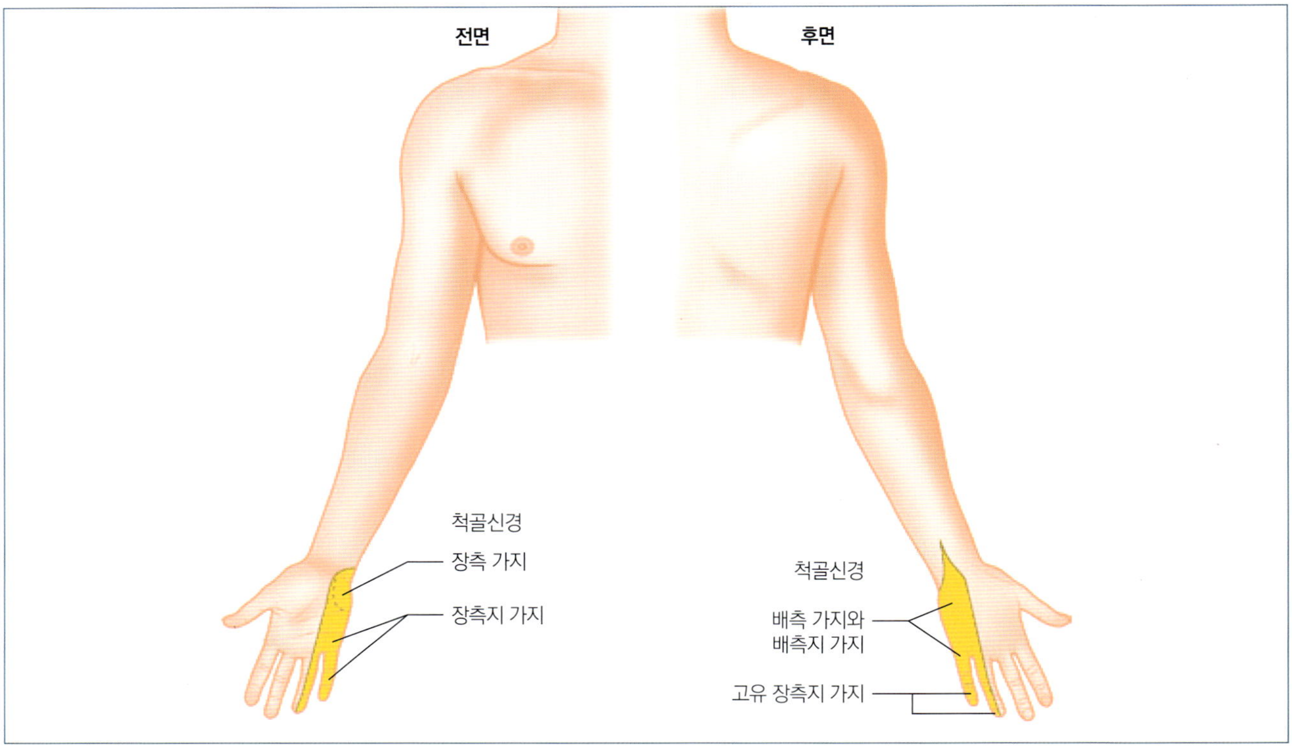

그림 3.18: 척골신경(ulnar nerve)의 감각 기능

- 소지대립근(Opponens digiti minimi)
- 소지외전근(Abductor digiti minimi)
- 단소지굴근(Flexor digiti minimi brevis)

척골신경은 다음의 손 근육들도 지배한다.

- (내측의) 세 번째, 네 번째 충양근(medial two lumbricals)
- 무지내전근(adductor pollicis)
- 단장근(palmaris brevis)
- 골간근(interossei)

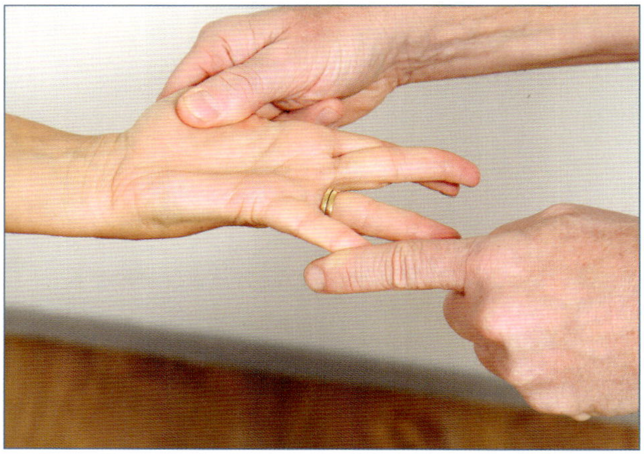

그림 3.19: 새끼손가락의 외전을 통한 척골신경 근력 테스트

척골신경에 대한 검사

감각 지배(Sensory Supply)

척골신경은 손바닥과 손등의 내측 부분을 지배한다. 손가락에서는 5지 전체, 그리고 4지의 절반을 지배한다(그림 3.18).

척골신경 근력 테스트(Ulnar Nerve Strength Test)

척골신경의 운동 수축력을 확인하기 위해서 환자로 하여금 치료사의 힘에 저항하여 새끼손가락을 외전하도록 한다(소

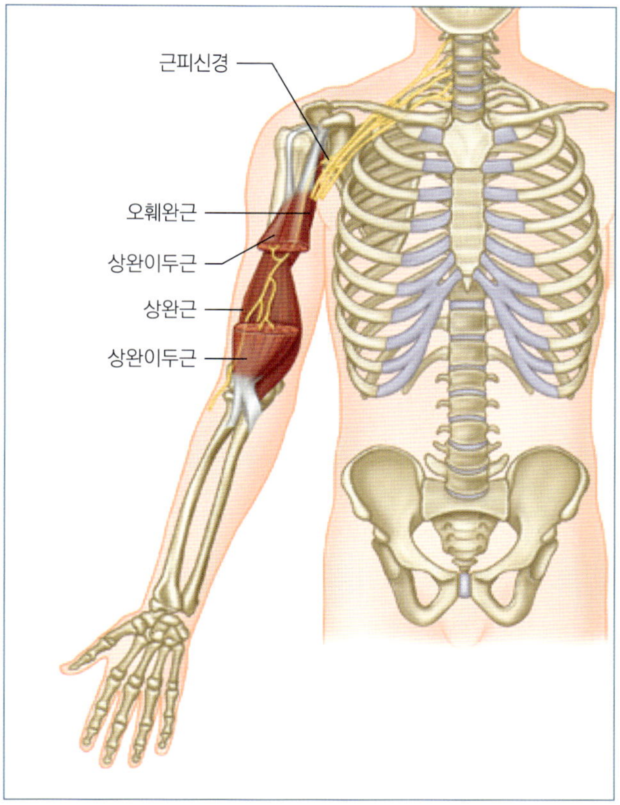

그림 3.20: 근피신경(musculocutaneous nerve)의 운동신경 주행 경로

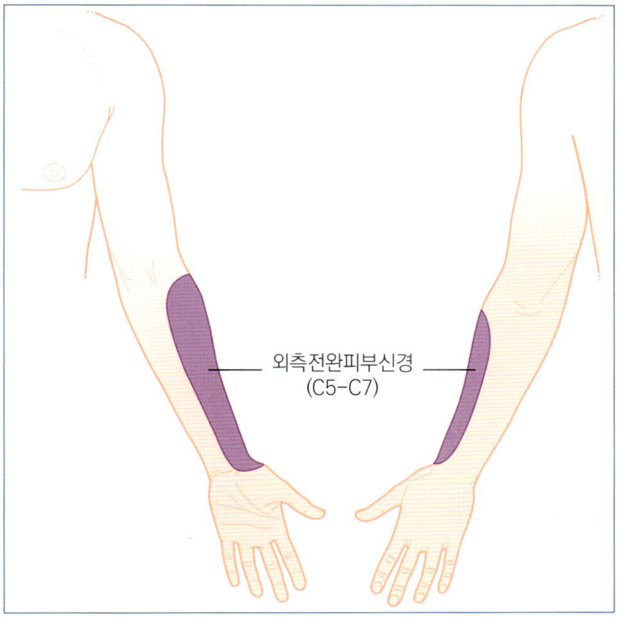

그림 3.21: 외측피부신경(lateral cutaneous nerve)의 감각 기능

지외전근)(그림 3.19).

척골신경의 손상은 팔꿈치의 내상과(medial epicondyle)에서 흔한데, 이는 해당 부위의 취약성 때문이다. 척골신경은 주관(cubital tunnel) 내에서 눌릴 수 있으며, 이는 그 유명한 주관증후군(cubital tunnel syndrome)을 일으킨다. 척골신경은 손에서도 당겨지거나 눌릴 수 있는데, 주로 가이온터널(tunnel of Guyon) 근처에서 일어난다. 이 부위에서의 손상은 특히 사이클 선수들에게서 흔하며, 손목이 신전되고 요골 쪽으로 편위된 자세를 취하게 되어, 가이온터널에서 척골신경이 당겨지기 때문에 발생하는 것이다. 심한 경우 손가락의 내전 및 외전이 불가능해지거나 4, 5지의 움직임이 감소된다. 감각 저하는 척골신경의 감각 지배 부위를 따라 나타날 수 있다.

근피신경(Musculocutaneous Nerve)

근피신경은 상완신경총(C5-7)의 lateral cord의 종말 가지로부터 나온다. 근피신경은 팔을 따라 내려와 오훼완근(coracobrachialis)과 상완근(brachialis), 상완이두근(biceps brachii)을 지배한다(그림 3.20). 이후 근피신경은 상완이두근 건의 외측을 지나 전완부로 내려가, 외측피부신경(lateral cutaneous nerve)이 되어 전완의 외측 부위의 감각을 지배한다.

운동 지배(Motor Supply)

근피신경은 다음의 근육들을 지배한다.

- 오훼완근(coracobrachialis)
- 상완근(brachialis)
- 상완이두근(biceps brachii)

감각 지배(Sensory Supply)

감각 지배는 외측피부신경(lateral cutaneous nerve)을 통해 이루어지며, 전완 외측의 피부 부위를 지배한다(그림 3.21).

근피신경 손상은 매우 드문데, 주변 구조 상 잘 보호되기 때

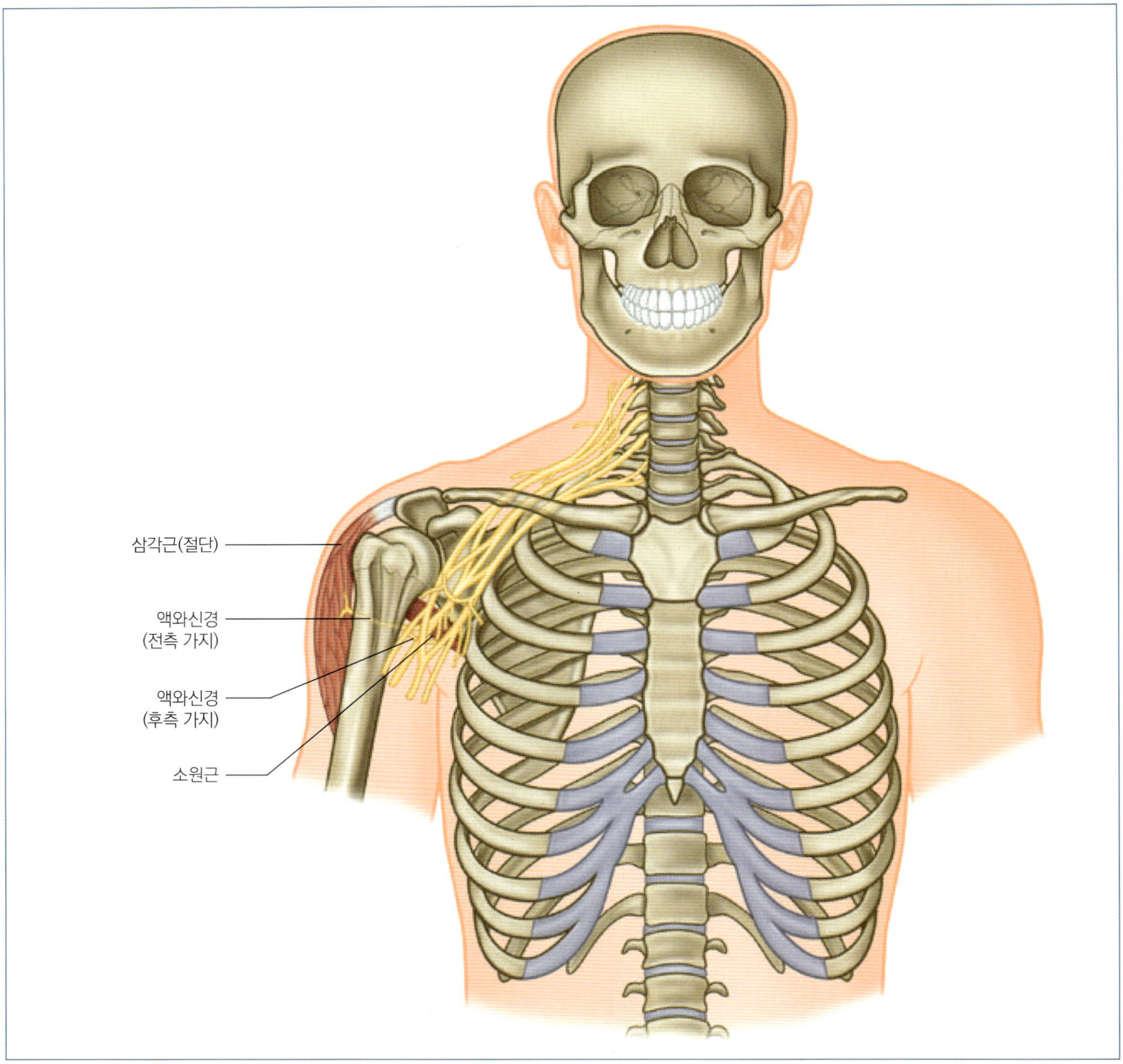

그림 3.22: 액와신경(axillary nerve)의 운동신경 주행경로

문이다. 따라서 이 신경의 손상에 대해서는 더 논하지 않겠다.

액와신경(Axillary Nerve)

C5-6 신경근은 upper trunk를 지나 posterior cord을 이룬다. 액와신경은 posterior cord의 가지이며, 액와부 내, 그 중에서도 액와동맥(axillary artery)의 뒤쪽이면서 견갑하근(subscapularis)의 앞쪽에 위치한다. 이후 액와신경은 소원근(teres minor)을 지배하는 후측종말가지(posterior terminal branch)와, 삼각근(deltoid)을 지배하는 전측종말가지(anterior terminal branch)로 나누어진다(그림 3.22).

운동 지배(Motor Supply)

액와신경은 다음의 근육들을 지배한다.

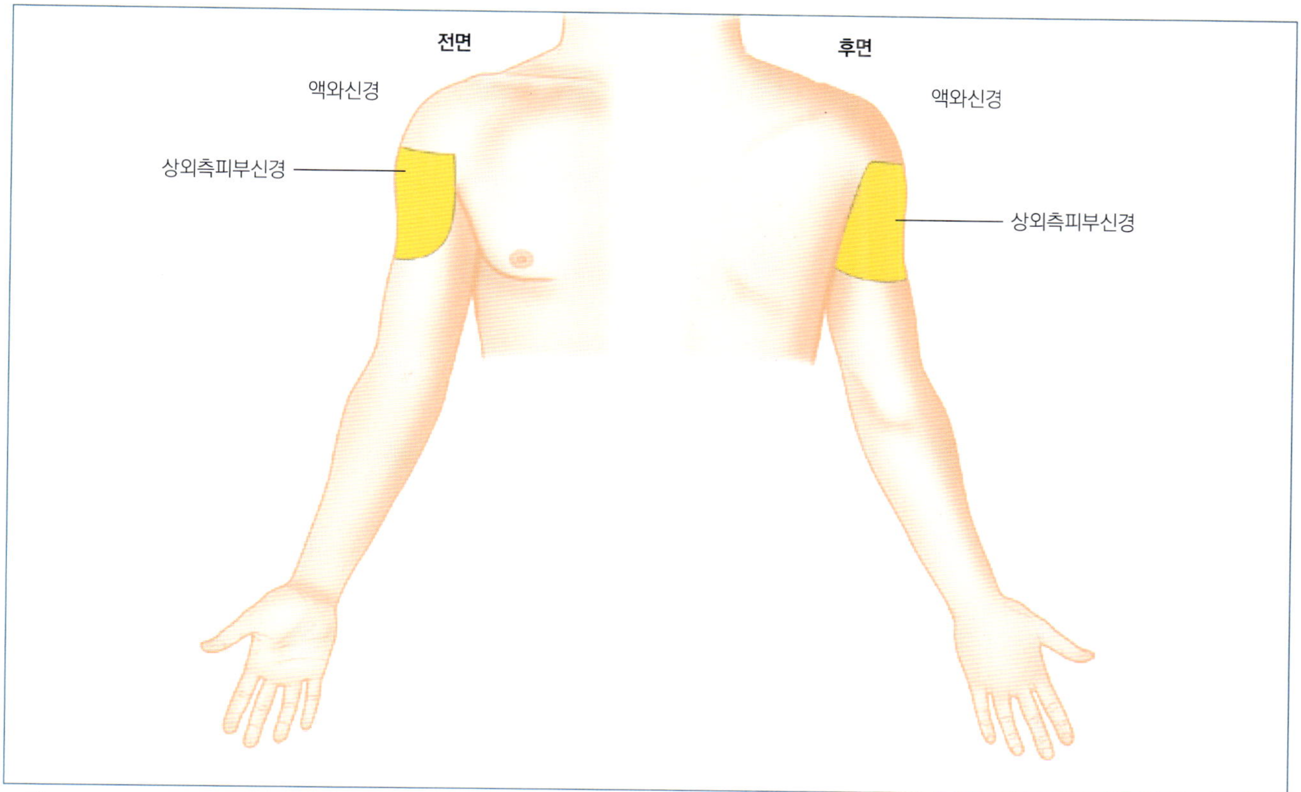

그림 3.23: 액와신경(axillary nerve)의 감각 기능

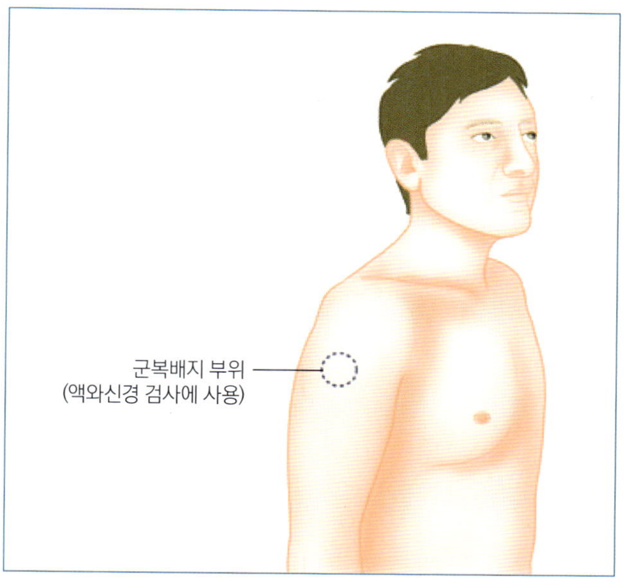

그림 3.24: 액와신경의 '군복배지(regimental badge)' 부위

액와신경에 대한 검사

- 삼각근(deltoid)
- 소원근(teres minor)

감각 지배(Sensory Supply)

액와신경의 감각 지배는 후측종말가지(posterior terminal branch)를 통해 이루어지며, 삼각근 아래쪽 피부 부위를 지배한다(그림 3.23). 이곳은 군복배지(regimental badge)라고도 하는 작은 구역으로, 군복의 위팔 부위에 계급장이나 배지가 부착되는 부위이기 때문에 이렇게 불린다(그림 3.24).

액와신경의 손상은 일반적으로 관절와상완관절(glenohumeral joint)의 탈구나 상완골의 외과목(surgical neck)의 골절에 의해 발생하며, 이로 인해 삼각근과 소원근의 위축이 동반된 경우 견봉돌기(acromion process)와 상완골의 대결절(greater tubercle)이 육안상으로 보이고 쉽게 촉진될 수 있다. 어깨의 외전력이 약해지며, '군복배지' 부위에 감각 소실이 나타난다.

4

요천신경총(Lumbosacral Plexus)

요천신경총에 대해 설명을 하려면, 요부신경총(lumbar plexus)과 천부신경총(sacral plexus)을 따로 설명하는 것이 이치에 맞는다. 이렇게 하는 것이 요추와 천추 부위의 신경을 배우는 데 있어 아주 좋은 방법이라고 생각한다.

■ 요부신경총(Lumbar Plexus)

요부신경총(그림 4.1)은 요천신경총의 위쪽 부분으로, 하나의 늑하신경(T12)과 요추 위쪽의 네 개의 신경(L1-4)으로 이루어져 있다.

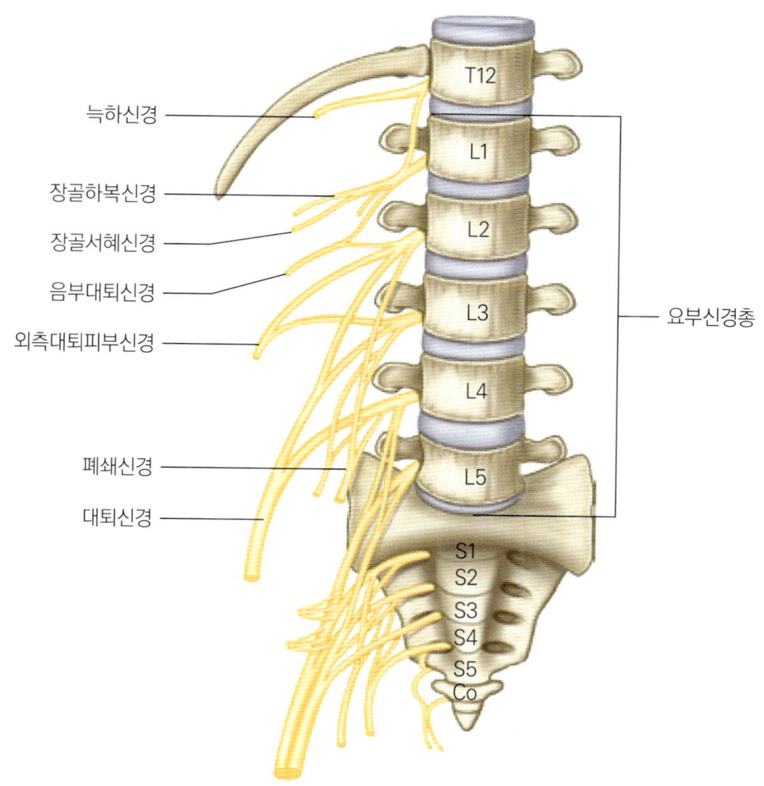

그림 4.1: 요부신경총(lumbar plexus)의 해부

요부신경총에서 나오는 가지들은 다음과 같다.

- 장골서혜신경(ilioinguinal nerve)과 장골하복신경(iliohypogastric nerve)
- 음부대퇴신경(genitofemoral nerve)
- 외측대퇴피부신경(lateral femoral cutaneous nerve)
- 대퇴신경(femoral nerve)
- 폐쇄신경(obturator nerve)

장골서혜신경(Ilioinguinal Nerve)과 장골하복신경(Iliohypogastric Nerve)

첫 번째 요추 신경인 L1은 장골서혜신경과 장골하복신경을 형성하는데(그림 4.2), 이 둘은 내복사근(internal oblique)과 복횡근(transversus abdominis)의 공동 건(conjoint tendon)을 지배한다.

장골서혜신경은 감각지배의 관점에서 보면 성기의 뿌리 부분과, 남성의 경우 고환의 윗부분, 여성의 경우 대음순과 소음순의 피부를 담당한다.

장골하복신경은 기본적으로 치골 부위와 엉덩이 외측 부위의 피부를 지배한다. 구체적으로는 외측피부분지(lateral cutaneous branch)와 전측피부분지(anterior cutaneous branch)로 나뉘는데, 외측피부분지는 엉덩이 부위의 피부를 담당하고 전측피부분지는 하복부위(hypogastric region)라고도 불리는 치골 부위를 담당한다.

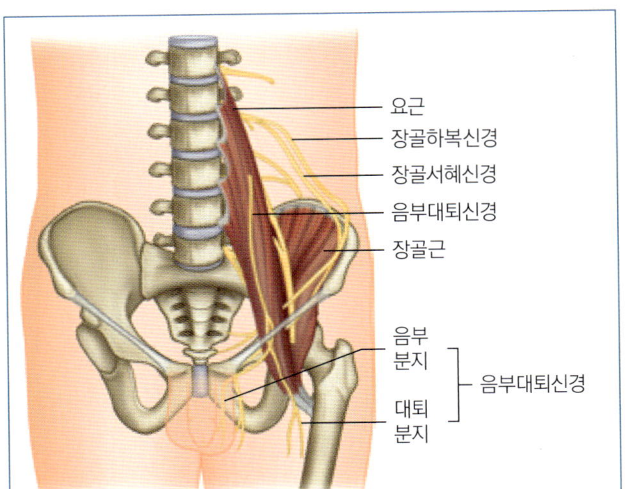

그림 4.2: 장골서혜신경(ilioinguinal nerve)과 장골하복신경(iliohypogastric nerve)의 해부

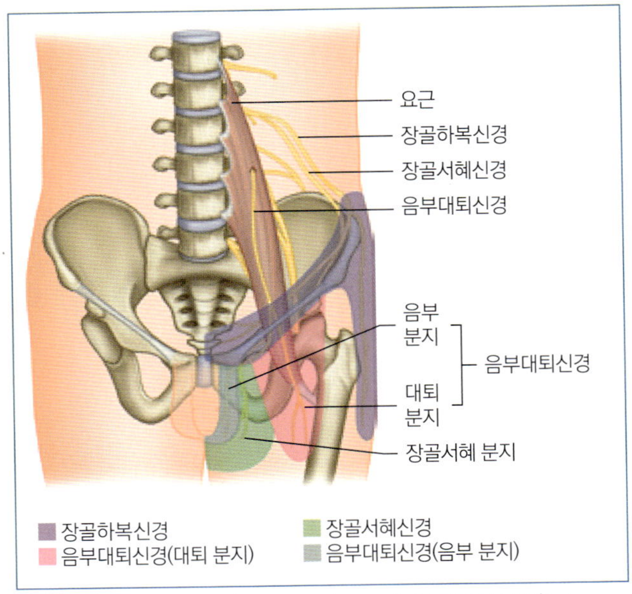

그림 4.3: 장골서혜신경(ilioinguinal nerve), 장골하복신경(iliohypogastric nerve), 음부대퇴신경(genitofemoral nerve)의 감각 지배

음부대퇴신경(Genitofemoral Nerve)

음부대퇴신경은 L1과 L2에 의해 만들어지며, 장요근(psoas major)을 뚫고 지난 후 음부분지(genital branch)와 대퇴분지(femoral branch)로 나누어진다(그림 4.3). 음부분지는 심서혜륜(deep inguinal ring)으로 들어가, 남자의 경우 고환 부위의 피부와 고환거근(cremaster)을 지배하고, 여자의 경우 치골과 대음순 부위의 피부를 지배한다. 대퇴분지는 허벅지의 위, 앞, 안쪽 부위의 피부를 지배한다.

남성에게만 존재하는 고환거근 반사(cremasteric reflex)에 대해 간단히 알아보자(그림 4.4).

고환거근 반사는 허벅지 내측을 가볍게 문지를 때 발생하는데, 정상 반응은 고환거근이 즉각적으로 수축하여 동측의 고환이 올라가는 것이다. 이는 하복신경(ilioinguinal nerve)의 감각 부분의 활성화가 음부대퇴신경의 운동 공

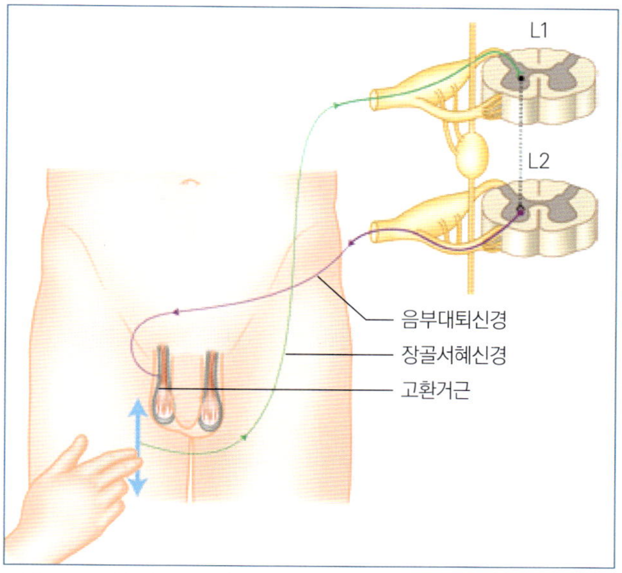

그림 4.4: 고환거근 반사(cremasteric reflex)

급을 유도하여, 고환거근이 수축됨으로써 일어난다.

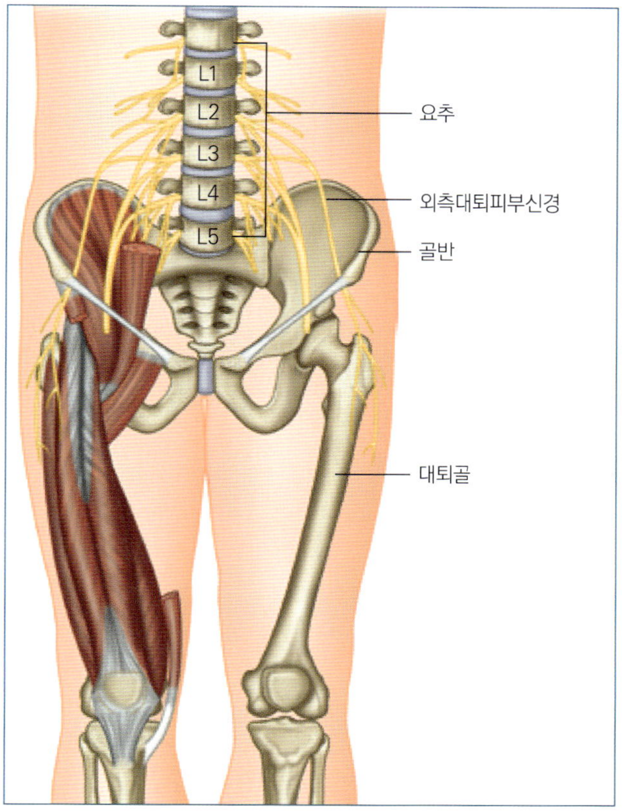

그림 4.5: 외측대퇴피부신경(lateral femoral cutaneous nerve)의 해부

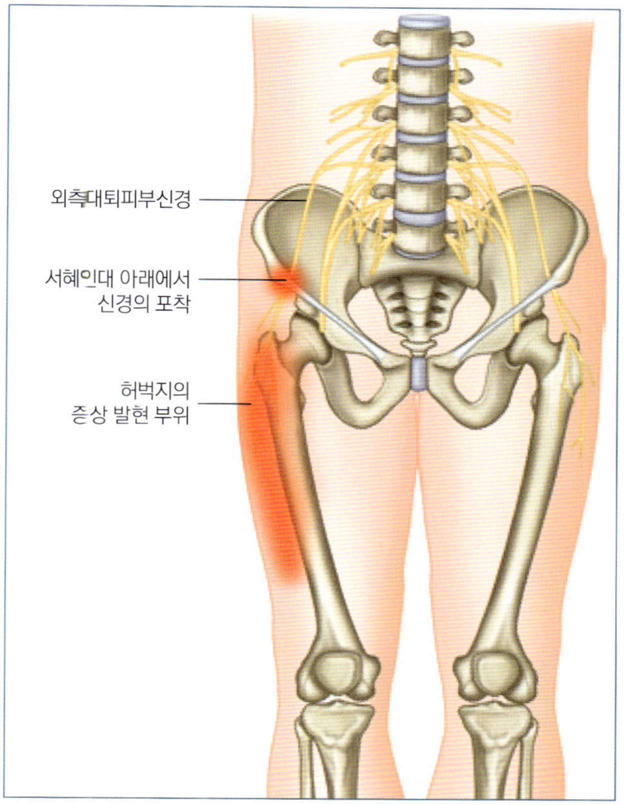

그림 4.6: 지각이상성 대퇴신경통(meralgia paresthetica)과, 외측대퇴피부신경이 압박되는 서혜인대(inguinal ligament) 부위

외측대퇴피부신경(Lateral Femoral Cutaneous Nerve, LFCN)

외측대퇴피부신경(그림 4.5)은 L2-3에서 나와, 장골근(iliacus) 앞을 지나고 서혜인대(inguinal ligament) 밑으로 지나간다. 이어서 봉공근(sartorius) 부근을 지나 허벅지 전외측의 피부를 지배한다.

의학용어로 지각이상성 대퇴신경통(meralgia paresthetica)이라고 하는 것이 있는데, 외측대퇴피부신경의 압박과 관련이 있다(외측대퇴피부신경은 서혜인대를 통과하는데, 이곳에서 이 신경이 손상되어 지각이상성 대퇴신경통을 일으키는 것으로 알려져 있다). 이 질환은 체중이 갑자기 늘어나 속옷이 꽉 끼게 된 사람에게서 잘 발생한다. 임산부에게도 발생할 수 있는데, 태아가 자라면서 산모 복부의 크기가 커지고, 이로 인해 서혜인대의 바깥쪽 아래, 즉 전상장골극(ASIS) 부근을 지나는 이 신경에 압박이 가해지기 때문이다(그림 4.6). 이 질환은 스키니팬츠증후군(skinny pants

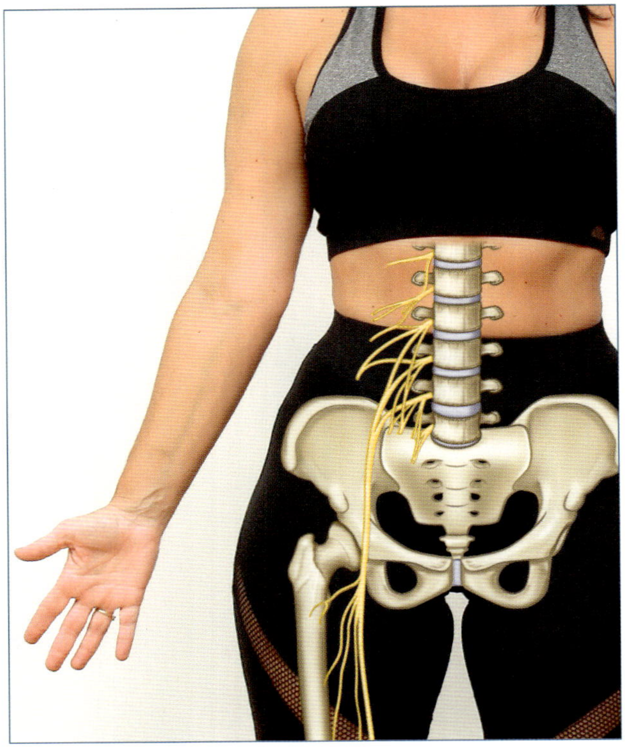

그림 4.7: 대퇴신경(femoral nerve)의 주행경로

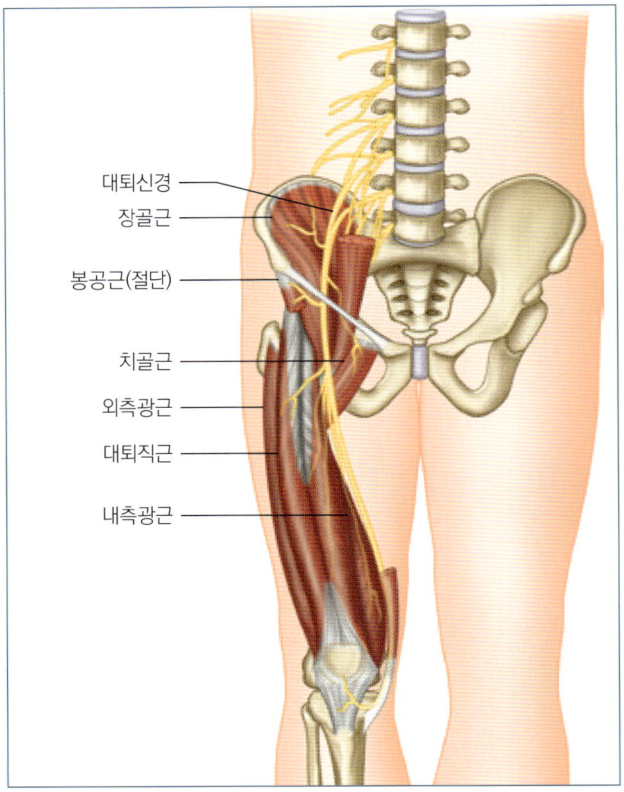

그림 4.8: 대퇴신경(femoral nerve)의 운동신경 주행경로

syndrome)이라고도 불리는데, 꽉 끼는 청바지를 입는 청소년 때문에 이름 붙여진 것이다.

대퇴신경(Femoral Nerve)

대퇴신경(그림 4.7)은 요부신경총의 가장 큰 분지로, 대퇴 쪽에 위치해 있는 것이지, 일부 서적에서 말하듯 하퇴 쪽에 분포하는 것은 아니다. 대퇴신경은 L2-4 신경의 복측(ventral) 가지의 배측(dorsal) 부분에서 기시한다.

대퇴신경은 대퇴부에서 anterior division과 posterior division으로 나누어져 다음의 근육들을 지배하고(그림 4.8), 이후에는 대퇴의 전측과 내측을 따라 더 작은 가지들로 나누어진다.

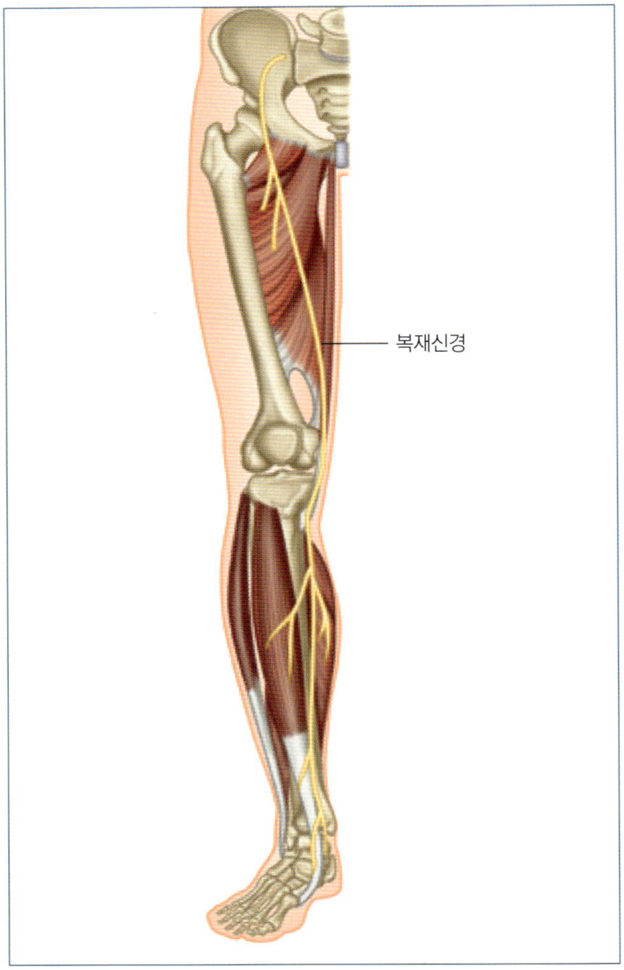

그림 4.9: 복재신경(saphenous nerve)의 하퇴 부위로의 신경지배

anterior division은 다음의 근육들을 지배한다.

- 장골근(iliacus)
- 봉공근(sartorius)
- 치골근(pectineus)

posterior division은 다음의 근육들을 지배한다.

- 대퇴직근(rectus femoris)
- 외측광근(vastus lateralis)
- 내측광근(vastus medialis)
- 중간광근(vastus intermedius)

대퇴신경의 피부 분지에는 두 가지가 있다. 하나는 전측대퇴피부가지(anterior femoral cutaneous branch)라고 하는 것으로 허벅지 앞쪽을 지배하고, 다른 하나는 복재신경(saphenous nerve)이다. 복재신경은 대퇴신경의 가장 긴 감각 가지로, 하퇴와 발의 안쪽 부분에 감각을 공급한다 (그림 4.9). 복재신경은 임상적으로 중요한데, 회귀 복재정맥(returning saphenous vein)과 비슷한 경로로 주행하기 때문에 심장의 관상동맥 우회술(bypass surgery)을 위해 복재정맥을 절단할 때 함께 손상받는 경우가 흔하다. 복재신경은 또한 무릎 수술 중에도 손상될 수 있다.

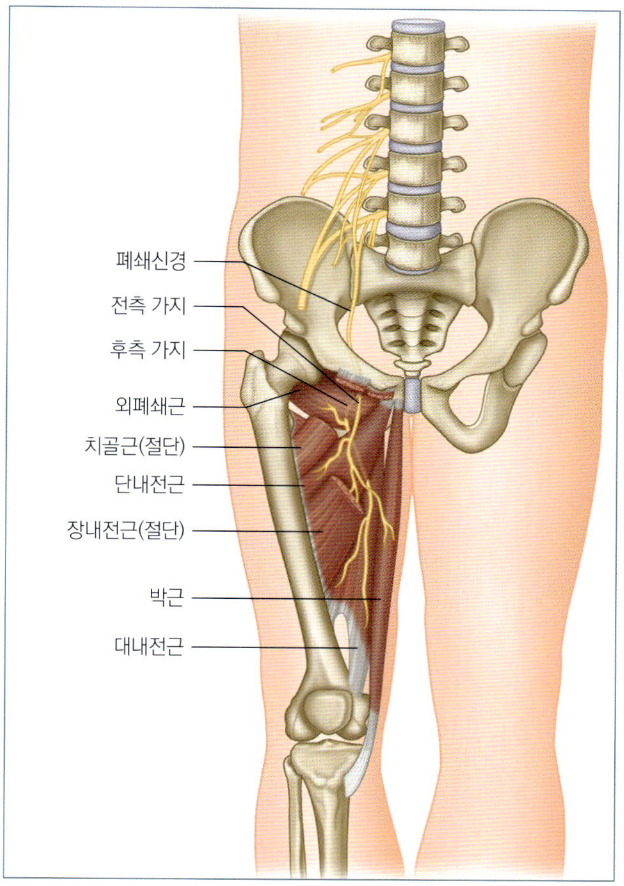

그림 4.10: 폐쇄신경(obturator nerve)의 운동신경 주행경로

폐쇄신경(Obturator Nerve)

폐쇄신경(그림 4.10)은 요부신경총의 L2-4 신경의 복측(ventral) 가지에서 기원하며 폐쇄공(obturator foramen)을 통과한다. 폐쇄신경은 다음의 근육들을 지배한다.

- 외폐쇄근(obturator externus)
- 치골근(pectineus) (사람마다 다름)
- 단내전근(adductor brevis)
- 대내전근(adductor magnus)의 절반
- 장내전근(adductor longus)
- 박근(gracilis)

폐쇄신경은 그 이름이 무색하게, 내폐쇄근(obturator internus)을 지배하지는 않는다. 내폐쇄근은 좌골신경의 가지인, L5-S2로 이루어지는 내폐쇄신경(obturator internus nerve)에 의해 지배된다.

폐쇄신경의 피부 공급은 허벅지 내측 부위에 이루어진다.

케이스 스터디 4.1

환자를 볼 때 아주 재밌는 상황 중 하나는, 무릎 통증으로 클리닉에 내원했는데 증상 악화 없이 갖가지 운동을 다 할 수 있다고 말하는 경우이다. 일반적으로는 무릎에 통증이 있다면 무릎을 굽히고 펴는 움직임(스쿼트, 런지, 계단 오르내리기 등)에 의해 불편함이 유발되어야 한다. 만약 그렇지 않다면 이 경우 무릎의 통증은 하나의 증상일 뿐이지 무릎이 실질적인 원인은 아닌 것이다. 다음의 환자가 딱 그랬다. 내 친구 하나가 우측 무릎이 수 주 넘게 계속해서 아프다고

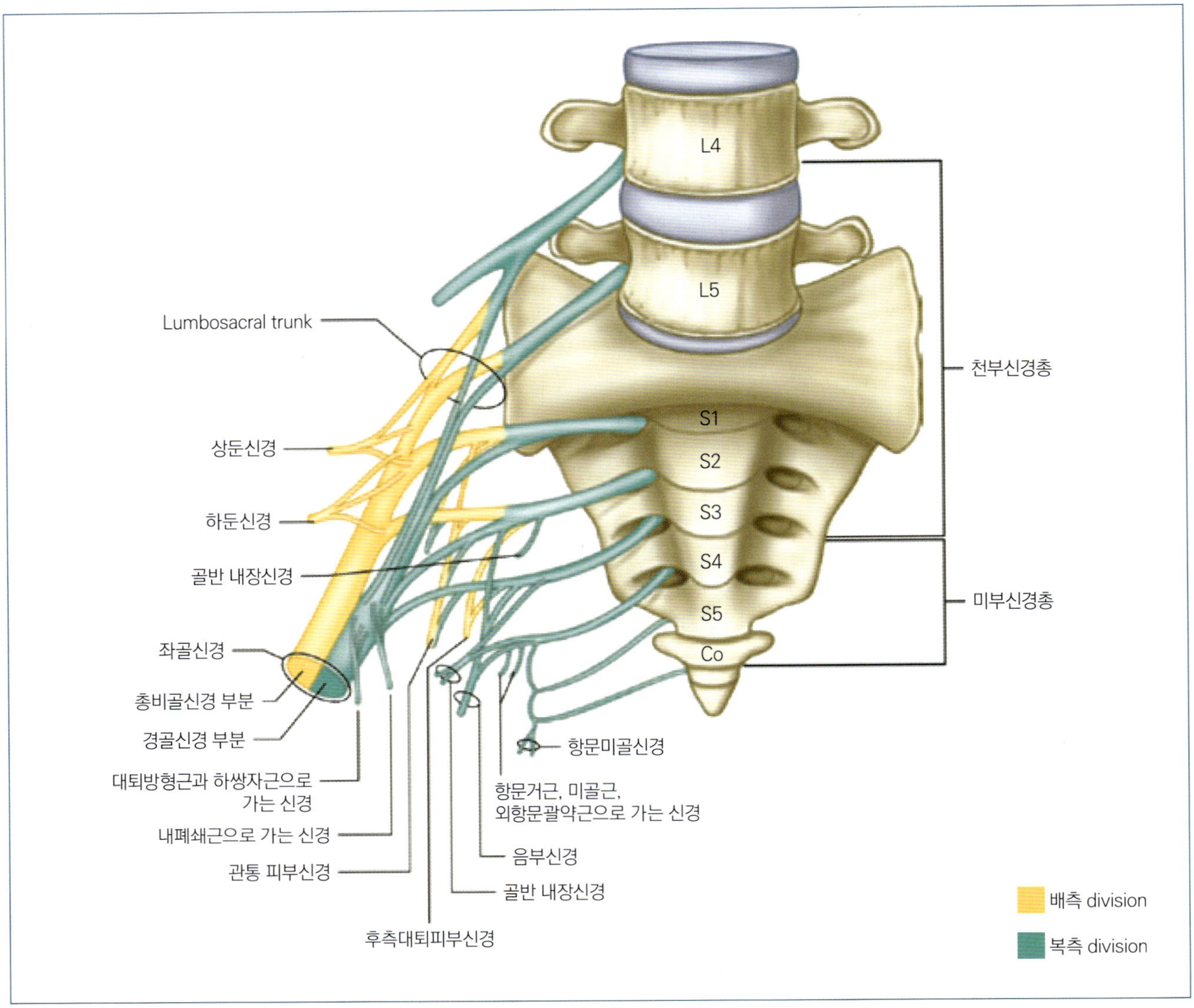

그림 4.11: 천부신경총(sacral plexus)의 해부

호소했는데, 어떤 움직임에서 통증이 악화되는지를 정확하게 얘기하지 못했다. 그 친구는 그저 "아무것도 안 해도 항상 아프다"고 할 뿐이었다.

그를 평가하기 위해 나는 내가 사용하는 전형적인 무릎 검사 과정을 다 시행해 보았으나, 어떠한 움직임도 그 증상을 악화시키지 않았다. 다음으로 나는 그의 고관절을 평가해 보기로 했다. 그 결과 우측 고관절이 좌측 고관절보다 약간 뻣뻣하다는 것 외에는 어떤 문제도 발견되지 않았다. 이번에는 그의 요추를 조사했고, 3-4번 요추 사이의 움직임이 그 위아래 레벨에 비해 제한되어 있음을 발견했다. 나는 이 부위를 가동시켰고 척추 주변 근육에 대한 연부조직 기법을 적용했으며 마지막에는 L3-4 부위를 교정했다. 솔직히 말하면 처음에는 증상에 별 차도가 없었고 그는 전과 동일하게 무릎 통증을 호소했다. 그러나 연부조직 기법과 고관절 가동기법, 척추교정기법을 복합적으로 시행하면서 환자는 서서히 반응하기 시작했고, 대략 4-6회의 치료 후에 마침내 무릎 통증이 사라졌다.

■ 천부신경총(Sacral Plexus)

천부신경총(그림 4.11)은 요천신경총의 아랫부분에 해당하

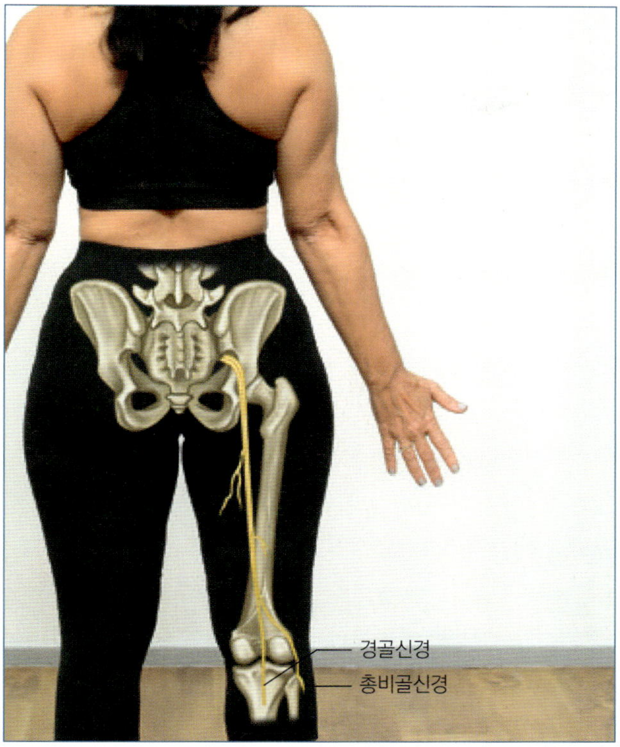

그림 4.12: 좌골신경(sciatic nerve)의 주행경로

며, 골반의 일부, 허벅지 뒤쪽, 하퇴의 대부분, 발 전체에 운동과 감각 공급을 하는 신경들의 네트워크라고 보면 된다. 천부신경총은 L4, L5, S1, S2, S3, S4 척수신경의 앞쪽 가지(anterior rami)로부터 만들어지고, 이들은 다시금 앞쪽 가지(anterior branch)와 뒤쪽 가지(posterior branch)로 나뉜다. 앞쪽 가지는 하지의 굴곡근(flexor)을 공급하고 뒤쪽 가지는 신전근(extensor)과 외전근(abductor)을 공급한다.

천부신경총으로 들어가는 모든 신경근(nerve root)은 앞쪽과 뒤쪽 부분(division)으로 나누어진다. 이 부분들에서 나오는 신경들은 다음과 같다.

- 좌골신경(sciatic nerve)
- 경골신경(tibial nerve): L4-S3
- 총비골신경(common fibular nerve): L4-S2
- 상둔신경(superior gluteal nerve): L4-S1
- 하둔신경(inferior gluteal nerve): L5-S2

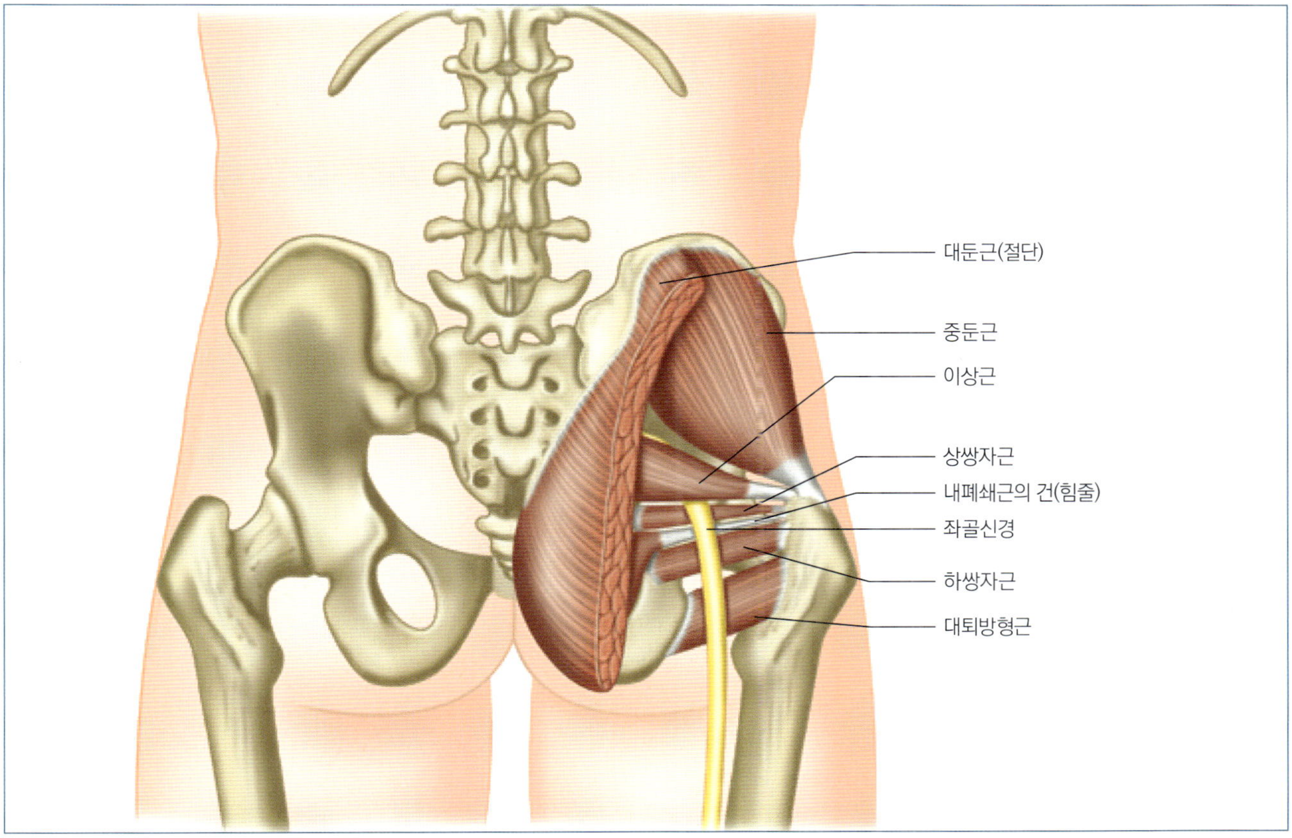

그림 4.13: 좌골신경(sciatic nerve)과 이상근(piriformis)의 관계

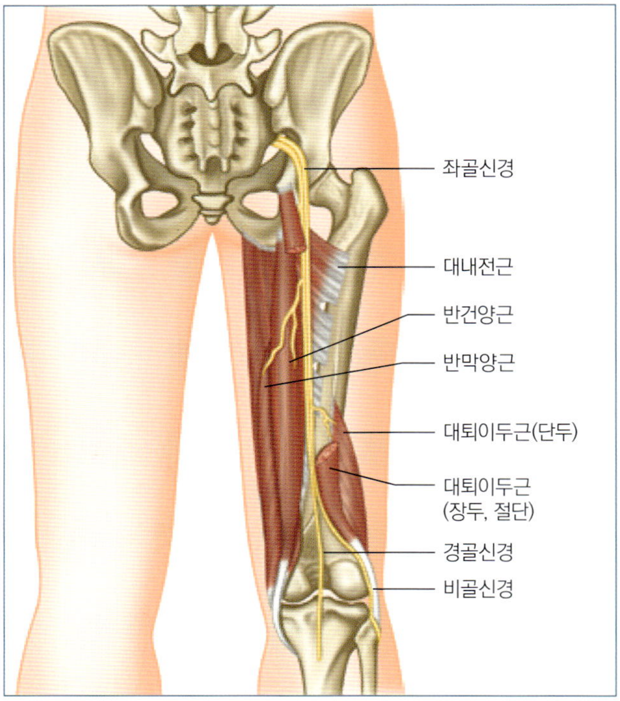

그림 4.14: 좌골신경(sciatic nerve)의 운동신경 주행경로

- 후측대퇴피부신경(posterior femoral cutaneous nerve): S1-S3
- 음부신경(pudendal nerve): S2-S4
- 대퇴방형근(quadratus femoris)과 하쌍자근(gemellus inferior)으로 가는 신경: L4-S1
- 내폐쇄근(obturator internus)과 상쌍자근(gemellus superior)으로 가는 신경: L5-S2
- 이상근(piriformis)으로 가는 신경: S1-S2

좌골신경(Sciatic Nerve)

좌골신경(그림 4.12)은 인체에서 가장 길고 두꺼운 신경이다. 좌골신경은 L4, L5, S1, S2, S3의 앞쪽 주요 가지의 상부 천부신경총으로부터 형성된다. 좌골신경은 대좌골공(greater sciatic foramen)을 지나 일반적으로는 이상근의 심부로 지나간다(그림 4.13).

좌골신경은 다음의 근육들을 지배한다(그림 4.14).

- 대퇴이두근(biceps femoris)
- 반막양근(semimembranosus)
- 반건양근(semitendinosus)
- 대내전근(adductor magnus)의 절반

좌골신경 손상은 감각 변화, 저림, 위약, 통증 등을 일으킬 수 있다. 손상의 원인과 위치에 따라 통증은 경미한 정도에서 심한 정도까지 다양하게 발생할 수 있다. 좌골신경의 문제는 일반적으로 척추의 L5나 S1 레벨에서 발생하고, 한쪽에서만 발생한다. 통증은 발끝까지 내려가 정상 움직임을 저해할 수도 있는데, 회복될수록 연관통은 사라지거나 몸통 가운데 부분으로 줄어든다. 치료사의 치료에 반응하지 않는 만성 통증은, 특히 원인이 명확하게 밝혀지지 않은 경우에는 의사나 일차 진료 의료팀에게 보내는 것이 현명하다.

좌골신경은 대략 대퇴의 중간 부분에서 경골신경(tibial

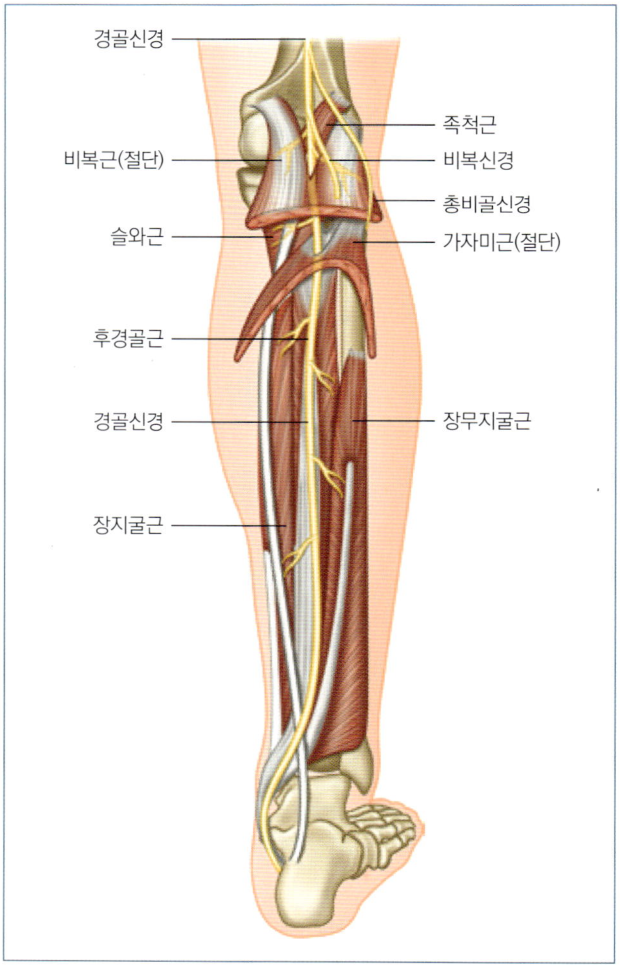

그림 4.15: 경골신경(tibial nerve)의 운동신경 주행경로

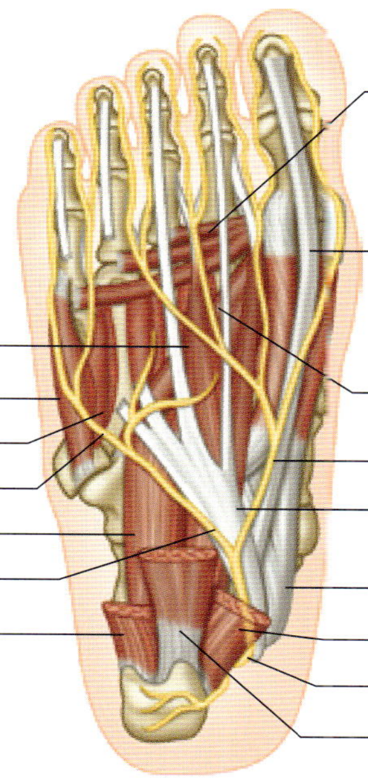

그림 4.16: 내측족저신경(medial plantar nerve)과 외측족저신경(lateral plantar nerve)의 운동신경 주행경로

nerve)과 총비골신경(common fibular nerve = common peroneal nerve)으로 나누어진다.

경골신경(Tibial Nerve)

경골신경(그림 4.15)과 총비골신경은 모두 좌골신경의 주요 가지로, 슬와(popliteal fossa)의 위쪽에서 갈라진다. 경골신경은 다음과 같은 하퇴 뒤쪽의 근육들을 지배한다.

- 비복근(gastrocnemius)
- 가자미근(soleus)
- 족척근(=장딴지빗근, plantaris)
- 슬와근(popliteus)
- 후경골근(tibialis posterior)
- 장지굴근(flexor digitorum longus)
- 장무지굴근(flexor hallucis longus)

경골신경의 아래쪽 가지 중 하나는 내측족저신경(medial plantar nerve)이 되며, 발로 내려가 다음의 근육들을 지배한다(그림 4.16).

- 무지외전근(abductor hallucis)
- 단지굴근(flexor digitorum brevis)
- 단무지굴근(flexor hallucis brevis)
- 충양근(lumbrical) 중 첫 번째 것

아래쪽 가지 중 다른 하나는 외측족저신경(lateral plantar nerve)이 되어 다음의 근육들을 지배한다.

- 소지외전근(abductor digiti minimi)
- 족저방형근(quadratus plantae)
- 무지내전근(adductor hallucis)
- 단소지굴근(flexor digiti minimi brevis)
- 족저골간근(plantar interossei)
- 족배골간근(dorsal interossei)
- 충양근(lumbrical) 중 외측 세 개

총비골신경(Common Fibular Nerve)

총비골신경은 L4-5와 S1-2의 배측(dorsal) 가지에서 나와, 좌골신경으로부터 갈라져 내려온다. 총비골신경은 천비골신경(superficial fibular nerve)과 심비골신경(deep fibular nerve)으로 나누어진다(그림 4.17).

천비골신경(superficial fibular nerve)은 다음의 근육들을 지배한다.

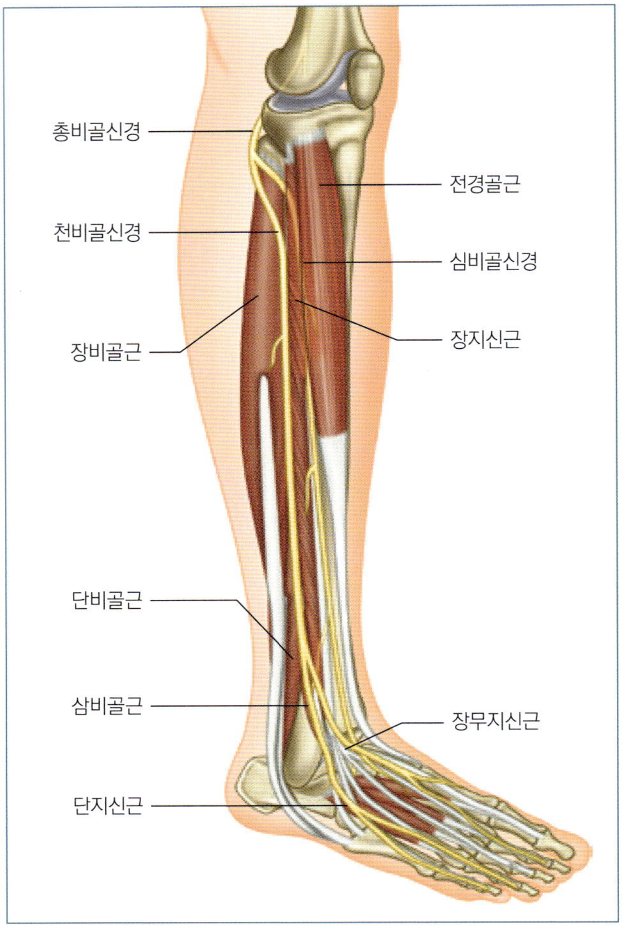

그림 4.17: 총비골신경(common fibular nerve)의 운동신경 주행 경로

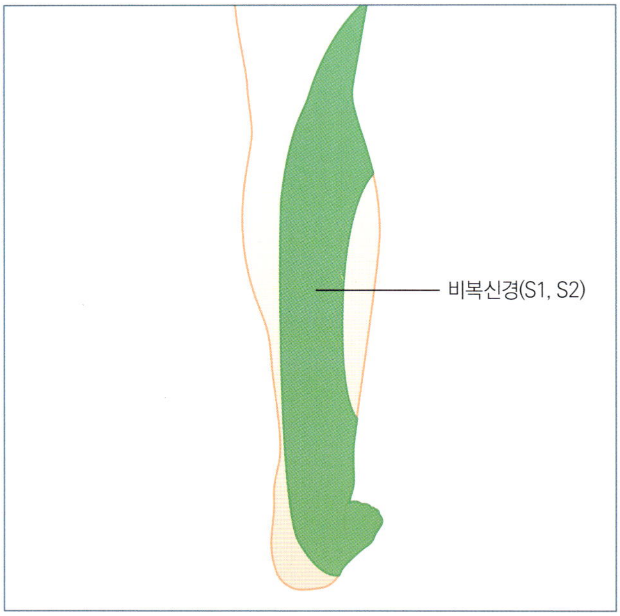

그림 4.18: 비복신경(sural nerve)의 신경지배

- 장비골근(fibularis longus)
- 단비골근(fibularis brevis)

심비골신경(deep fibular nerve)은 다음의 근육들을 지배한다.

- 전경골근(tibialis anterior)
- 장지신근(extensor digitorum longus, EDL)
- 삼비골근(fibularis tertius)
- 장무지신근(extensor hallucis longus, EHL)
- 단무지신근(extensor hallucis brevis)
- 단지신근(extensor digitorum brevis)

비복신경(Sural Nerve)

경골신경의 감각 분지 중에 내측피부신경(medial cutaneous nerve)이 있고, 총비골신경의 감각 분지 중에 외측비복피부신경(lateral sural cutaneous nerve)이 있다. 이 두 신경은 함께 비복신경(라틴어로 sura는 다리의 종아리를 뜻함)을 형성하는데, 이 신경은 종아리 부위에 위치하여 발과 발목 바깥쪽에 피부 감각을 공급한다(그림 4.18).

케이스 스터디 4.2

한 50세 남성에 대한 흥미로운 케이스를 소개하고자 한다. 그는 어느 날 나에게 전화를 걸어, 좌측 엄지발가락을 들어 올릴 수 없고, 좌측 발목에도 위약이 느껴져 완전하게 들어 올릴(dorsiflex) 수 없다고 말했다. 그는 '족하수(drop foot)'라고 들었다고 했고(족하수에 대해서는 10장을 참고), 의사들은 이 문제가 하부요추의 디스크가 L5 신경근을 누르고 있기 때문일 것이라고 진단했다. 그러나 그 환자는, 허리가 아픈 적은 전혀 없었기 때문에 허리 문제는 아닐 거라고 단언했다.

전화 통화에서 그는 좌측 무릎 아래쪽이 좀 이상하다고 했는데, 좀 애매한 면이 있어 나는 대면 진찰을 통해 좀 더 자세히 알아보기로 했다. 환자는 허리 MRI를 찍을 예정이었기 때문에, 나는 일단 그 결과를 기다려보자고 했다. 검사결과상 그의 족하수 증상을 설명할 어떠한 문제도 발견되지 않았다. 의사들은 당황해했고, 족하수의 원인에 대해 다른 어떠한 것도 제시하지 못했다.

내가 그를 만나 검진해 보았더니, 요추에는 아무런 문제도 발견되지 않았다. 게다가 L4, L5, S1의 반사는 모두 정상이었다(5장 중 '반사 해머 테크닉' 부분 참조). 이번에는 환자에게 엄지발가락을 들어 올려보라고 했는데 움직임이 전혀 관찰되지 않았다. 발목의 경우 매우 약하긴 했지만 약간은 들어 올릴 수 있었다. 그 다음으로는 근위부 경비관절(proximal tibiofibular joint)을 조사해 보았는데, 총비골신경이 비골두(fibular head) 근처를 지나기 때문이었다. 반대쪽에 비해 매우 뻣뻣했다. 그래서 이 관절에 대한 가동술, 그리고 비골근군(fibulares)과 전경골근(tibialis anterior)에 대한 연부조직 기법을 통해 치료해 보기로 하였다. 이 치료로 정확히 어떤 결과를 얻을 수 있을지는 몰랐으나, 며칠 뒤 환자가 내게 이메일을 보내 말하길, 엄지발가락에 약간 움찔거리는 정도의 움직임이 생겼다고 했다. 나는 비골두와 그 부근의 근육에 대해 치료를 지속했다. 몇 주 뒤 환자에게 어느 정도 호전이 있었으나 그 이후 전혀 나아지는 게 없다고 판단되어 치료를 중단하였다.

내 권유로 환자는 두 번째 MRI 검사를 시행했다. 이번에는 허리가 아닌 하퇴 쪽, 특히 비골두와 그 주변 근육 구획들 쪽으로 촬영했다. 그 결과 이전에 한 번도 접하지 못했던 소견이 나왔다. 대략 길이 8 cm에 폭이 2 cm나 되는 낭종(cyst)이 발견되었던 것이다. 낭종 안의 액체는 근위부 경비관절의 활막액(synovial fluid, 윤활액)으로부터 조금씩 새어나와 형성된 것으로 추정되었다. MRI상 심비골신경(deep fibular nerve)이 그 낭종에 의해 둘러싸여 있었는데, 이 환자에게 어떻게 하여 족하수가 나타난 것인지를 완벽하게 설명해 주는 것이었다. 몇 주 뒤 환자는 낭종 제거 수술을 받았고, 그 결과 엄지발가락과 발목을 좀 더 움직일 수 있게 되었다. 그러나 수술 후 몇 달이 지나도 신경이 완전하게 회복되지는 않았는데, 개인적인 생각으로는 낭종에 의한 심비골신경의 압박이 오랜 시간 지속되었기 때문이라고 생각했다. 완전한 회복은 어려울 것으로 보였다. 그러나 다행히도 환자는 정확하게 진단을 받았고, 발목과 발 증상에 호전이 있었다는 사실만으로도 매우 기뻐했다.

상둔신경(Superior Gluteal Nerve)

상둔신경은 L4, L5, S1 신경근에서 비롯되고, 천부신경총을 지나 대좌골공을 통과하여, 이상근 옆을 지나 다음의 근육들을 지배한다.

- 대퇴근막장근(tensor fasciae latae, TFL)
- 중둔근(gluteus medius, Gmed)
- 소둔근(gluteus minimus, Gmin)

하둔신경(Inferior Gluteal Nerve)

하둔신경은 L5, S1, S2 신경근에서 시작되고, 대좌골공을 지나 이상근 밑으로 지나가 다음의 근육을 지배한다.

- 대둔근(gluteus maximus, Gmax)

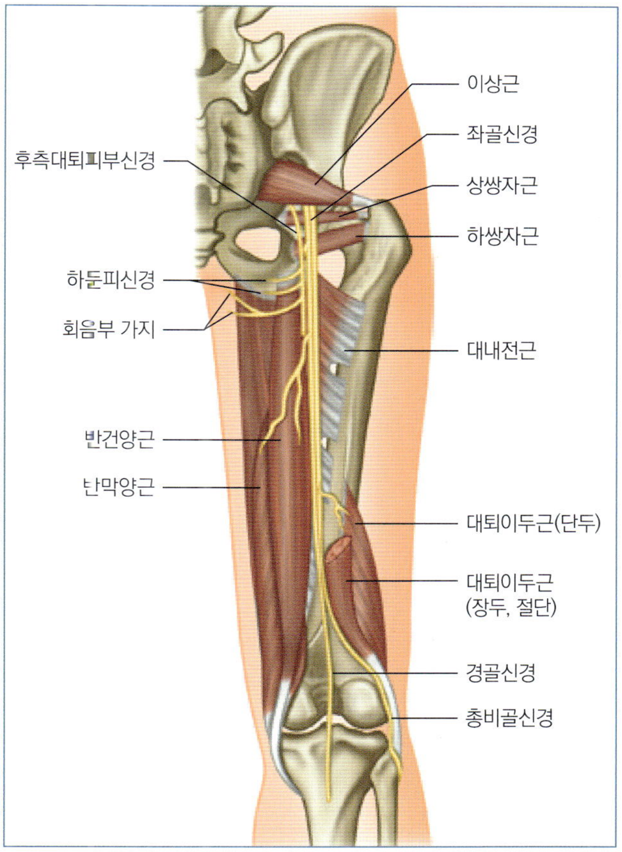

그림 4.19: 후측대퇴피부신경(posterior femoral cutaneous nerve)의 운동신경 주행경로

후측대퇴피부신경(Posterior Femoral Cutaneous Nerve)

후측대퇴피부신경(그림 4.19)은 S1-3에서 시작하여, 천부신경총으로 빠져나와 대좌골공을 통과하고, 이상근 아래를 지난다. 후측대퇴피부신경은 허벅지의 뒤쪽, 회음부, 엉덩이의 피부에 감각을 제공한다.

음부신경(Pudendal Nerve)

음부신경(그림 4.20)은 S2-4의 천부신경총에서 기시하여, 대좌골공의 아래쪽을 지나, 천극인대(sacrospinous ligament)를 가로지른 후, 소좌골공(lesser sciatic foramen)으로 들어간다. 음부신경은 이어서 음부신경관(pudendal canal)으로 들어가고, 하직장신경(inferior rectal nerve)으로 나누어진 후, 천회음신경(superficial perineal nerve)과 심회음신경(deep perineal nerve)으로 나누어진다.

음부신경은 회음과 항문 주변부 및 외음부(남성에서는 음경와 고환, 여성에서는 클리토리스와 대음순)의 피부에 감각을 제공한다. 운동 공급은 주로 골반저의 외항문괄약근(external anal sphincter), 외요도괄약근(external urethral sphincter), 항문거근(levator ani)에 이루어진다.

케이스 스터디 4.3

한 75세 남성이 스스로 판단한 고환의 문제로 클리닉에 방문하였는데, 증상은 이따금씩 발생한다고 하였다. 그는 병원에서 고환 부위에 초음파 검사를 받았지만 특별한 문제는 발견되지 않았고, 물리치료사한테 한번 가보라는 얘기를 듣고 클리닉에 방문한 것이었다. 처음에는 서혜부에 감각을 공급하는 장골서혜신경(ilioinguinal nerve)이나 음부대퇴신경(genitofemoral nerve)에 문제가 있는 것이 아닐까 하는 생각이 들었고, 이 신경들이 장요근 가까이에 위치한다는 사실이 떠올랐다. 그래서 장요근에 연부조직기법(soft-tissue technique)과 신장기법(lengthening technique)으로 치료를 시작하였고, 두 번의 내원 만에 증상이 가라앉았다. 나는 몇 번 더 이 남성을 치료하였으나, 마지막 즈음에는 증상의 명확한 감소가 없었다.

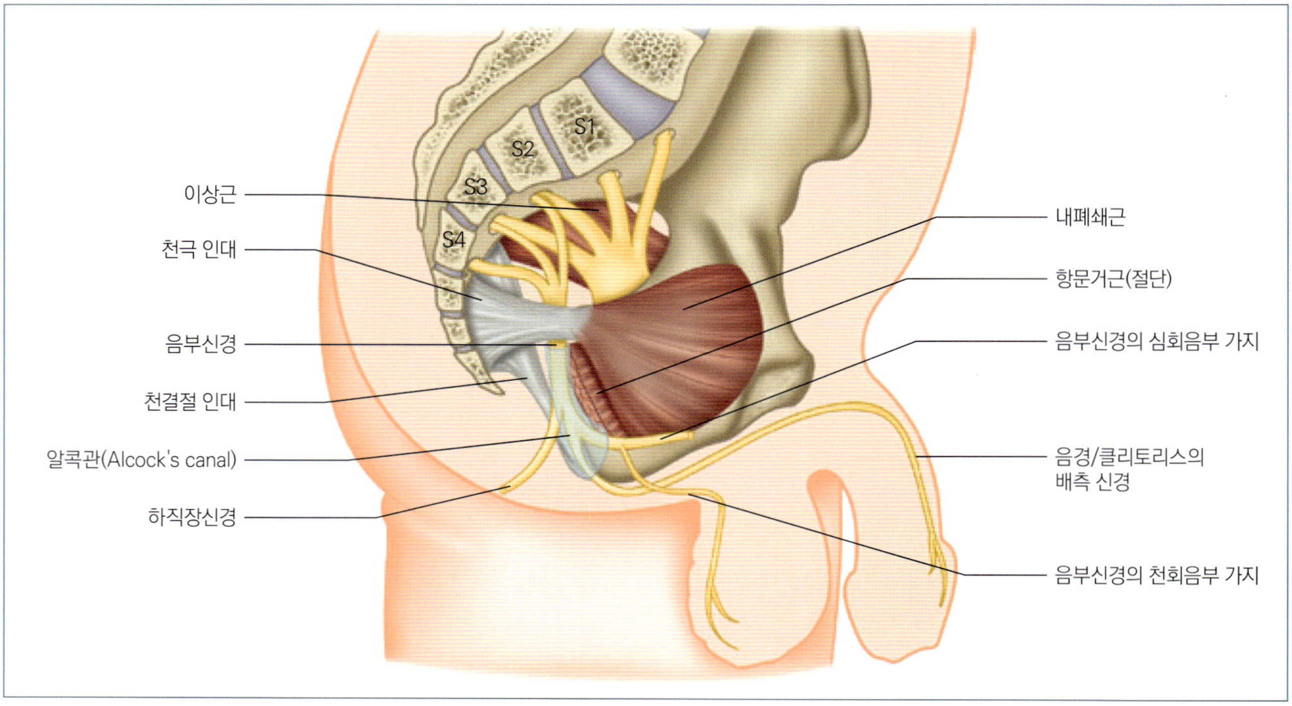

그림 4.20: 음부신경(pudendal nerve)과 그 분지들의 해부

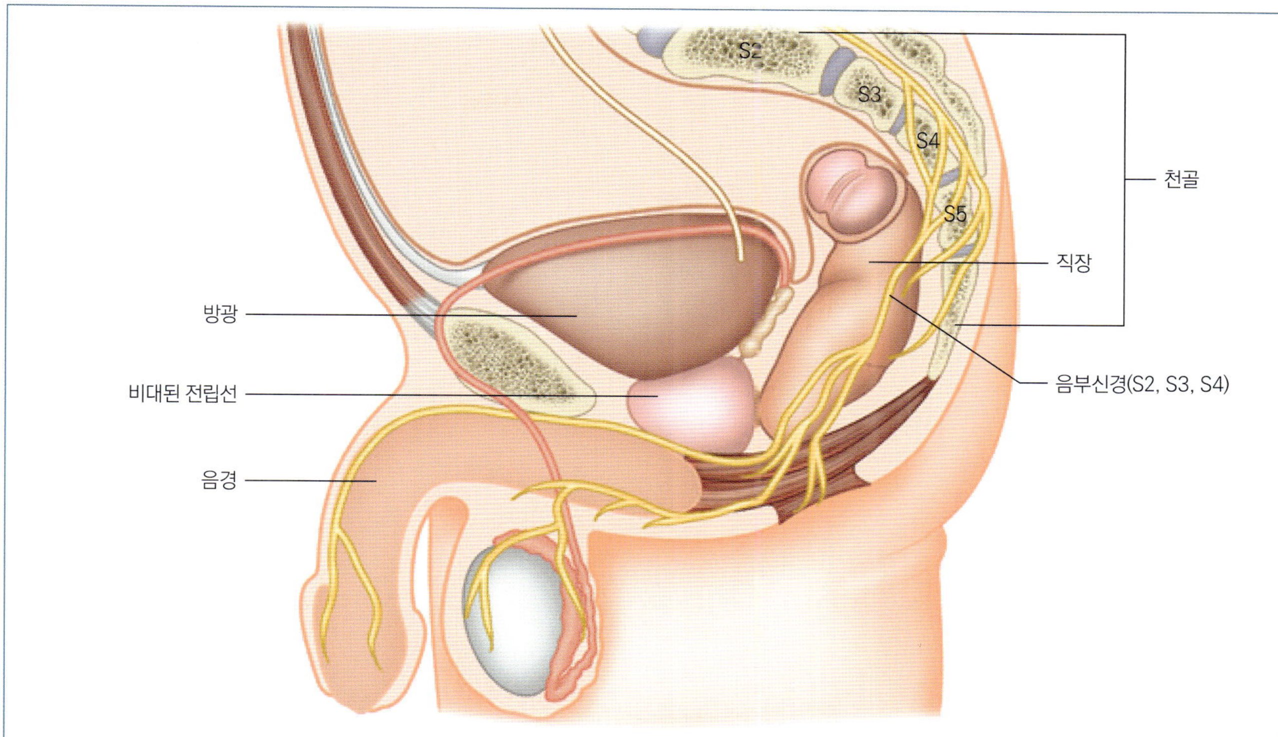

그림 4.21: 비대된 전립선은 주변의 신경을 압박할 수 있다.

환자는 이번에는 야간 빈뇨 등의 배뇨 문제, 발기지속불능 등 다른 문제들을 호소했다. 그래서 그의 주치의는 항문을 통해 전립선을 촉진했고 전립선의 경계가 불규칙함을 발견했다. 의사는 그의 전립선에 문제가 있는지를 정확히 확인하기 위해 혈액검사를 제안했다. 이 검사는 전립선특이항원검사(prostate specific antigen test, PSA test)라고 하는 것으로 혈액 중 PSA의 양을 측정하는 것이었다. PSA 수치가 4 ng/ml보다 낮아야 정상인데 이 남성의 경우 수치가 10 ng/ml로 정상보다 훨씬 높았다. 의사가 말하길, 이처럼 높은 PSA 수치는 전립선비대증 때문이거나 혹은 전립선암 때문일 수 있다고 했다.

내가 '케이스 스터디 4.3'을 얘기한 이유는 전립선과 관련 신경 간의 위치적 근접성 때문이다. 그림 4.21을 보면 전립선이 비대해질 경우 신경들이 눌려 환자의 생식기 부위에 증상이 나타날 수 있음을 알 수 있다.

그 환자는 결국 암으로 진단받았다. 몇 달 뒤 그는 전립선 절제술을 받았고, 이후 관련 증상은 모두 사라졌다.

천부신경총을 통해 공급받는 기타 근육들을 아래에 나열하였다.

- 대퇴방형근(quadratus femoris) (L4, L5)
- 하쌍자근(gemellus inferior) (L4, S1, S2)
- 내외폐쇄근(obturator internus and externus) (L5, S1, S2)
- 상쌍자근(gemellus superior) (L5, S1, S2)
- 이상근(piriformis) (L5, S1)

5

심부건반사(Deep Tendon Reflexes)

■ 반사 반응(Reflex Responses)

대부분의 사람들은 의사가 고무 해머로 환자의 무릎을 치는 것을 본 적이 있을 것이다. 이는 신경계를 검사하기 위해 매우 흔히 사용되는 방법으로, 이 반사를 유발하는 단순한 동작을 통해 중추신경계나 말초신경계의 병적 문제를 탐지해낼 수 있다.

의사가 무릎을 치는 것에 대해 정상 반응이 나오는 것을 무릎 반사(knee jerk)라고 한다. 이것은 심부건반사의 전형적인 예로, 반사 해머가 슬개골이나 슬개건을 쳐서 유발되는 불수의적 근육 반응이다. 무릎을 치면 신호는 구심성(afferent, 감각성sensory) 신경을 통해 척수로 보내지고, 연합신경세포(interneuron)에서 시냅스를 이루게 된다. 신호는 계속해서 원심성(efferent, 운동성motor) 신경을 통해 해당 근육으로 전해지고, 그 결과 수축과 반사 반응이 일어난다 (그림 5.1)

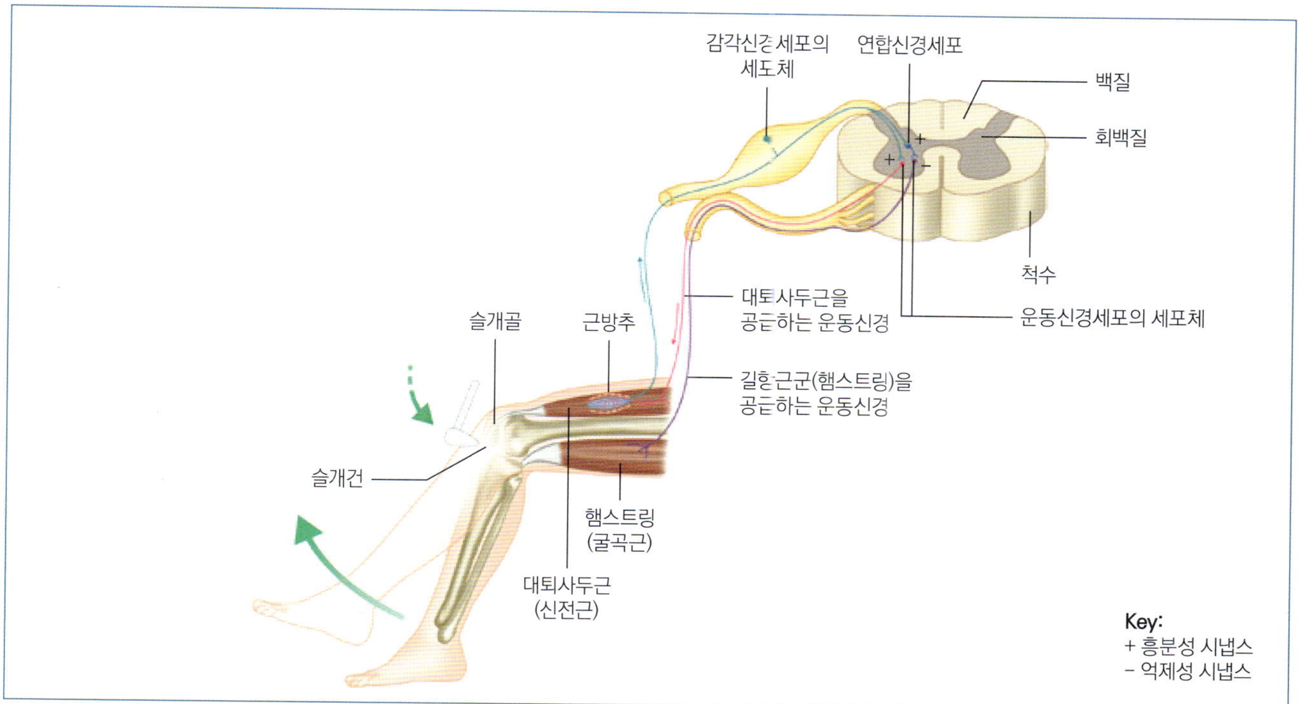

그림 5.1: 슬개건반사(patellar tendon reflex)의 작용 원리

반사 반응이 없다는 것은 척수(spinal cord)나 신경근(nerve root), 말초신경(peripheral nerve), 근육(muscle) 중 무언가가 손상되었다는 하나의 단서가 된다. 반사 반응이 비정상적이라면 감각신경이나 운동신경, 혹은 그 둘 모두의 손상 때문일 수 있다. 신경학적 문제가 어디에 있는지를 판단하기 위해 치료사는 환자 몸의 여러 곳에서 반사 반응을 검사하게 된다.

시중에서는 그림 5.2와 같이 다양한 형태의 반사 해머를 구매할 수 있다. 나는 개인적으로 그림에 나온 다섯 개의 해머 중 가장 오른쪽 것인, 퀸스퀘어(Queen Square)라고 하는 가장 큰 플라스틱 제품을 선호한다. 세모 모양의 고무로 된 해머는 특히 미국에서 가장 잘 알려진 것으로, 최초로 고안된 신경학적 반사 해머이다. 이것은 존 매디슨 테일러(John Madison Taylor)가 1888년에 디자인한 것으로, 테일러 반사 해머(Taylor reflex hammer) 또는 토마호크 반사 해머(Tomahawk reflex hammer)라고 불린다.

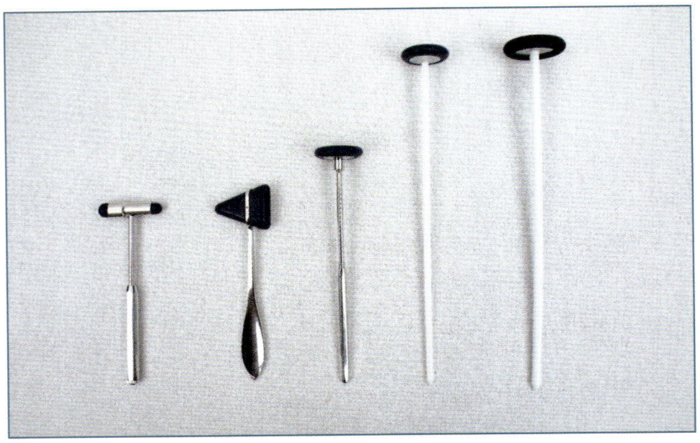

그림 5.2: 다양한 종류의 반사 해머(reflex hammer)

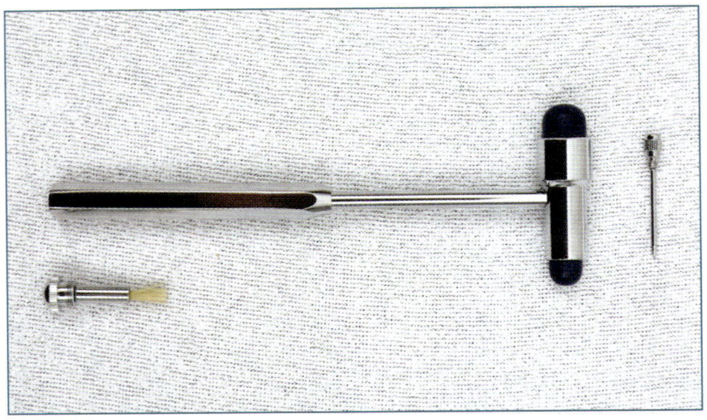

그림 5.3: 별도의 촉각 도구(날카로운 것과 부드러운 것)를 포함하고 있는 반사 해머 제품

많은 치료사들, 특히 영국의 치료사들은 스테인리스 제품을 많이 사는데, 그 이유는 이 제품의 한쪽 끝에는 날카로운 검사 도구가, 다른 한쪽 끝에는 부드러운 촉각 검사 도구가 들어있기 때문이다(그림 5.3). 이 도구들은 피부분절의 감각 영역을 검사하는 데에 사용된다.

반사 해머 테크닉(Reflex Hammer Technique)

- 반드시 환자가 편안하게 이완되어 있도록 하고, 검사하고자 하는 근육은 검사자의 눈에 보여야 한다.
- 검사자는 해머 손잡이의 끝부분을 쥔 채로 특정 근육의 건을 직접적으로 (혹은 검사자의 엄지손가락을 환자의 건tendon 위에 댄 상태에서 엄지손가락을) 친다.
- 반대쪽에도 같은 방법으로 시행하고, 양측을 비교한다.

반사의 결과는 아래와 같이 표시될 수 있다.

- 항진(hyperactive, 3+++)
- 정상(normal, 2++)
- 저하(sluggish, 1+)
- 없음(absent, -)

■ 상지에 대한 반사 검사(Upper Limb Reflex Testing)

C5 반사 검사 – 상완이두근(Biceps)

- 환자로 하여금 팔에 편안히 힘을 빼도록 하고, 검사자는 엄지와 나머지 손가락 사이에 환자의 팔꿈치가 오게 하여 잡는다.
- 환자로 하여금 팔꿈치를 굴곡하는 힘을 주게 하여, 상완이두근 건의 수축을 확인한다.
- 검사자의 엄지손가락을 환자의 상완이두근 건 위에 직접 올려놓고, 해머로 엄지손가락을 부드럽게 쳐서 상완이두근 반사가 일어나도록 한다(그림 5.4).

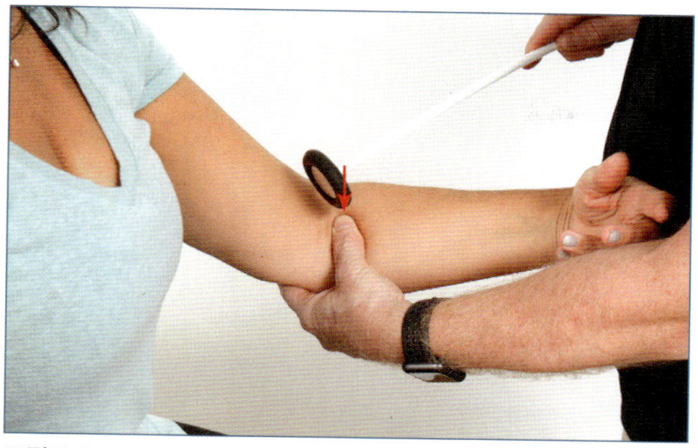

그림 5.4: C5 반사 검사

C5 상완이두근 반사는 상완신경총의 근피신경(musculo-cutaneous nerve)을 통해 일어난다(그림 5.5).

C6 반사 검사 – 상완요골근(Brachioradialis)

- 환자로 하여금 팔에 편안히 힘을 빼도록 하고, 검사자는 환자의 손목을 부드럽게 감싸 쥔다.
- 환자로 하여금 팔꿈치를 구부리도록 하여 상완요골근의 수축을 확인한다.
- 환자 손목 바로 위의 상완요골근 건(혹은 근복부 위)을 부드럽게 두드려 상완요골근 반사를 유도한다(그림 5.6).

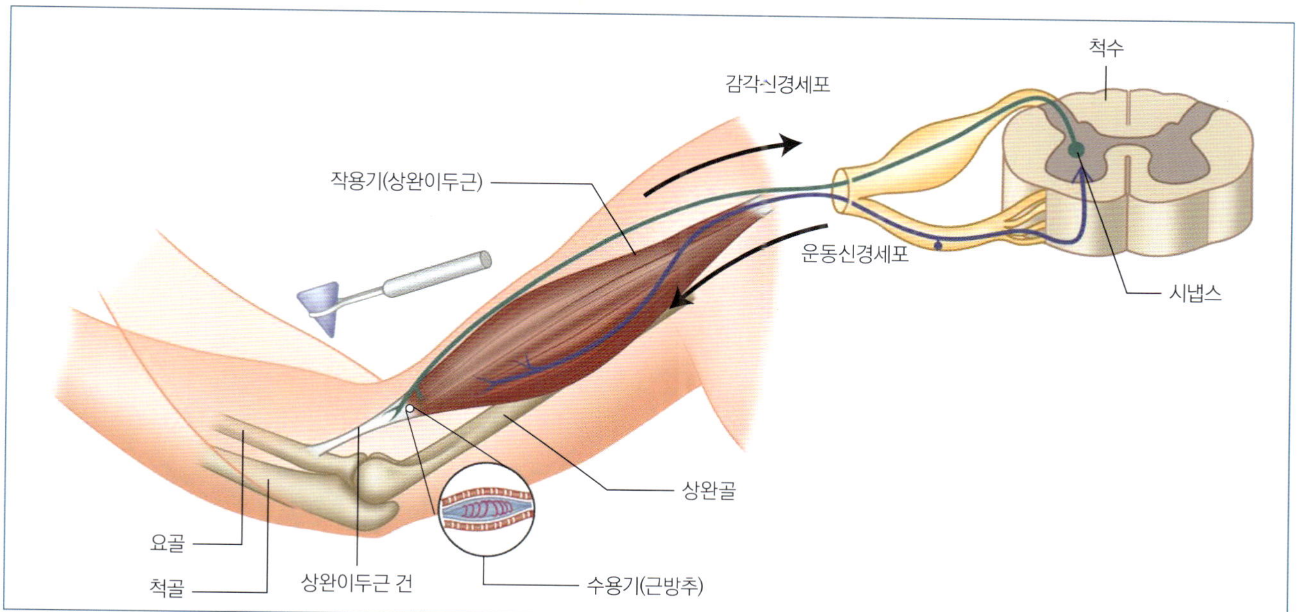

그림 5.5: 근피신경(musculocutaneous nerve)을 통한 C5 반사 검사

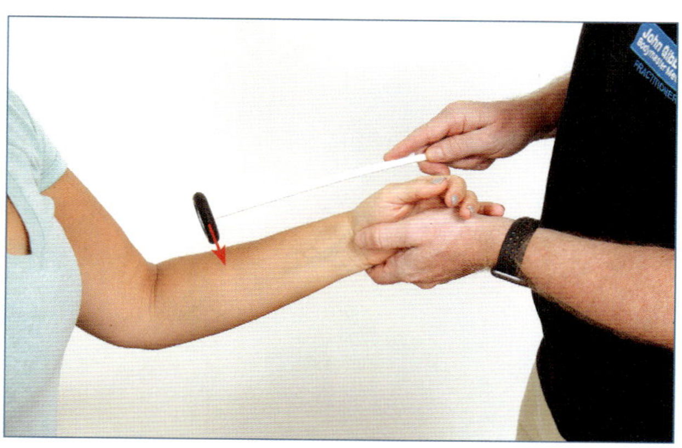

그림 5.6: C6 반사 검사

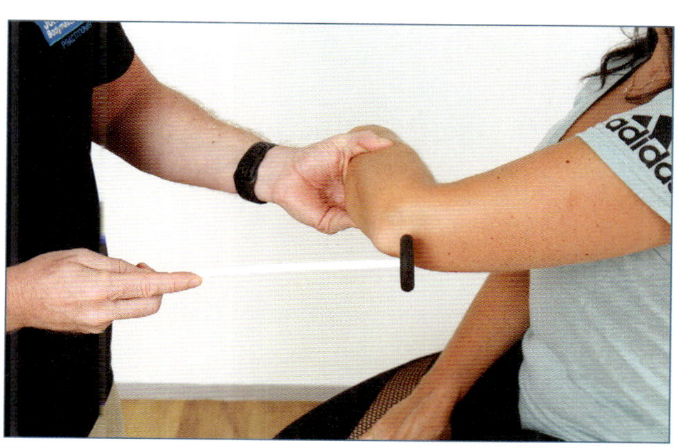

그림 5.7: C7 반사 검사

C6 상완요골근 반사는 요골신경(radial nerve)을 통해 일어난다.

C7 반사 검사 – 상완삼두근(Triceps)

- 검사자는 환자의 팔이 환자의 가슴 아래 혹은 복부 위 높이를 가로지르도록 붙잡는다.
- 주두(olecranon) 바로 위나 뒤(척골의 상완삼두근 건 부착 부위)의 상완삼두근 건을 두드려 상완삼두근 반사를 유발한다(그림 5.7).

C7 상완삼두근 반사는 요골신경(radial nerve)을 통해 일어난다.

참고: 만약 반사가 잘 유발되지 않는다면, '강화(reinforcement)' 기법을 사용하여 다시 시도해 볼 수 있다. 강화 기법이란, 환자로 하여금 이를 악물게 하거나, 손가락을 깍지 낀 상태에서 양손을 분리하려고 서로 당기는 힘을 주게 하는 것이다. 이 상태에서 반사를 다시 유도해 보자.

반사 검사 – 상지

■ 하지에 대한 반사 검사(Lower Limb Reflex Testing)

L3 반사 검사 – 내전근(Adductors)

- 환자로 하여금 다리를 이완하도록 하고, 장내전근(adductor longus)의 위치를 확인한 후, 저항 내전을 하게 함으로써 장내전근 건의 수축을 확인한다.
- 다음으로, 검사자의 손가락 두 개를 해당 건 위에 위치시키고 압박을 가한다. 이는 조직 내의 긴장 정도를 변화시키는 것이다.
- 해머로 손가락 위를 부드럽게 두드려 내전근 반사를 유발시킨다(그림 5.8).

L3 내전근 반사는 폐쇄신경(obturator nerve)을 통해 일어난다.

L4 반사 검사 – 슬개건(Patellar Tendon)

- 환자로 하여금 다리를 이완하도록 하고, 검사자는 환자의 다리를 부드럽게 감싸 쥐어 20도 정도의 굴곡 상태로 위치시킨다.
- 그림 5.9와 같이 슬개건 위를 부드럽게 두드림으로써 슬개건 반사를 유발시킨다(이 경우에는 건 위에 검사자의 엄지손가락을 위치시킬 필요가 없다).

L4 슬개건 반사는 대퇴신경(femoral nerve)을 통해 일어난다.

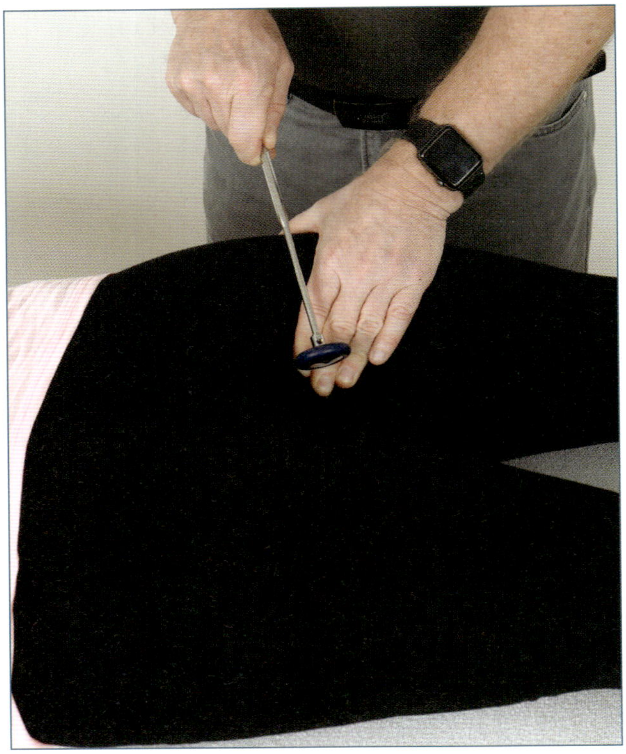

그림 5.8: L3 반사 검사

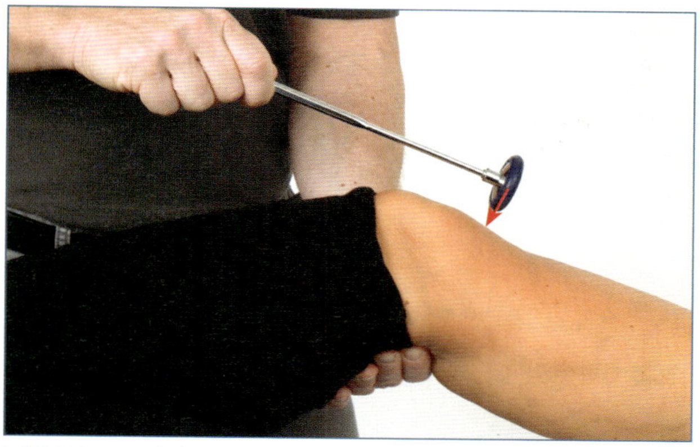

그림 5.9: L4 반사 검사

L5 반사 검사 – 내측 햄스트링 건(Medial Hamstring Tendon)

내측 햄스트링 건의 반사는 Esene 등(2012)에 의해 고안되었으며 L5 반사를 검사하기 위한 효과적인 방법이나, 아직 치료사들 사이에 널리 알려지지는 않은 방법이다.

- 환자로 하여금 엎드린 자세를 취하도록 하고, 다리를 이완하도록 한다.

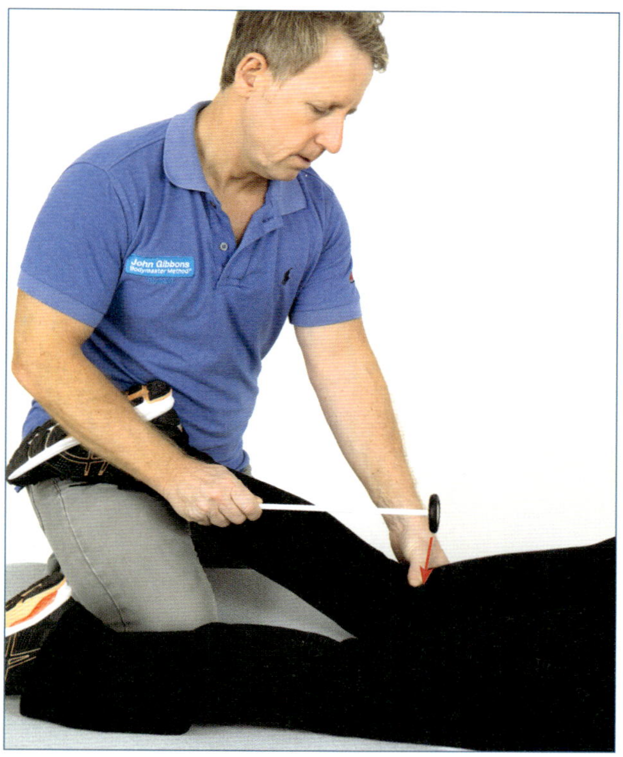

그림 5.10: L5 반사 검사

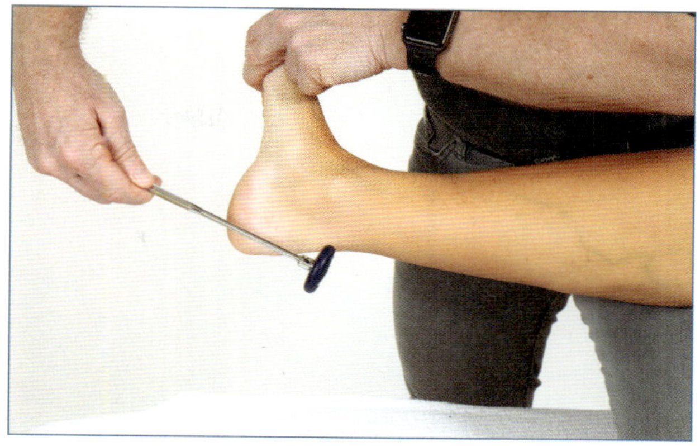

그림 5.11: S1 반사 검사(아킬레스건)

- 다음으로, 검사자는 환자의 다리를 부드럽게 감싸 쥐고, 무릎을 30도 정도로 굴곡되게 한다.
- 반막양근이나 반건양근 위의 내측 햄스트링 건 위에 검사자의 엄지손가락을 위치시키고, 부드럽게 두드려 L5 반사를 유발시킨다(그림 5.10).

L5 내측 햄스트링 반사는 좌골신경(sciatic nerve)을 통해 일어난다.

S1 반사 검사 – 아킬레스건(Achilles)

- 이완되어 있는 환자의 다리를 잡아 무릎을 천천히 굴곡시킨 후, 다리를 외전, 외회전 상태로 위치시킨다.
- 환자의 발목을 족배굴(dorsiflexion)시켜 건이 늘어나도록 한다.
- 환자의 뒤꿈치 뼈 바로 위의 아킬레스건을 직접 두드려, 아킬레스건 반사를 유발시킨다(그림 5.11).

S1 아킬레스건 반사는 경골신경(tibial nerve, 좌골신경의 한 분지인)을 통해 일어난다.

S1 반사 검사 – 발의 족저면(Plantar Surface of Foot)

이 검사는 위의 아킬레스건 검사 대신 쓰일 수 있는 방법으로, 마찬가지로 S1 반사 검사로 분류된다.

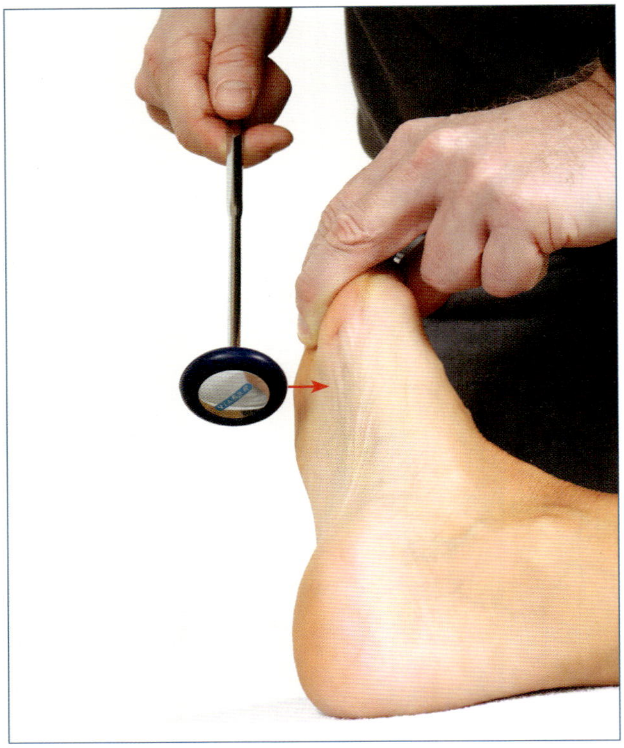

그림 5.12: S1 반사 검사(족저면)

- 환자로 하여금 다리를 이완하도록 한 뒤, 검사자의 두 손가락을 환자의 발바닥 앞꿈치 쪽에 대어 환자의 발목을 천천히 족배굴(dorsiflexion)시킨다.
- 검사자의 손가락 바로 근처의 발의 볼(ball) 부분을 두드려, 족저 반사를 일으킨다(그림 5.12).

S1 족저 반사는 족저신경(plantar nerve)을 통해 이루어지는데, 이 신경은 경골신경(tibial nerve)에서 이어진 부분이다.

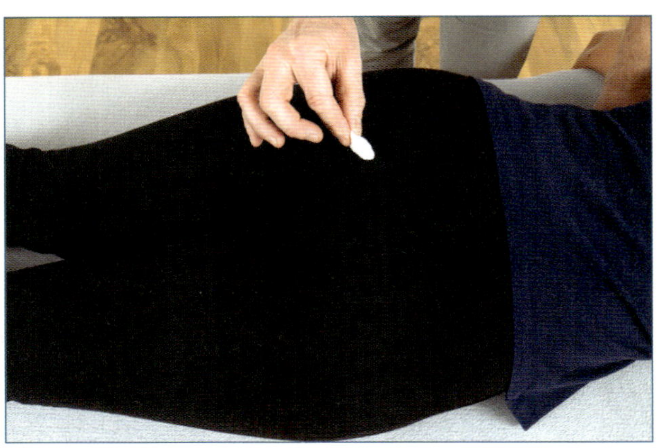

그림 5.13: 항문을 가볍게 접촉하여 항문괄약근(anal sphincter)의 수축을 유발시킨다.

S3-4 반사 검사 – 외항문괄약근(External Anal Sphincter)

환자가 부담스러워할 수 있는 이 검사는 음부신경(pudendal nerve, S2-4)의 신경지배 능력을 확인하는 검사다. 항문괄약근의 수축을 유발하는 검사로, 항문 윙크(anal wink)라고도 한다. 당연히 이 검사는 의사가 반드시 필요하다고 판단하는 경우에만 시행되어야 한다.

- 탈지면 조각을 이용하여 환자의 항문을 가볍게 건드려 반응을 살핀다.
- 이 가벼운 접촉으로 항문괄약근의 반사적 수축이 일어나야 정상이다(그림 5.13).

반사 검사 – 하지

바빈스키 반사 검사(Babinski Reflex Test) – 발의 족저면(Plantar Surface of Foot)

신경과 의사인 조셉 바빈스키(Joseph Babinski)의 이름을 딴 바빈스키 반사 검사는 특수 신경학적 검사로서, 뇌와 척수의 중추신경계 병변을 감지한다. 그러나 갓 태어난 아기(12-24개월 정도까지)에서 이 검사는 양성 소견을 보이는데, 이 시기는 뇌에서 척수로 향하는 피질척수로(corticospinal tract)가 완전하게 수초화(myelinated)되기 전이기 때문이다. 아이에게 신경계에 대한 조절 능력이 갖춰지면서 비로소 바빈스키 반응은 사라지게 된다.

- 환자 발의 피부를 노출시키고, 뭉툭한 물체로 발뒤꿈치 부위에서 시작하여 발바닥 외측을 따라 발가락 쪽까지 긁어준다. 금속으로 된 반사 해머의 반대쪽 끝부분으로 하면 가장 좋은데, 뾰족한 경우도 있으므로 주의해야 한다.
- 일반적으로 셋 중 하나의 반응이 유발된다.
- 정상 반응(바빈스키 사인이 나타나지 않음)은 발가락이

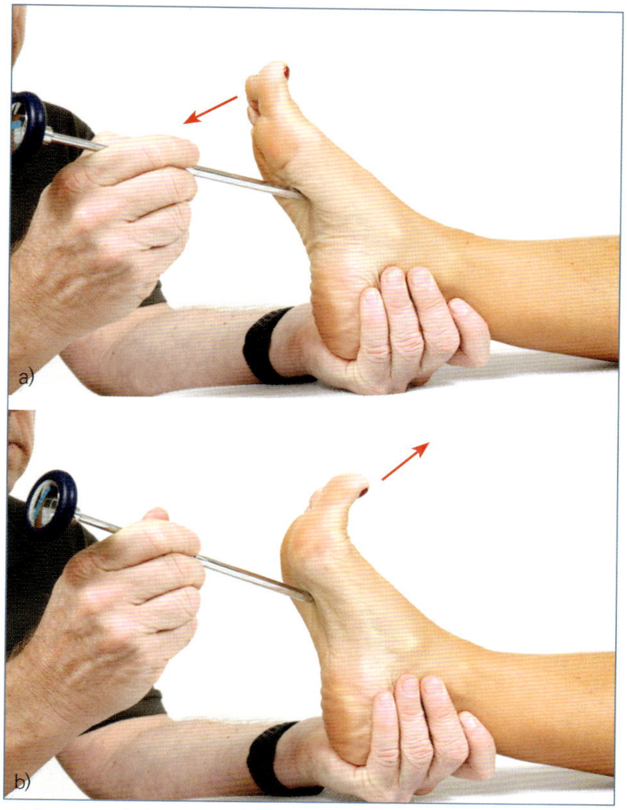

그림 5.14: 바빈스키 반사(Babinski reflex) 검사: (a) 정상(normal) 반응, (b) 양성(positive) 반응

굽어지고 모아지는 것이다(그림 5.14a).

- 무반응은 발에 어떠한 움직임도 발생하지 않는 경우를 말한다.
- 양성 반응(바빈스키 사인이 나타남)은 엄지발가락이 발등 쪽으로 신전되면서 발가락이 펼쳐지는 것이다(그림 5.14b).

만약 엄지발가락이 족배굴(dorsiflexion)되고 발가락들이 펼쳐지는 세 번째 반응이 나타난다면 중추신경계에 병변이 있는 것으로(그림 5.14b), 이때에는 추가적인 검사가 필요하다. 만약 바빈스키 반사가 한쪽 발에서만 나타난다면, 이는 뇌의 한쪽에만 병변이 있음을 의미한다. 바빈스키 검사에서 양성인 경우에는 보통 추가적인 검사가 필요한데, 뇌나 척수의 CT나 MRI, 뇌척수액 확인을 위한 요추천자 등이 필요할 수 있다.

바빈스키 반사 검사

검사 결과의 해석에 대한 예시

상위운동신경세포 병변(Upper Motor Neuron Lesion)

상위운동신경세포 병변은 전형적으로 반사 항진(hyperreflexia)을 나타내며, 특히 바빈스키 반사는 주요 임상 검사 중 하나이다. 상위운동신경세포 병변에서 바빈스키 반사는 일반적으로 양성(positive) 소견(발가락이 족배굴됨)을 보이며, 과긴장(hypertonicity, 근육 긴장도의 증가)과 경직(spasticity)도 나타나는데, 이는 보통 환자의 팔이나 다리를 수동적으로 빠르게 움직일 때 이에 대한 저항의 형태로 감지된다. 일반적으로 간대성 경련(clonus)도 나타나며, 이것은 스트레치 반사(stretch reflex)가 너무 강하게 나타나 근육 수축이 연속적으로 4-7회 정도 관찰되는 것이다. 이것은 진동(oscillation)을 연상시키며, 보통 발목 관절이 갑자기 족배굴(dorsiflexion)되었을 때 유발된다.

하위운동신경세포 병변(Lower Motor Neuron Lesion)

하위운동신경세포 병변은 전형적으로 반사 감소(hyporeflexia), 저긴장(hypotonicity, 근육 긴장도의 감소), 섬유속연축(fasciculation, 불수의적인 근육 움찔거림), 섬유성연축(fibrillation, 환자는 근육의 움찔거림을 느끼나 육안상으로는 관찰되지 않고 EMG 검사로 감지됨), 근육 위축(muscle atrophy)을 동반한 근력 약화 등을 나타낸다.

상위운동신경세포 병변과 하위운동신경세포 병변의 차이점은 표 5.˙에 정리되어 있다.

표 5.1: 상위운동신경세포 병변과 하위운동신경세포 병변의 차이점

상위운동신경세포 병변의 증상	하위운동신경세포 병변의 증상
반사 항진(hyperreflexia)	반사 감소(hyporeflexia)
과긴장(hypertonicity)	저긴장(hypotonicity)
경직(spasticity)	이완성 마비(flaccid paralysis)
바빈스키 반사 양성	바빈스키 반사 음성
간대성 경련(clonus) 있음	섬유속연축(fasciculation)과 섬유성연축(fibrillation)

단 한곳에서의 반사 소실은 신경근병증(radiculopathy)으로 인해 특정 척수 분절에 증상이 나타나는 것일 수 있다. 예를 들어, 경추 4번과 5번 사이의 디스크가 탈출되어 C5 신경근을 누르게 되면 상완이두근 반사가 소실될 수 있다.

특이적(Specific) 반사에 대한 간단 정리 표

표 5.2: 팔과 다리에서의 특이적(specific) 반사

반사를 검사하는 부위	상응하는 척수 레벨
상완이두근 건(biceps tendon)	C5
상완요골근(brachioradialis)	C6
상완삼두근(triceps)	C7
내전근(adductors)	L3
슬개건(Patellar tendon)	L4
내측 햄스트링(medial hamstrings)	L5
아킬레스 건(Achilles tendon)	S1
족저면(plantar)	S1
외항문괄약근(external anal sphincter)	S3/S4
바빈스키(Babinski)	상위운동신경세포(중추신경계)

반사 검사는 매우 중요하다. 만약 여러분이 이 책을 통해 단 한 가지만을 배워간다고 한다면, 반사 해머를 능숙하게 사용하는 법을 배워가길 바란다. 반사 검사는 환자를 정확하게 진단하는 데에 지대한 도움을 주기 때문이다.

이번 섹션에서는 옥스퍼드의 내 클리닉에 실제 방문했던 환자들에 대한 케이스 스터디를 다루고자 한다. 이 케이스들을 통해 반사 검사의 중요성에 대해 직접 확인하게 되길 바란다.

케이스 스터디

케이스 스터디 5.1

한 24세 남성이 좌측 다리의 힘 빠짐을 주소로 내원했다. 그는 아주 활동적인 사람으로 평소 무술을 즐겨했다. 그가 말하길, 발차기를 할 때 우측 다리에는 힘이 충분히 들어가는데, 좌측 다리로 할 때에는 분명 뭔가가 잘못된 느낌이 든다고 했다. 좌측 다리로는 무엇을 하든 뇌로부터의 신호가 다리까지 잘 전달되지 않는 것 같다고 했다(실제 그의 표현). 환자는 또한 아래쪽 등(back)이 아프다고 했다. 그는 지난 몇 달간 카이로프락터와 물리치료사에게 20회가 넘는 치료를 받았지만, 여전히 등 통증으로 불편하다고 했다. 더 중요한 사실은 그의 좌측 다리 증상이 전혀 나아지지 않았다는 점이다.

그를 처음으로 만났을 때 내가 우선적으로 검사하고자 했던 것은 반사 해머에 대한 반응이었다. 팔의 C5, C6, C7 반사는 정상(2++)이었으나, 좌측 다리의 L4, S1에서는 명확한 항진(3+++)으로 이상소견이 발견되었다. 이번에는 양쪽 발바닥에 바빈스키 반사를 시행해 보았고 발가락이 족배굴되는 것을 확인할 수 있었는데 이는 양성 반응으로, 중추신경계의 상위운동신경세포 내에 병변이 있다는 것을 의미했다.

나는 학생들을 가르칠 때마다 우리 스스로를 탐정에 비유하는데, 말하자면 '치료를 위한 탐정(therapy detectives)'이라 할 수 있겠다. 환자는 우리에게 정보를 제공하고, 우리는 환자 몸속에서 무슨 일이 일어나고 있는지를 알아내야 한다. 생각만큼 쉽지는 않겠지만 시간과 경험이 쌓이면 결국은 더 잘할 수 있게 될 것이며, 이 모든 것은 결국 배움의 과정이다. 이 환자에 대해서 내가 기본적으로 확인한 것들을 정리하면, 팔의 C5, C6, C7의 반사는 정상이었으나 L4와 S1의 반사는 항진되어 있었고 바빈스키 반응이 양성이었기 때문에, C7 레벨 이상의 뇌와 척수의 중추신경계는 정상적으로 작동하고 있으나 L4 레벨과 C7 레벨 사이 어딘가에 뭔가가 잘못되어 있을 것이라고 판단했다.

일부 독자들은 약간 혼란스러워할 수 있기 때문에 이 개념에 대해 좀 더 얘기해 보고자 한다. 만약 모든 반사가 항진(3+++)되어 있고 바빈스키 반사가 양성이라면 이는 상위운동신경세포 병변을 뜻하는 것으로, 문제가 뇌와 척수의 중추신경계 내에 국한된다고 볼 수 있다. 그러나 이 환자의 경우 팔의 반사는 정상(2++)이었기 때문에 C7 레벨보다 아래쪽에, 그리고 다리의 반사가 항진되어 있었고 바빈스키 반사가 양성이었기 때문에 L4 레벨보다 위쪽에 문제가 있을 것이라고 생각한 것이다. 이해가 되었길 바란다. 그래서 나는 L4와 C7 사이의 척수 어딘가에 문제가 있을 것이라고 생각한 것이다.

환자가 아래쪽 흉추에 통증이 있다고 했기 때문에, 나는 분명 그 흉추 부근의 척수에 문제가 있을 것이라고 결론 내렸다. 일부 반사에서 항진이 나타났고 바빈스키 반사도 양성이었기 때문에, 분명 상위운동신경세포(중추신경계) 내에 병변이 있을 거라고 생각한 것이다. 나는 그의 담당 의사에게 연락했고, 그는 즉각적으로 환자의 경추, 흉추, 요추 부위에 MRI 검사를 시행하였다. 그 결과, T9-11 사이 레벨에서 신경섬유종(neurofibroma)이 발견되었다.

진단 후 환자는 바로 척추 수술을 받아 종양을 제거했고, 몇 달 뒤 다시 나를 만나러 왔다. 그의 좌측 다리 힘이 돌아왔고 반사가 정상이었으며 흉추 부위에 더 이상 통증이 없음을 확인하게 되어 기뻤다.

하지대마비(Paraplegia)

최악의 경우를 가정해 보건대, 만약 케이스 스터디 5.1의 환자가 수술을 받지 않아 상태가 계속해서 악화되었다면, 그는 하지대마비라고 하는 상태에 빠졌을 것이다. 하지대마비는 흉추나 요추의 원인으로 인해 운동신경계나 감각신경계가 손상되어, 양 다리에 증상이 나타나는 것을 말한다. 이 경우 완치될 가능성은 크지 않다. 만약 병변이 더 위쪽인 경추 부위에 있었다면 양다리뿐 아니라 양팔에도 증상이 생겼을 수 있으며, 이를 사지마비(quadriplegia, tetraplegia)라고 한다.

케이스 스터디 5.2

한 45세 여성이 나에게 이메일을 보내와, 간헐적으로 발생하는 고관절과 서혜부의 문제를 호소하며 혹시 만나 도움을 받을 수 있는지를 물었다. 그 여성은 내 클리닉에 내원하였고, 진찰을 해보니 단순히 고관절 문제가 아닌 그 이상의 뭔가가 있을 것이라는 생각이 들었다. 그녀는 뭔가 앞뒤가 맞지 않는 말을 계속해서 했는데, 예를 들면 (그녀의 표현을 빌리자면) 좀 애매하기는 해도 분명 한쪽 눈에 뭔가 이상이 있는 것 같다는 것과, 몸의 특정 부위에 힘이 빠진다는 것이었다.

그럼에도 불구하고 그녀가 원했기 때문에 우선적으로 나는 그녀의 고관절을 평가했다. 나는 그녀에게 고관절의 와순(labrum, 연골cartilage)에 문제가 있는 것 같으므로 추가적인 검진이 필요할 것 같다고 말했다. 다음으로 나는 그 환자에게 반사 해머를 이용해 신경계를 검진해 봐도 되겠냐고 물었고, 그녀는 흔쾌히 승낙했다. 반사는 전체적으로 다소 항진(3+++)되어 있었고 바빈스키 반사는 양성(positive)으로 발가락이 족배굴(dorsiflexion)되는 양상을 보였다. 나는 환자에게 이 결과에 대해 설명하면서 혹시 신경학적 문제와 관련된 가족력을 가지고 있는지 물었다. 그녀는 없다고 했다.

나는 그녀의 담당 의사에게 이메일을 보냈고, 몇 주 뒤 그녀는 뇌 MRI를 찍고 다발성경화증(multiple sclerosis)으로 진단받았다. 그녀는 진단 후 나에게 전화를 걸어와 검진을 통해 의사에게 보내줘서 고맙다고 했다. 그리고 고관절에 대해서는 어떻게 해야 할지를 나에게 물었다. 나는 다발성경화증을 진단받은 이 상황에서, 큰 그림상으로 고관절 문제는 상대적으로 중요도가 떨어진다고 말했고, 인생을 열정적으로 누리라고 얘기해주었다. 왜냐하면 길게 봤을 때 이 병이 그녀에게 어떤 일을 일으킬지는 아무도 모르기 때문이다.

다발성경화증(Multiple Sclerosis, MS)

다발성경화증은 자가면역질환으로, 알려지지 않은 어떤 이유로 인해 인체가 스스로를 공격하는 질환이다. 특히 이 질환은 뇌와 척수에 있는 절연층인 미엘린(myelin)의 탈수초화(demyelination, 미엘린의 탈락)를 일으킨다. 애석하게도 이 상위운동신경세포 질환의 원인은 아직 밝혀지지 않았고 치료법도 없으나, 특정 종류의 약물치료가 도움이 될 수는 있다.

환자가 경험하는 다발성경화증의 전형적은 증상은 다음과 같다.

- 시야 장애(가장 흔한 증상 중 하나임)
- 얼굴, 팔, 손가락, 다리의 저림(numbness) 및 쑤심(tingling)
- 보행 장애
- 균형 문제와 어지럼증
- 인지 문제
- 방광과 장의 조절 문제
- 통증과, 경직(spasticity)을 동반한 근육 경련(muscle spasm)
- 언어장애와 연하장애
- 우울
- 불안
- 피로(fatigue)와 위약(weakness)

케이스 스터디 5.3

한 51세 여성이 목의 증상(neck problem)으로 나를 보러 왔다. 그녀는 한쪽 손에 힘이 빠지는 것 같다고도 했다. 이 문제는 일정 기간 지속되어 왔고, 최근 점점 더 악화되는 것 같아서 나에게 도움을 요청하고 싶다고 했다.

진찰을 해보니 손에 증상을 나타낼 수 있는 단순한 경추 후관절이나 디스크 문제보다는 좀 더 심각한 문제가 있는 것 같다는 생각이 들었다. 그녀는 왼손으로 물건을 집는 것이 불편하다고 했고, 왼손이 오른손보다 더 뻣뻣하며 약간의 떨림 증상도 있다고 했다. 이따금씩 균형을 잃는다고도 했고, 평소 걸음걸이가 예전과 달라진 것 같다고도 했다.

내가 정골의사(osteopath)로 수련을 받을 적에 한 강사가, 클리닉에 방문하는 모든 환자에게 반사 해머를 사용하는 것이 매우 중요하다고 계속해서 강조했다. 그때 나는 그것을 지켜야겠다고 다짐했는데, 즉, 내 대부분의 환자들에게 가급적이면 신경학적 검진을 시행해야겠다고 마음먹었던 것이다.

이 환자를 반사 해머로 검진해 보니 모든 반사가 매우 항진(3+++)되어 있었는데, 이는 '반사 항진(hyperreflexia)'으로 분류되는 것이었다. 바빈스키 반사는 정상이었다. 이번에는 그의 엄지손가락으로 검지, 중지, 약지, 소지를 차례대로 맞잡아 보라고 하였고, 곧이어 이 동작을 빠르게 반복해 보라고 했다. 이 간단한 작업을 오른손으로는 문제없이 수행할 수 있었으나, 왼손으로는 그렇게 하지 못했다. 그녀가 말하길, 손으로 정보를 보내려고 하나 어떤 이유에선가 메시지가 잘 전달되지 않는 것 같다고 했다.

나는 이 환자를 의사에게 보냈고, 결국 초기 파킨슨병(Parkinson's disease) 진단이 내려졌다.

파킨슨병(Parkinson's Disease, PD)

파킨슨병은 상위운동신경세포 병변의 하나로, 전형적으로는 50-65세 사이의 연령에서 주로 발생한다. 이 질환은 흑질(substantia nigra, 라틴어로 검은 물질을 뜻하는데, 뇌 조직 내에서 어두운 줄무늬처럼 보여 이렇게 이름 붙여짐) 내에 위치한 도파민 생성 세포(dopamine-producing cell)가 파괴되어 발생하는 것으로 밝혀졌다(도파민dopamine은 신경전달물질의 하나임). 뇌 내의 흑질은 척수(spinal cord)가 중뇌(midbrain)와 만나는 곳에 위치하며, 기저핵(basal ganglia)이라고 하는 시스템의 한 부분에 해당한다. 기저핵은 수의적 운동을 조절하며 움직임에 대한 생각을 실제 움직임으로 전환시켜 주는 역할을 한다. 흑질은 주요 조절자의 역할을 하는데, 기저핵과의 의사소통을 위해서 도파민의 지속적인 공급을 필요로 한다. 따라서 도파민이 없으면 움직임 장애가 나타난다. 기저핵 내 신호의 불균형은 파킨슨병 환자에서 전형적으로 관찰되는 '안정 시 손 떨림(resting hand tremor)'의 증상을 일으킨다.

도파민 생성 세포들이 파괴되는 원인은 밝혀져 있지 않으나, 대략 80%의 도파민 생성 세포가 파괴된 후에야 파킨슨병의 증상이 나타나기 시작하는 것으로 알려져 있다. 기저핵에서 이 세포들의 소실은 대뇌피질(cerebral cortex)의 운동 영역(motor area)에 영향을 주고, 그 결과 수의적 움직임이 감소하게 된다.

파킨슨병의 진행 정도는 경도(mild)에서 중증(severe)까지 다섯 단계로 분류되며, 다음과 같은 징후와 증상을 나타낼 수 있다.

- 자리에서 일어나는 것의 어려움
- 걸을 때 발 끌기(shuffling)의 출현, 팔 흔들기(arm swing)의 소실
- 구부정한 자세(stooped posture)
- 강직(rigidity) - 팔에서는 톱니바퀴형(cog-wheel)의 강직(팔을 움직이려 할 때 톱니바퀴처럼 뚝뚝 끊어지는 형태로 움직임)과 다리에서는 납파이프형(lead-pipe)의 강직(다리를 움직이려 할 때, 파이프처럼 구부러진 각도를 유지한 채로 전체가 움직임)
- 안정 시 떨림(resting tremor). 환약말이 떨림(pill rolling tremor)이라고도 함
- 얼굴 표정의 소실 - 가면을 쓴 것과 같은 무표정한 얼굴
- 말할 때 불분명한 발음(slurring of speech)
- 이후 치매(dementia)로 진행하는 경향성

결론

케이스 스터디 5.1-5.3은 철저한 병력 조사뿐 아니라 반사 해머를 사용하는 것에 대한 중요성을 시사한다. 솔직히 말하자면, 해머를 사용하지 않았다면 이 케이스의 환자들에게 신경학적 질병이 있음을 발견하지 못했을 수도 있었을 것이다(파킨슨병을 제외하고).

케이스 스터디 5.1에 대해 생각해보자면, 만약 내가 반사에 대해 검진하지 않았다면 나는 단순히 환자의 흉추 부위에 치료를 시행했을 것이고 분명 그의 상태는 점점 더 악화되었을 것이다. 케이스 스터디 5.2에 관해서도 마찬가지로 내가 환자의 반사를 확인하지 않았다면 나는 다른 질병의 가능성을 고려하기보다는 환자가 나에게 우선적으로 치료받기를 바랐던 고관절 치료에 집중했을 것이다.

케이스 스터디 5.1에 나온 환자의 상태는 진단 후 수술을 받고 완전하게 회복되었으므로 극적으로 좋아졌다고 할 수 있다. 그러나 케이스 스터디 5.2에 나온 다발성경화증 환자의 최종 상태는 불분명하다. 파킨슨병 진단을 받은 세 번째 환자는 병변이 뇌에 있었음에도 바빈스키 반사에서 정상 소견이었다. 그 환자는 레보도파(L-dopa)를 처방받았는데, 이 물질은 도파민 농도를 상승시키는 데에 도움을 주고 혈관-뇌 장벽(blood-brain barrier)을 통과할 수 있기 때문에(도파민 형태로는 이 장벽을 통과할 수 없음) 효과를 보고 있다. 불행히도 이 약은 결국 부작용을 일으키며 파킨슨병 자체에 대해 치료 효과를 내는 것은 아니다. 왜냐하면 파킨슨병은 점점 진행하는 질환이고 약물은 일정 시간 동안만 작용하기 때문이다.

치료사로서 당신의 역할은, 진단과 예후가 어떻든 간에 환자의 심신 안정에 도움을 주는 것임을 잊지 않았으면 좋겠다.

상지와 하지에 대한 반사 검사

6

감각 검사

■ 감각 시스템에 대한 검진(피부분절)

피부분절(Dermatome)이란 무엇인가?

피부분절이란 한 개의 신경근(single nerve root)에 의해 지배되는 특정 피부 영역을 말한다(그림 6.1).

피부분절 지도(map)를 볼 때의 애로사항은 보는 지도마다 그 영역에 약간씩 차이가 있다는 것이다. 즉, 인터넷에서 피부분절 지도들을 찾아보면 완벽하게 일치하지는 않는다. 여러 웹사이트를 통해 네댓 개의 지도를 본다면 모두 약간씩 차이가 있음을 발견할 수 있을 것이다(신경계 관련 서적에서도 마찬가지다). 따라서 초심자들에게는 정말로 헷갈리는 일이라고 할 수 있다. 나도 여기에 동의하긴 하지만, 이것이 큰 문제는 아니다. 우리는 모두 다르고 또 각자 고유한 DNA를 가지고 있기 때문에 각자의 피부분절 영역도 사람들마다 약간씩 차이가 있는 것이다.

만약 여러분이 저림(numbness)이나 쑤심(tingling), 타는 느낌(burning sensations), 피부에 뭔가가 기어가는 느낌(skin crawling), 가려움, 통증 같은 증상을 경험해 보았다면, 이것을 날카롭다거나(sharp), 쏘는 듯 하다거나(shooting), 찌르는 듯 하다거나(stabbing), 그저 뭔가가 있는 것 같다고 표현했을 것이다. 실제로 이 모든 증상들은 모두 다른 종류의 신경학적 감각이며, 몸통뿐 아니라 팔다리, 손이나 발 등 어떤 곳에서든 나타날 수 있다. 때로 이 증상들은 한 곳에서 다른 곳으로 퍼져나가기도 한다. 하지로 뻗어나가는 통증의 대표적인 예로는 좌골신경통(sciatica)이 있다.

피부신경(Cutaneous Nerve)이란 무엇인가?

피부신경 지배는 피부의 감각 영역에만 관련이 되는 것으로, 특정 피부신경이 해당 부위에 감각을 공급하는 것이다. 그림 6.2를 보면 인체의 피부신경을 나타낸 지도를 볼 수 있는데, 모두 감각신경(sensory nerve)이다. 피부분절(dermatome)도 비슷한 개념이긴 하나 지배의 영역이 한 개의 척수 신경근(single spinal nerve root)과 관련된다는 점에서 차이가 있다.

피부분절이나 피부신경 지배에 의한 통증 및 감각 변화를 구분하는 것이 항상 쉬운 것은 아니다. 몇 가지 예를 들어 보도록 하자. 첫 번째로, 경추 부위의 지속적인 충격으로 MRI상 C4-5의 디스크 팽윤(bulge)이 확인되었다고 하자. 이 경우 C5 신경근이 눌려 그 피부분절을 따라 통증, 저림, 쑤심 등의 감각 증상이 나타날 수 있다. 이것을 신경근병증(radiculopathy)이라고 하며, 특정 피부분절 영역과 관련된다.

두 번째로, 무릎 수술을 받은 경우를 가정해 보자. 이 경우에 외과 의사가 표층의 피부신경을 건드려 무릎 주변의 감각이 일부 소실될 수 있다.

세 번째는 팔꿈치 부근에서 요골신경(radial nerve)을 손상당해 전완부, 그리고 엄지와 검지 사이 부분의 감각이 일부 소실된 내 친구의 이야기다. 그 감각 변화 증상은 C6 피부분절 패턴을 따르는 경추디스크 때문이 아니라, 요골신경(radial nerve)의 피부 부분에 대한 손상으로 인해 발생한 것이다.

우리 모두는 팔꿈치 어딘가를 부딪힌 후 새끼손가락이 날카롭게 쑤시는 감각을 느껴본 적이 있다. 이 불편한 감각은 척골신경(ulnar nerve)이 건드려져 미세한 손상이 생겨 이 신경이 공급하는 부위(즉, 새끼손가락)에 반응이 전해져서 발생하는 것이다. 그러므로 관련 증상은 척수 신경근(C8)으로부터 발생하는 피부분절의 경로를 따르는 것이 아니다. 이는 피부분절과 피부신경 지배 사이의 차이점을 명확히 보여준다.

그림 6.3은 인체의 전후면의 피부분절과 피부신경을 비교한 그림이다.

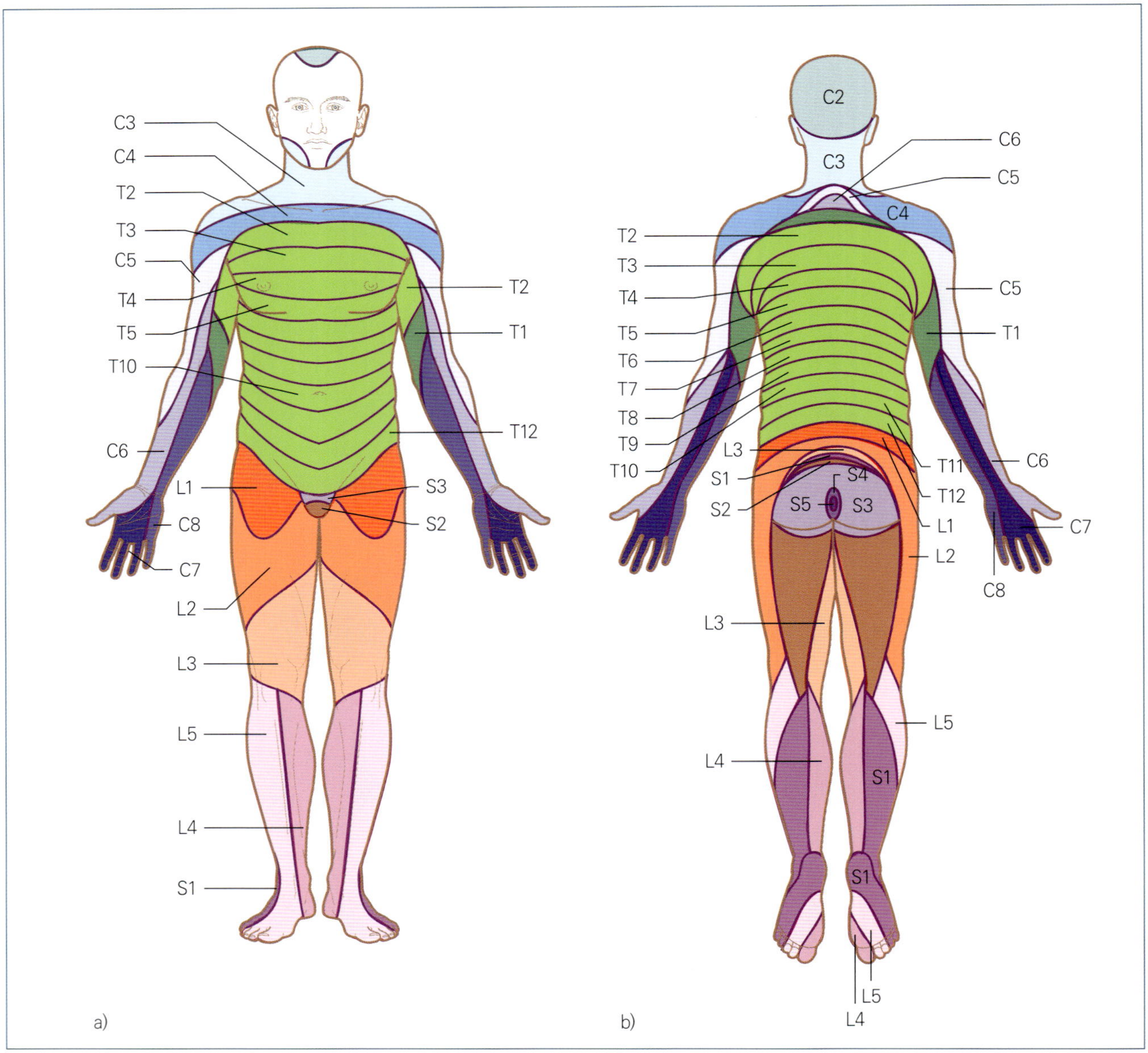

그림 6.1: 인체 피부분절(dermatomes)을 나타낸 지도: (a) 전면과 (b) 후면

이상 감각(Paresthesia)

이상 감각은 일반적으로 위에 나열된 증상들의 일부를 설명하는 데에 사용되는 용어로, 일반적으로 환자들은 팔, 손, 다리, 발 등에 '따끔거리거나(prickling) 타는 감각(burning sensation)'이 있다고 표현한다. 여러분은 분명 '찌릿한 느낌(pins and needles)'을 경험해 본 적이 있을 것인데, 특히 팔을 이상한 자세로 하고 잠을 잔 후에 혹은 팔꿈치 안쪽을 우연히 건드려 척골신경(ulnar nerve)이 자극되어 갑작스런 전기 쇼크 같은 느낌이 새끼손가락으로 뻗어나가는 것을 느껴본 적이 있을 것이다. 다행히도 이 증상은 보통 일시적으로만 발생하고 금방 사라지며 해가 되는 것은 아니다. 그러나 신경학적 질환을 가지고 있는 일부 환자들에게는 그렇지 않을 수 있는데, 실제로 신경이 손상되어 이상 감각이 지속될 수 있으며 이를 신경병증(neuropathy)이라고 한다.

무감각(Anesthesia)

무감각(anesthesia)은 감각이 소실된 것이고 감각저하(hypoesthesia)는 감각이 감소된 것이다. 먹먹함(numbness)은 환자가 호소하는 가장 흔한 증상으로 '그 부위에 감각이 안 느껴져요'라고 표현하는 것이다. 이것은 이를테면 무릎 수술 부위에 나타날 수도 있는데, 표층 피부신경 하나가 수술 중에 절단되면 무릎을 감싸고 있는 특정 피부 부분의 감각을 느끼지 못하게 되는 것이다. 때로는 임신으로 인해 외측대퇴피부신경(lateral femoral cutaneous nerve, LFCN)이 압박되기도 하는데, 이 신경이 전상장골극(ASIS) 근처, 그리고 서혜인대(inguinal ligament) 아래로 지나가기 때문이다. 이 신경이 눌리면 감각저하가 발생하기 때문에 환자는 '허벅지 바깥쪽 부분의 감각이 무디다'고 표현한다.

지각과민(Hyperesthesia)

지각과민은 어떤 감각(시각, 청각, 촉각, 후각)이든 민감성이 비정상적으로 항진되어 있는 것을 말한다. 피부에서 촉각이 증가되어 있는 경우에는 촉각과민(tactile hyperesthesia)이라고 한다. 촉각과민은 신경이 자극될 경우 환자로 하여금 극심한 통증이 느껴지게 한다. 예를 들면 이런 현상은 혈당 증가로 인해 신경이 부분적으로 혹은 완전히 손상되었을 경우에 발생할 수 있는데, 즉, 혈당 상승(당뇨병)이 말초신경병증(peripheral neuropathy)을 일으키는 것이다. 지각과민은 우리가 먹는 음식이나 우리가 듣는 소리(청각과민증auditory hyperesthesia)에 대한 민감성이 증가되는 형태로 나타나기도 한다. 과민성의 증가는 비타민 B12의 결핍으로 발생하기도 하는데 이 경우에는 보충제를 섭취하면 문제가 해결된다.

■ II 부분절(Dermatomes)

신경은 척수에서 나와 감각신경과 운동신경으로 나누어진다. 감각신경은 피부의 특정 영역에 감각을 제공한다. 이것을 피부분절이라고 한다. 피부분절은 인체에 지도의 형태로 나타난다. 치료사는 탈지면 조각이나 핀 혹은 클립을 사용하여 팔과 다리의 감각을 대칭적으로 테스트할 수 있다. 이때 비정상적인 반응이 나타나면 특정 신경근에 문제가 있음을 뜻하는 것이다.

피부에는 수천 개의 신경 종말이 위치하고 있기 때문에, 피부는 다음의 네 가지 감각 사이의 차이점을 구분할 수 있다.

- 온각(hot)
- 냉각(cold)
- 통각(pain)
- 압각(pressure)

번호로 이름 붙여진 30개의 피부분절이 존재하며, 이들은 각기 뿌리가 되는 척수 레벨과 관련된다. 단, C1 피부분절은 존재하지 않는데, 이 레벨에는 감각 신경근이 없기 때문이다. 따라서 피부분절은 C2에서 시작하여 S5에서 끝난다(표 6.2-6.4). 우리는 임상적인 이유 때문에 피부분절을 상지부와 하지부의 두 가지로 나누는 경향이 있다. 그러나 분명 12개의 흉추 피부분절도 존재하며 함께 언급되어야 한다.

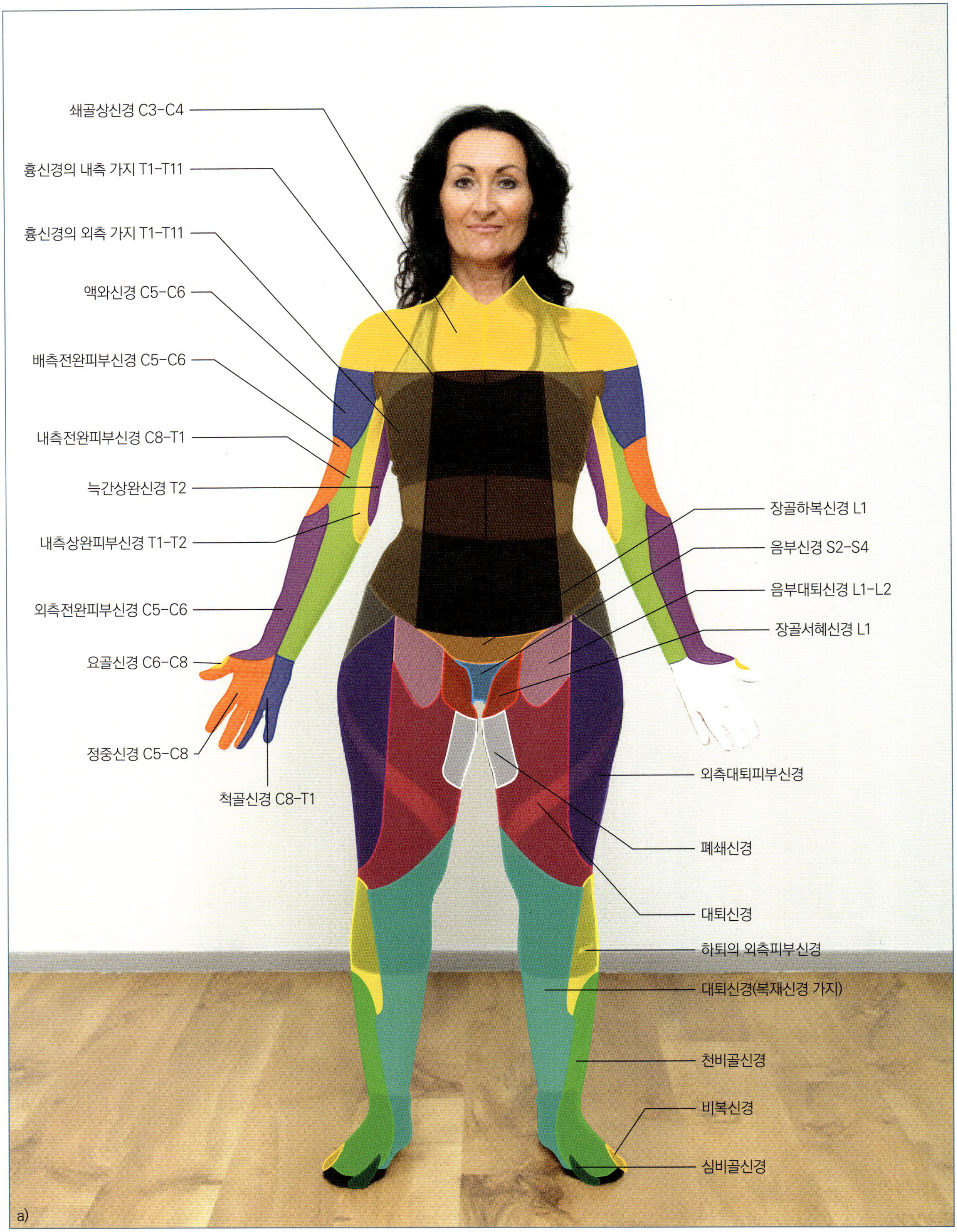

그림 6.2a: 인체의 피부신경(cutaneous nerves) 지배를 나타낸 지도(전면)

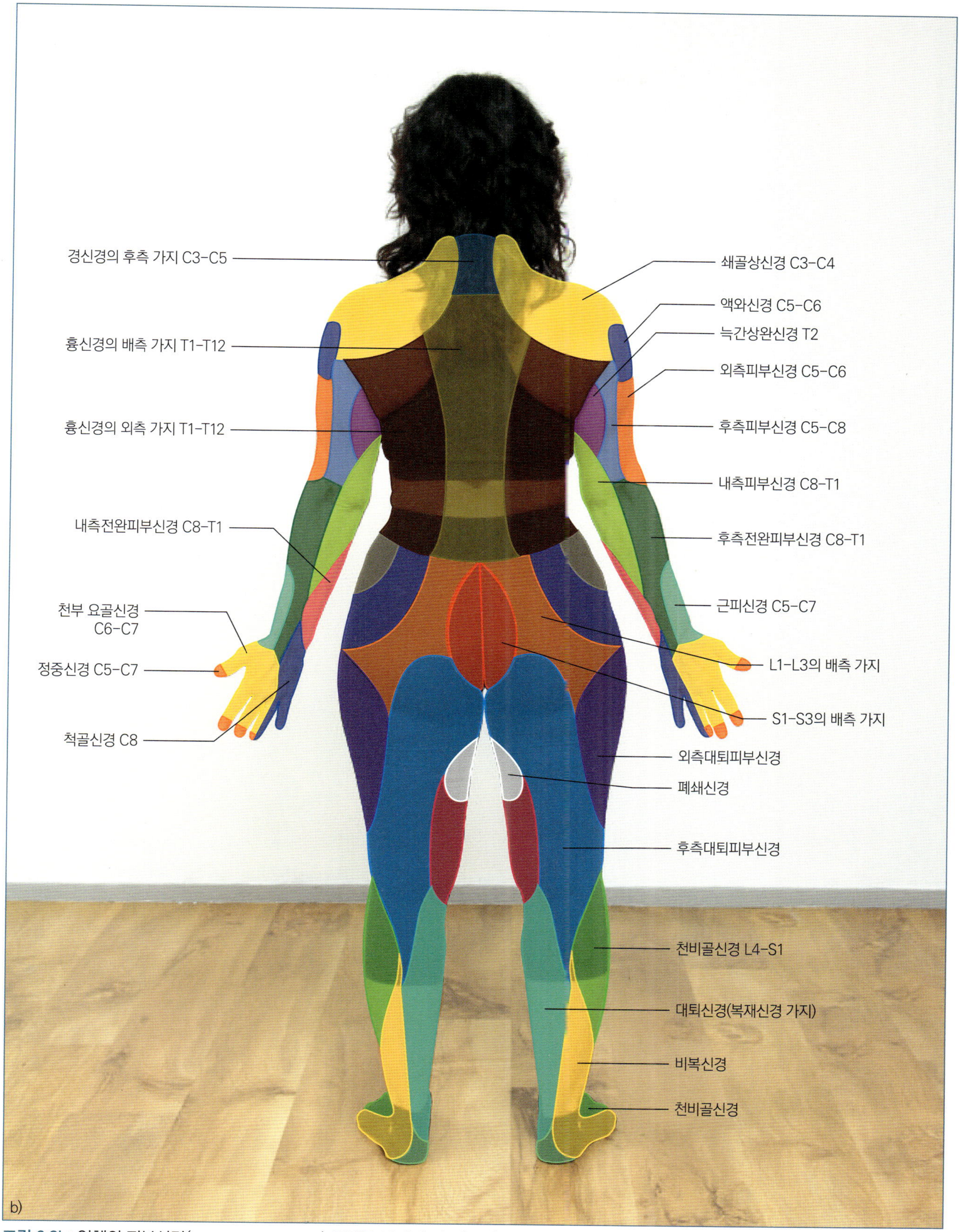

그림 6.2b: 인체의 피부신경(cutaneous nerves) 지배를 나타낸 지도(후면)

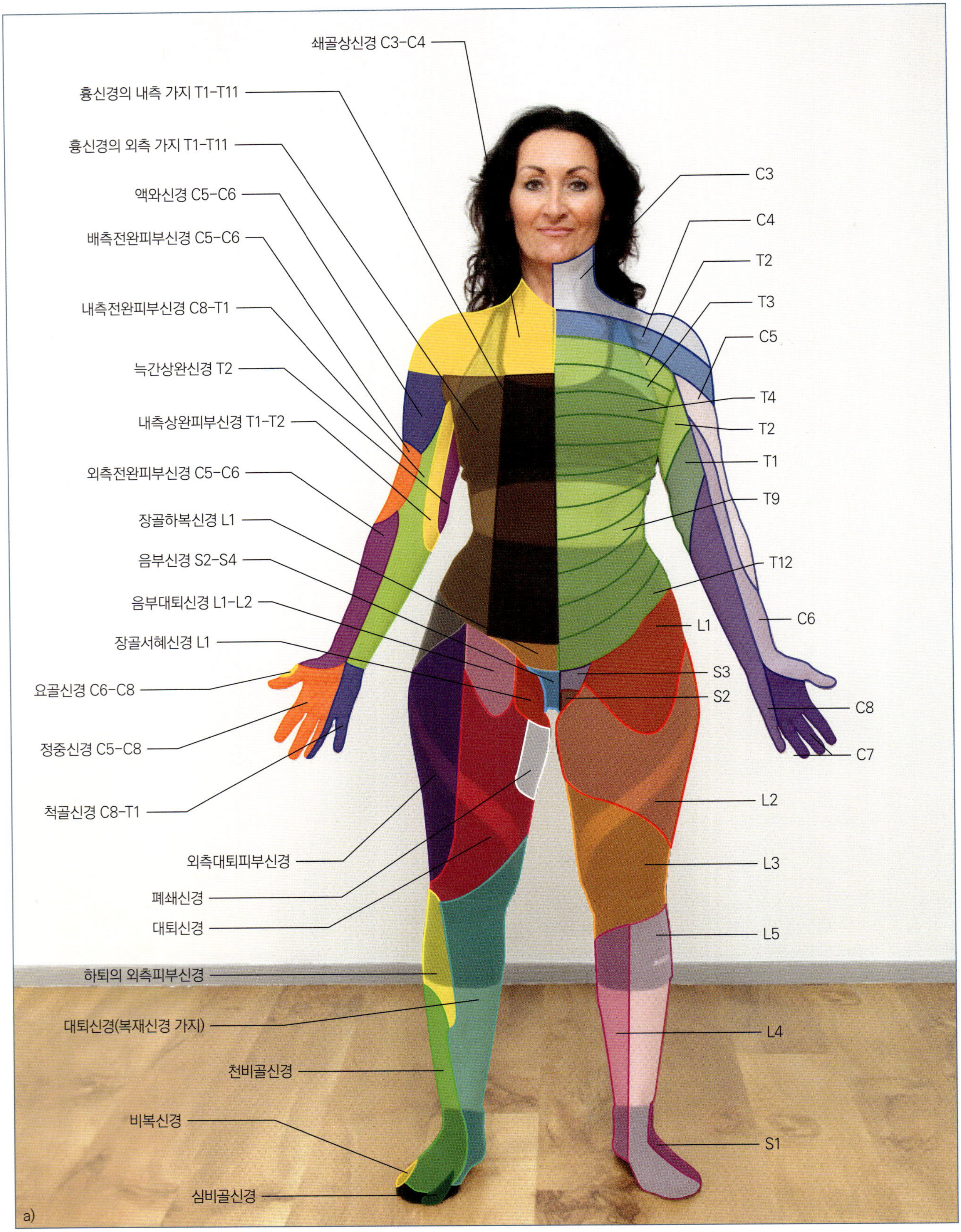

그림 6.3a: 인체의 피부분절(dermatomes)과 피부신경(cutaneous nerves)의 비교(전면)

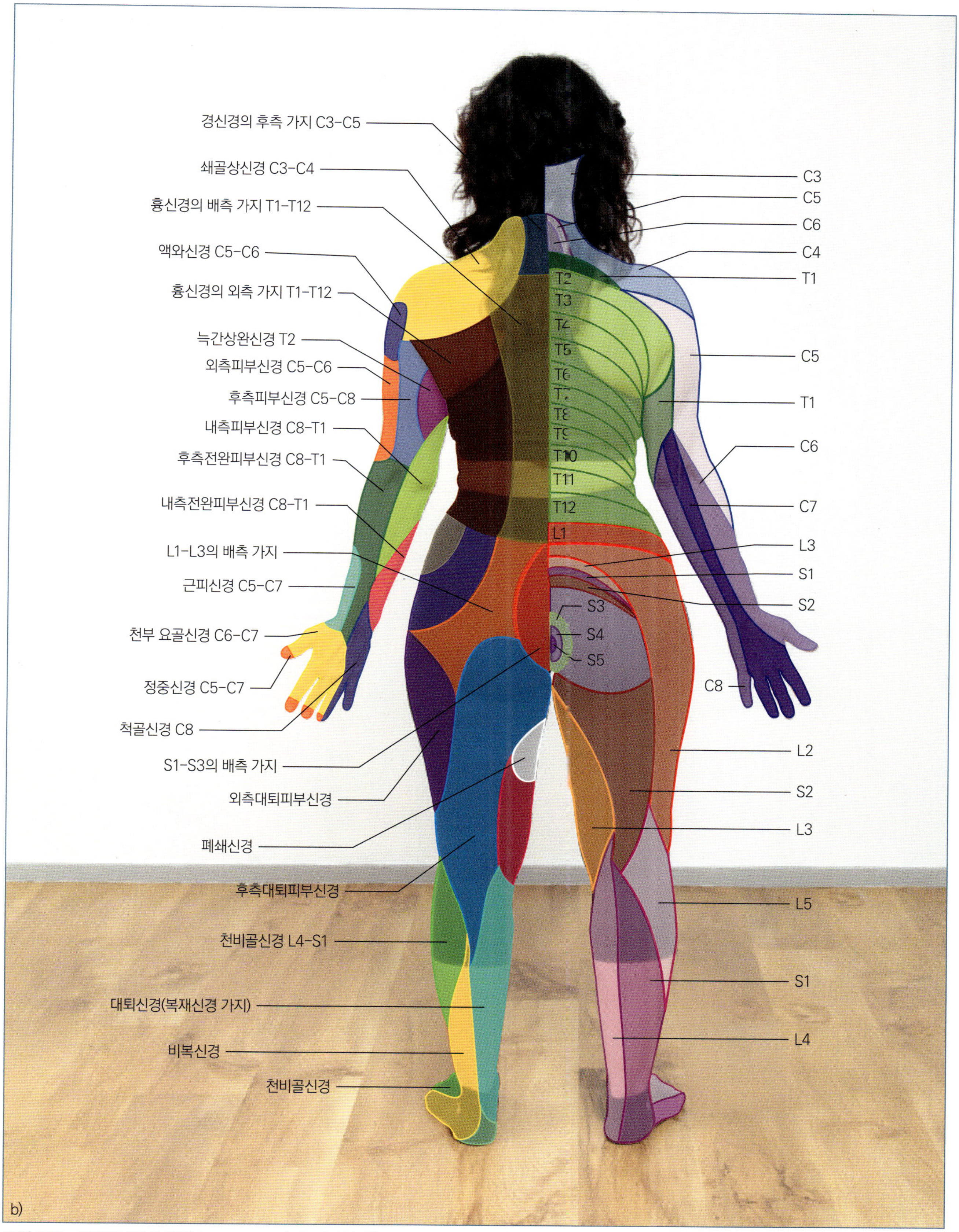

그림 6.3b: 인체의 피부분절(dermatomes)과 피부신경(cutaneous nerves)의 비교(후면)

표 6.1: 피부분절(dermatome) vs. 피부신경(cutaneous nerve)

피부분절(dermatome)	피부신경(cutaneous nerve)
피부분절은 하나의 척수 신경근(single spinal nerve root)에 의해 공급받는, 인체에 위치한 감각의 영역이다.	피부신경 지배는 하나의 특정 피부신경에 의해 지배받는, 피부의 국소화된 감각 영역이다.

표 6.2: 상지에 대한 피부분절의 지도

피부분절의 위치 - 상체	척수 레벨
후두골융기(occipital protuberance)와 목 뒤쪽	C2
목 앞쪽과 쇄골상와(supraclavicular fossa)	C3
쇄골상와와 견봉쇄골관절(acromioclavicular joint)	C4
쇄골 하부 및 상지를 가로질러 팔꿈치 위까지	C5
전완 외측부와 엄지손가락	C6
가운뎃손가락	C7
새끼손가락	C8
전완 내측	T1

표 6.3: 흉추에 대한 피부분절의 지도

피부분절의 위치 - 흉추 부위	척수 레벨
전완 내측	T1
상완 내측 및 액와부	T2
유두선(nipple line) 상부	T3
유두선 높이	T4
검상돌기(xiphoid process) 상부	T5
검상돌기 높이	T6
검상돌기 하부	T7
검상돌기와 배꼽 사이 중간부	T8
배꼽 상부	T9
배꼽 높이	T10
배꼽 하부	T11
치골 상부, 장골능 높이	T12

표 6.4: 하체에 대한 피부분절의 지도

피부분절의 위치 - 하체	척수 레벨
서혜인대(inguinal ligament) 아래쪽, 서혜부	L1
위쪽 허벅지	L2
허벅지 앞쪽부터 무릎까지	L3
하퇴의 내측 부위와 내과(medial malleolus)	L4
하퇴의 외측 부위와 발등, 발가락 1-4지	L5
발의 외측 부위와 새끼발가락, 외과(lateral malleolus), 뒤꿈치, 발바닥의 대부분	S1
허벅지 뒤쪽과 슬와부(popliteal fossa)	S2
항문 주변의 동심원 부위('우리는 S3 부위로 앉는다we sit on S3'), 좌골결절부(ischial tuberosity)	S3
항문 주변부와 외음부의 피부	S4
항문 옆 피부와 항문 주변부	S5

참고: 앞에서 피부분절 지도 간에 일관성이 부족하다고 말했는데, 이를테면 어떤 피부분절 지도에는 L5 피부분절이 엄지발가락을 덮고 있다고 나와 있으나 다른 곳에서는 L4 피부분절이 그 부위를 덮고 있다고 나와 있는 식이다. 차이점은 존재할 수 있는 것이고, 어떤 것이 옳다고 말할 수는 없음을 명심하라.

■ 감각 검사

신경학적 감각 구성요소, 특히 피부분절(dermatome)의 문제를 정확하게 평가하기 위해 우리는 몇 가지 간단한 도구를 이용할 수 있는데(**그림 6.4**), 탈지면, 뉴로팁(Neurotip, 신경계 검진용 핀), 모자 고정용 핀, 소리굽쇠 같은 것들이 있으며, (환자가 동의하기만 한다면) 단순히 손가락을 사용해 환자를 부드럽게 혹은 압박하면서 촉진할 수도 있다. 내가 환자를 진찰할 때 다음에 나오는 이 섹션의 모든 검사들을 전부 시행하는 것은 아니다. 그러나 신경계 평가 시에 분명 일부라도 사용하기는 한다. 이 검사들의 목적은 환자에게 실제 신경학적 문제가 있는지를 확인하는 것이며, 일부 환자들은 피부에 자극을 가해도 아무것도 느끼지 못하기도

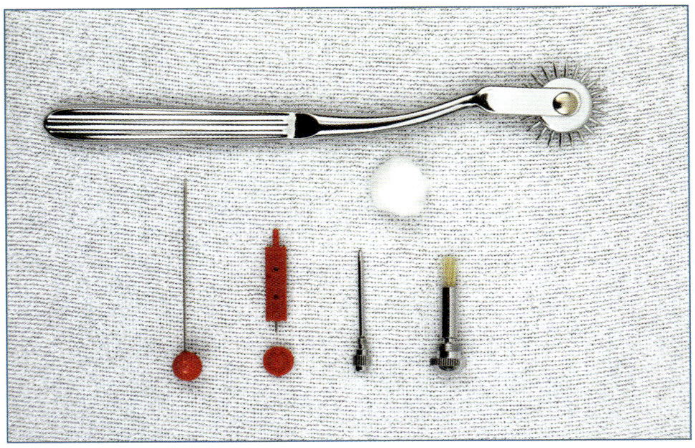

그림 6.4: 감각신경계 기능을 검사하기 위해 사용되는 도구들

한다.

감각신경계의 주요 역할은 외부 세계로부터 (피부를 통해) 중추신경계로 감각 피드백을 보내는 것이다. 현재 신경학적 문제가 없다면 우리는 다음의 다섯 가지 감각을 구분할 수 있어야 한다.

- 부드러운 촉각(light touch)
- 날카로움(sharpness)/무딤(bluntness, 압박pressure)
- 온도 감각(온각hot과 냉각cold)
- 진동 감각(vibration)
- 관절 위치 감각(고유수용감각proprioception)

한 가지가 아닌 다섯 가지 검사를 사용해야 하는 이유는 감각 정보를 중추신경계로 운반하는 경로가 여러 가지이기 때문이다. 예를 들면, 큰 수초화된 신경섬유(large myelinated nerve fibers)는 진동 감각(vibration)과 관절 위치 감각(joint position sensations)의 정보를 운반하며, 이 섬유들은 척수의 후주(posterior column) 내에 직접적으로 위치한다. 반면 통증과 온도에 대한 감각은 더 작은, 수초화되지 않은 신경섬유(smaller unmyelinated nerve fibers)를 통해 중추신경계로 들어온다. 이것들은 척수 내의 척수시상로(spinothalamic tracts)를 통해 운반된다. 가벼운 촉각의 경우 이 두 수송 체계 모두를 사용해 전달된다.

감각 경로의 다양성을 언급한 이유는, 만약 한두 가지 감각을 잃는다고 해도 다른 감각은 정상일 수 있다는 걸 얘기하기 위해서다. 예를 들면, 다발성경화증은 중추신경계에 탈수초화가 일어나는 질환인데, 이 질환에서 가장 흔한 감각 손실은 진동 감각(vibration)에서 일어난다. 발에서 특히 두드러지며 척수 후주(posterior column)의 탈수초화(demyelination)로 인해 발생한다. 그러나 통증이나 온도에 대한 감각 정보(수초화되지 않은 신경섬유unmyelinated nerve fibers)의 운반은 영향을 받지 않을 수 있다.

부드러운 촉각(Light Touch)

부드러운 촉각을 검사하기 위해서는 손가락이나 탈지면 조각, 혹은 휴지 조각을 사용한다. 문지르는 것이 아니고(움직임에 대한 감각을 자극할 수 있으므로) 살짝 건드리는 것이 핵심이다.

- 우선 환자를 부드럽게 건드리는 시범을 보여줌으로써 환자가 이 과정을 이해할 수 있도록 하고, 접촉을 느꼈을 때 '네'라고 대답할 수 있도록 한다.
- 다음으로 환자에게 눈을 감으라고 한 뒤, 촉각이 느껴지면 '네'라고 대답하도록 지시한다.
- 모든 검사는 특정 피부분절에 행해져야 하며, 양측이

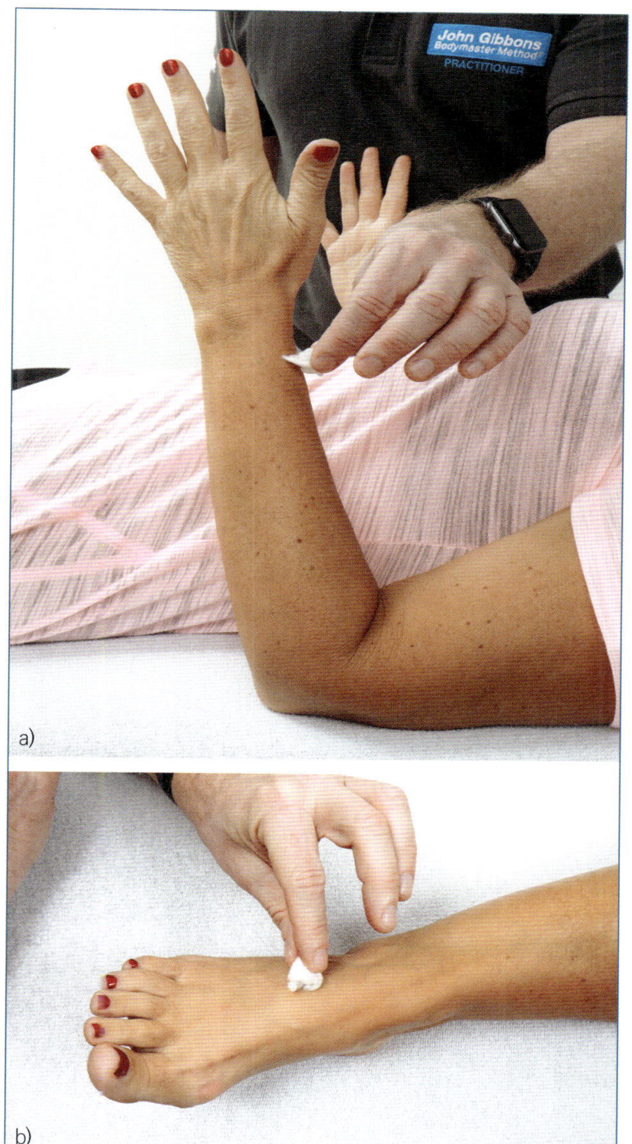

그림 6.5: 부드러운 촉각(light touch) 검사: (a) C6 피부분절과 (b) L5 피부분절

비교되어야 한다.

- 예측이 불가능하게 하기 위하여 각 촉진의 타이밍을 불규칙하게 한다. 예를 들어, 오른팔에서는 C5를 검사하고, 다음으로는 왼팔의 C7을, 다음으로는 오른팔의 C6을 검사하는 식이다.
- 어디에서든 감소되거나 증가된 감각이 있으면 기록해 둔다.

그림 6.5의 (a)와 (b)는 탈지면 조각으로 각각 상지의 C6와 하지의 L5 피부분절에 부드러운 촉각 검사를 시행하는 것이다. 환자에게는 접촉이 느껴지면 반응을 보이도록 지시하였다.

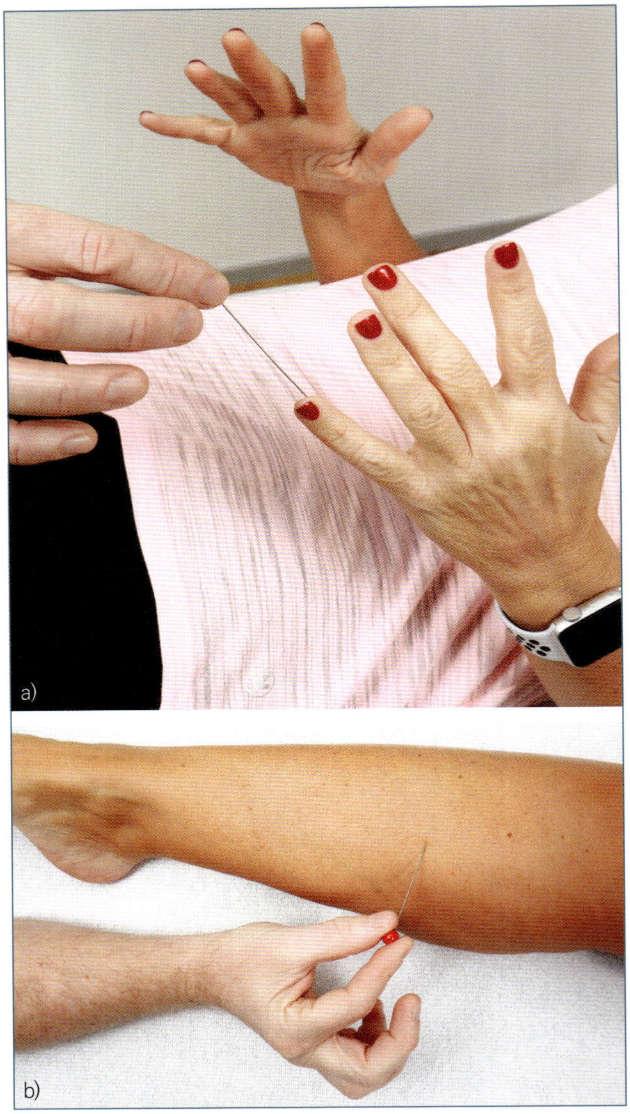

그림 6.6: 날카롭거나 무딘 팁의 적용: (a) C8 피부분절과 (b) L4 피부분절

날카로움(Sharpness)/무딤(Bluntness) (핀으로 찌르기Pinprick)

날카로움/무딤 검사는 신경학적 검진용 핀을 가지고 시행하는데, 한쪽 끝은 뾰족하고 다른 한쪽 끝은 뭉툭하다.

- 검사를 시작하기 전에 환자 가슴의 흉골 부위에 시범적으로 자극을 주어, 날카로움에 대한 기준점을 세울 수 있도록 한다.
- 부드러운 촉각 검사와 마찬가지 방법으로 시행하며, 환자로 하여금 눈을 감게 하고 양쪽을 비교하도록 한다.
- 피부분절의 각 영역마다 날카로운 부분과 무딘 부분을 번갈아 가며 사용한다. 양쪽에 동일하게 시행한다. 환자로 하여금 날카롭거나 무딘 느낌을 말로 표현하도록 하고, 감소되거나 증가된 감각이 있으면 기록해 둔다.

그림 6.6의 (a)와 (b)는 각각 상지의 C8 피부분절과 하지의 L4 피부분절에 날카롭거나 무딘 팁을 적용하는 그림이다.

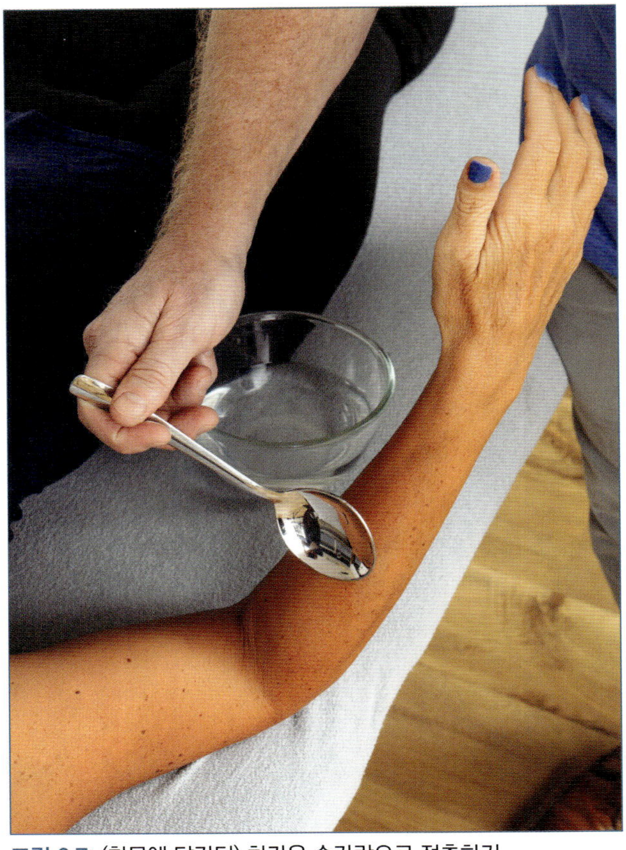

그림 6.7: (찬물에 담갔던) 차가운 숟가락으로 접촉하기

환자로 하여금 어떤 종류의 감각을 느끼는지를(날카로움인지 무딤인지를) 말로 표현하도록 한다.

온도 감각(Temperature)

온도 감각을 검사하는 이 기법은 임상에서 간과하기 쉬우나 실은 매우 중요하다(그림 6.7).

- 이상적으로는 찬물 한 사발과 따뜻한 물 한 사발이 준비되어 있으면 좋다.
- 숟가락을 찬물에 담갔다 꺼내 환자에게 접촉하고, 따뜻한 물로도 마찬가지로 시행한다.
- 환자에게, 숟가락이 처음엔 찼다가 그 다음에는 따뜻해졌는지를 묻는다.
- 간단하고 실용적인 또 다른 방법은 반사 해머의 끝을 환자에게 접촉하는 것으로, 이것은 보통 차갑기 때문이다.
- 특정 피부분절의 온도 감각의 질을 비교한다.

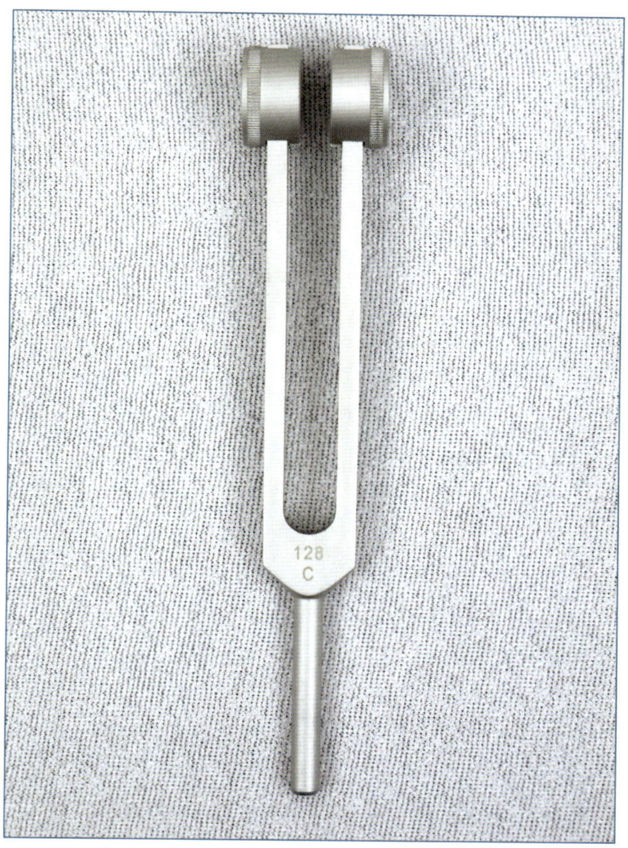

그림 6.8: 소리굽쇠(tuning fork)

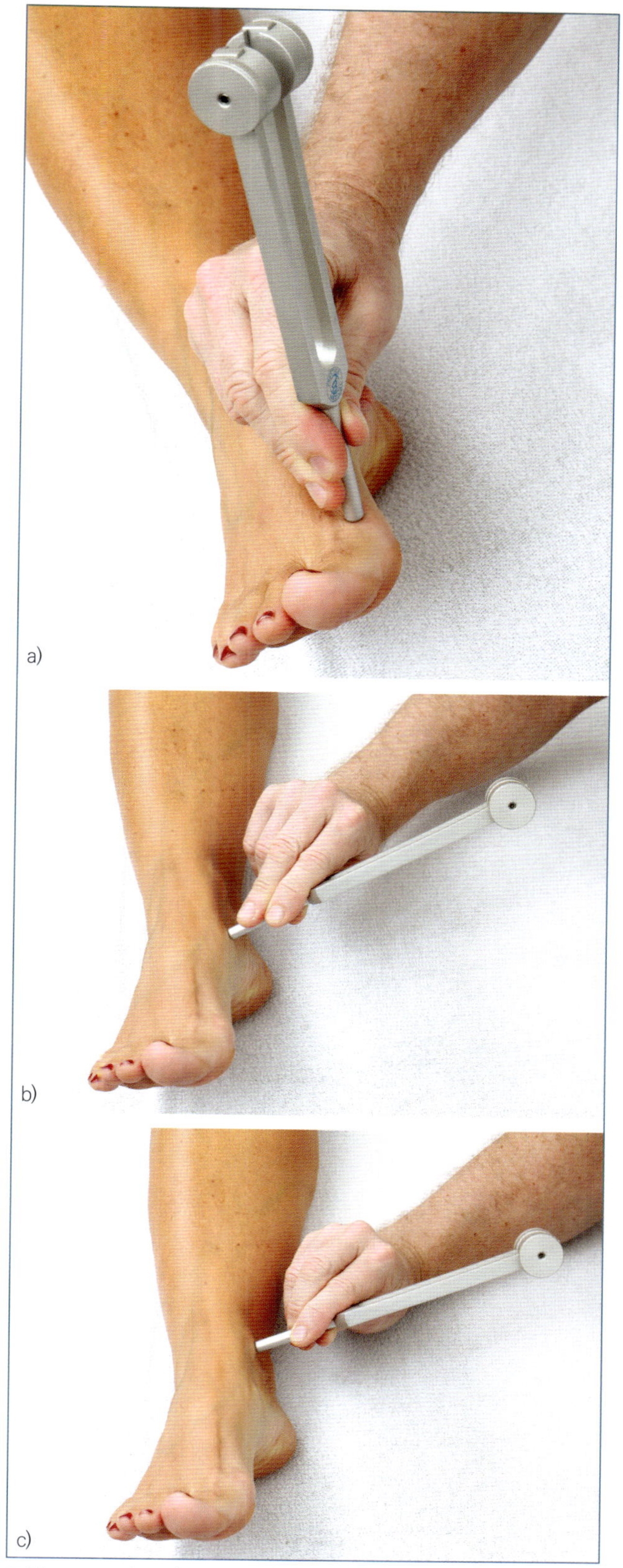

그림 6.9: 소리굽쇠(tuning fork)의 적용: (a) 엄지발가락의 중족지절관절(MTP joint), (b) 주상골 조면(navicular tuberosity), (c) 내과(medial malleolus)

진동 감각(Vibration)

진동 감각은 말초신경병증(peripheral neuropathy, 당뇨병diabetes 등)이나 척수의 질환에서 감소될 수 있기 때문에 이 검진에 대해 연습해 두는 것이 좋다. 이 기법에는 소리굽쇠(그림 6.8)가 사용되는데 확실한 진동을 일으키기 위해서는 적절하게 두드려야 한다.

- 우선, 소리굽쇠의 진동하지 않는 한쪽 끝부분을 환자의 흉골(sternum) 위에 올려 놓고 진동을 주어, 환자가 진동 감각의 시작과 멈춤을 알 수 있도록 한다.
- 다음으로, 엄지발가락이나 엄지손가락의 손가락사이관절(interphalangeal joint) 중 한 곳에 소리굽쇠를 올려놓고, 환자에게 진동이 느껴지는지를 묻는다.
- 만약 진동을 느끼지 못한다면, 엄지발가락의 중족지절관절(metatarsophalangeal joint, MTP joint)에 소리굽쇠를 올려놓고 같은 과정을 반복한다(그림 6.9). 이번에도 진동 감각을 느끼지 못하면, 더 근위부의 관절이나 뼈(주상골 조면navicular tuberosity)로 옮겨서 시행해 보고, 그 다음은 내과(medial malleolus)에, 마지막에는 경골 조면(tibial tuberosity)까지, 점차 근위부로 이동하며 시행해 본다. 환자가 진동 감각을 느낄 수 있을 때까지 검사를 반복한다.

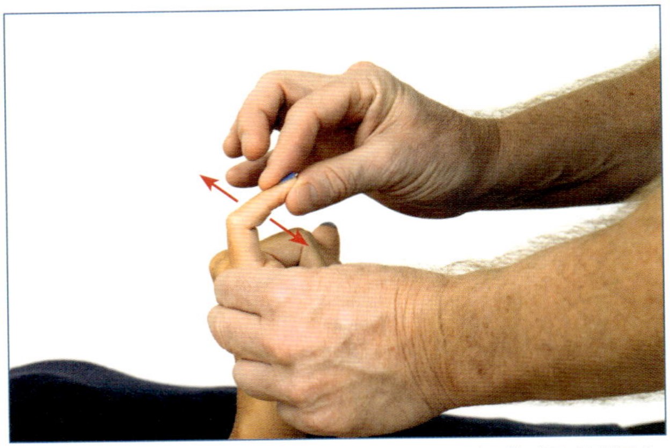

그림 6.10: 관절 위치 감각(joint position sense): 환자로 하여금 눈을 감도록 한 뒤, 검사자는 환자의 손가락을 굴곡 및 신전시킨다.

관절 위치 감각(Joint Position Sense)

관절 위치 감각(고유수용감각proprioception)은 간단한 방법으로 검사할 수 있는데, 환자로 하여금 눈을 감도록 하고, 검사자는 환자의 관절을 굴곡 혹은 신전시킨 후, 이것이 느껴지는지를 대답하도록 한다(그림 6.10).

피부분절 검사 - 상지

피부분절 검사 - 하지

7

운동 검사

운동 시스템(Motor System)에 대한 검진(근육분절Myotome)

근육분절은 하나의 신경근(single nerve root)에 의해 지배되는 근육군을 말한다.

이 장에서 다룰 내용은 아마도 이 책을 통틀어 가장 값진 내용일 것이다. 그러나 대부분의 치료사들은 그저 대략적으로만 훑어볼 뿐 근육분절 검사의 중요성을 진정으로 이해하고 있는 것 같지 않다. 신경학적 평가 과정에서 근력검사가 필수라는 것은 어떻게 더 강조할 수도 없다. 왜냐하면 근력검사는 병변의 위치를 특정하는 데에 도움을 주기 때문이다.

예전에 한 캐나다인(Canadian) 카이로프락터가 옥스퍼드의 조정(rowing) 팀원들을 치료하는 것을 참관한 적이 있는데, 그가 주로 사용한 평가방법은 그가 선수의 관절에 힘을 주는 동안 선수로 하여금 버티도록 하는 것이었다. 검사결과의 소견에 따라 그는 치료 부위를 결정했다. 예를 들어, 견관절 외전과 주관절 굴곡에 대한 저항운동 검사에서 근력검사상 3등급(표 7.1 참고)이 나온다면, 이것은 C5 근육분절이 약화되어 있음을 의미한다. 그러면 카이로프락터는 4번 경추와 5번 경추 사이를 교정하는데, 그 이유는 이 두 척추 사이에서 C5 신경근이 나오고, C5의 근육분절 검사상 약화 소견이 발견되었기 때문이다. 교정을 마친 후 그는 그 두 움직임에 대해 다시 근력검사를 시행하고, 5등급, 즉 정상으로 돌아온 것을 확인한다.

그 카이로프락터의 치료에 나는 큰 감명을 받았고, 그날 목격한 것의 일부를 지금까지도 내 치료 프로토콜에서 활용하고 있다. 문제는 교정기법(manipulation technique)을 수행할 수 있는 숙련된 치료사들이 많지 않다는 것인데, 교정기법은 완전히 숙달하는 데까지 오랜 시간이 걸리기 때문이다. 그러나 이 책의 목표는 교정 방법을 알려주는 것은 아니고, 근육분절에 대한 검사의 역할을 이해하도록 도움을 주어 어떤 척추 레벨에 문제가 있는지를 알게 하려는 것이다. 어떤 치료사든 이 고유한 검사 기법을 배울 수 있다.

근력검사(Power Testing)

환자에게 특정 관절을 움직이도록 지시하고, 의사는 이 움직임을 방해하는 힘을 주면서, 환자로 하여금 그 자세를 (등척성으로) 유지하도록 한다. 당연히 이 과정은 움직임과 관련된 '근육'을 검사하는 방법이다. 예를 들어 환자로 하여금 저항 견관절 외전을 하도록 하면, 이 동작을 수행하는 근육은 당연히 삼각근(deltoid)과, 이보다 작지만 더 중요한 극상근(supraspinatus)이 된다. 이 근육들이 수축할 수 있도록 하는 것은 C5 신경근이다. 만약 동작 수행에 위약이 발견된다면 이것은 신경근 문제일 수 있다. 그러나 만약 동작 수행 시 위약과 더불어 통증도 동반된다면 환자에게는 회전근개 파열(주로 극상근)이 있는 것일 수 있다. 이때 우리는 추가적으로 환자에게 저항 주관절 굴곡을 하도록 지시할 수 있는데, 이는 상완이두근(biceps brachii)과 상완요골근(brachioradialis) 또한 (근피신경musculocutaneous nerve을 통해) C5의 지배를 받기 때문이다. 만약 주관절 굴곡과 견관절 외전이 모두 약화되어 있다면, C5 신경근에 문제가 있는 것으로 판단할 수 있다.

분명히 말하건대, 근육군을 검사하면 그 근육분절과 관련된 신경근을 확인할 수 있다. 검사자는 그 근육군에 반대되는 힘을 주게 되는데, 이때 확인되는 위약(weakness)은 해당 신경근의 문제를 시사한다. 근력검사의 결과는 표 7.1의 등급 시스템에 따라 0등급에서 5등급까지로 표현된다.

표 7.1: 근육분절(myotome)을 평가하기 위한 등급 시스템

등급	설명
0	근육 수축이 보이지 않음
1	근육 수축은 보이나 관절의 움직임은 없음
2	중력을 제거한 상태에서 능동적 관절 움직임이 가능함
3	움직임이 중력을 이겨낼 수 있으나 검사자의 저항을 이겨낼 수는 없음
4	근육군이 중력을 이겨내고 일정 정도의 저항도 이겨낼 수 있음
5	저항에 대해 완전한 정상 근력을 가짐

근육분절을 나타낸 지도(Myotome Maps)

표 7.2–7.3은 상지와 하지의 근육분절, 그리고 이와 연결된 신경근 레벨을 보여준다.

표 7.2: 상지의 근육분절 지도

근육분절의 위치 – 상지	척수 레벨
경추 굴곡/신전	C1/C2
경추 측굴	C3
견갑골 거상(shoulder elevation)	C4
견관절 외전과 주관절 굴곡	C5
주관절 굴곡과 수근관절(wrist) 신전	C6
주관절 신전, 수근관절 굴곡, 수지관절(finger) 신전	C7
수지관절 굴곡	C8
수지관절 외전과 내전	T1

표 7.3: 하지의 근육분절 지도

근육분절의 위치 – 하지	척수 레벨
고관절 굴곡	L2
슬관절 신전	L3
족근관절(ankle) 족배굴곡	L4
엄지발가락 신전	L5
족근관절 족저굴곡/외전과 고관절 신전	S1
슬관절 굴곡	S2

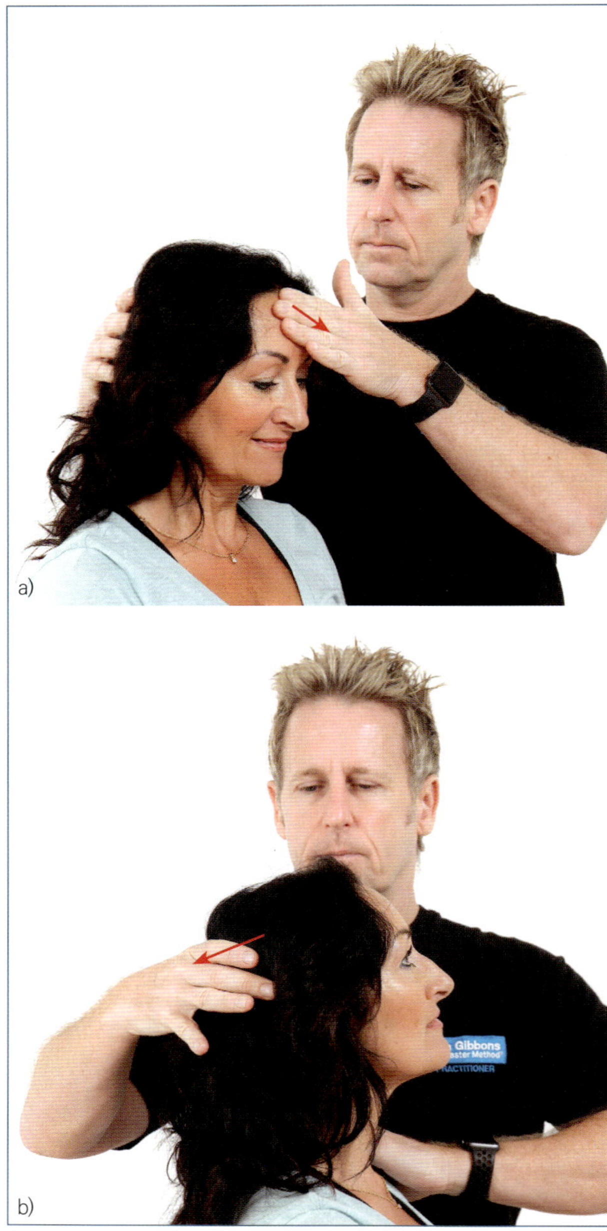

그림 7.1: (a) 저항 경추 굴곡. (b) 저항 경추 신전

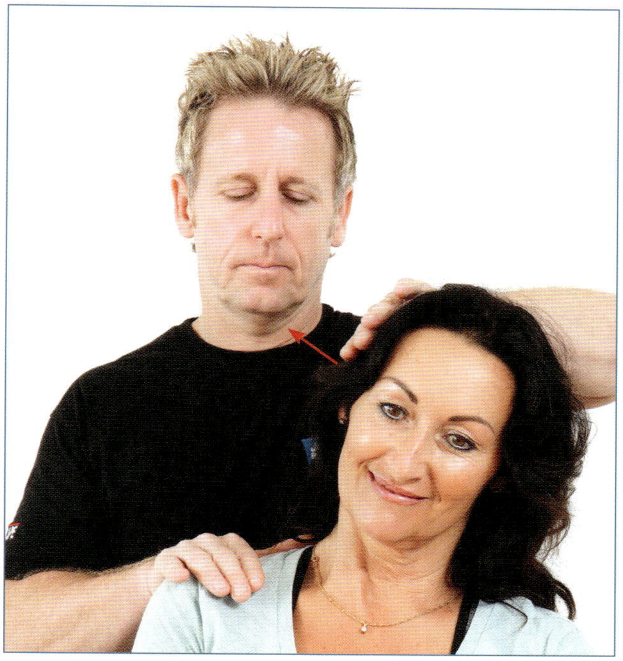

그림 7.2: 저항 경추 측굴

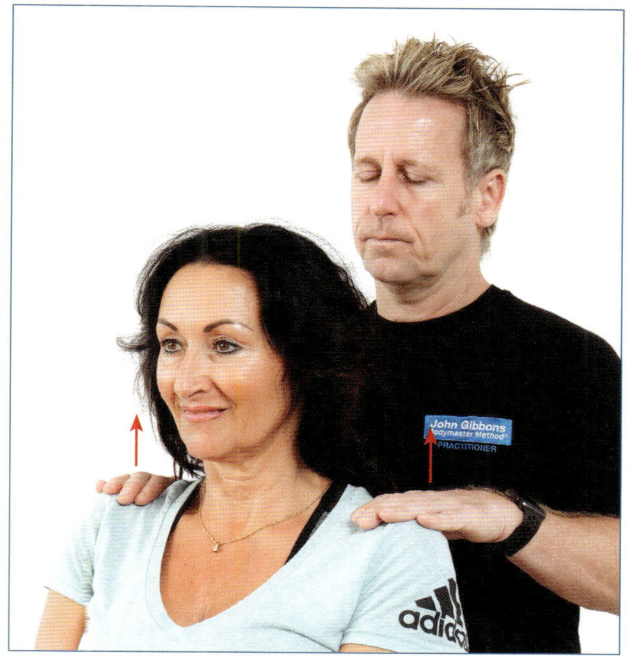

그림 7.3: 저항 견관절 거상

■ Part 1: 상지의 근육분절에 대한 검사

1. 경추 굴곡/신전 – C1/C2 근육분절

- 환자를 앉히고 환자의 이마에 검사자의 손을 댄다.
- 환자로 하여금 검사자의 힘에 저항하여 경추를 굴곡하도록 한다(그림 7.1(a)).
- 검사자의 손을 환자의 후두골(occipital bone)에 댄다.
- 환자로 하여금 검사자의 힘에 저항하여 경추를 신전하도록 한다(그림 7.1(b)).

2. 경추 측굴 – C3 근육분절

- 환자를 앉히고 환자의 측두부에 검사자의 손을 댄다.
- 환자로 하여금 검사자의 힘에 저항하여 경추를 측굴하도록 한다(그림 7.2).

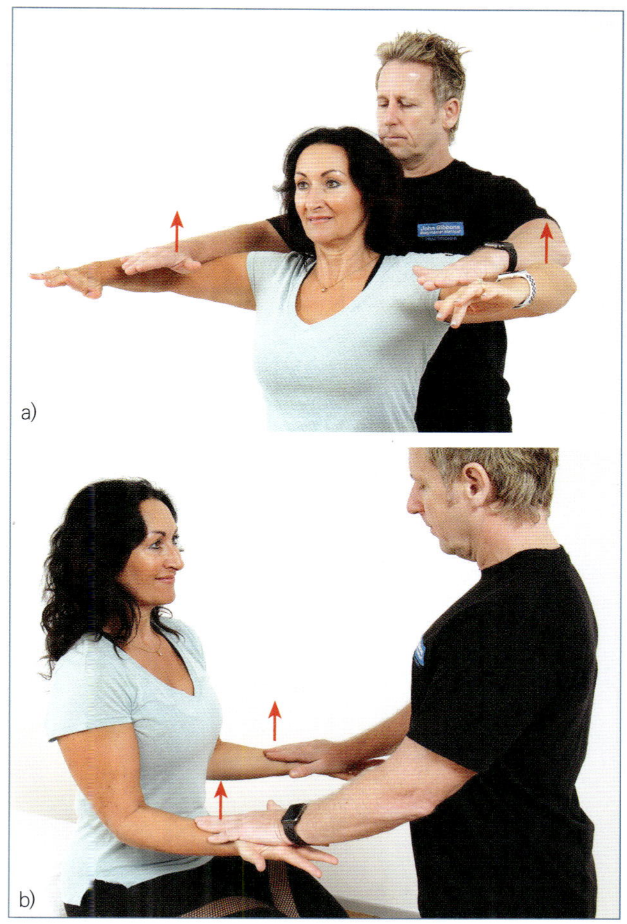

그림 7.4: (a) 저항 견관절 외전. (b) 저항 주관절 굴곡

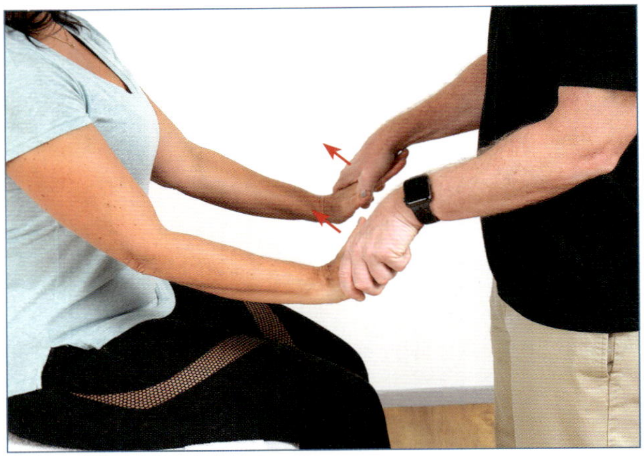

그림 7.5: 저항 수근관절(wrist) 신전

3. 견갑골 거상(Shoulder Elevation) – C4 근육분절

- 환자를 앉히고 환자 어깨의 제일 높은 부분에 검사자의 손을 댄다.
- 환자로 하여금 검사자의 힘에 저항하여 견갑대(shoulder girdle)를 거상하도록 한다(그림 7.3)

4. 견관절 외전과 주관절 굴곡 – C5 근육분절

- 환자를 앉히고 환자의 주관절 바로 위에 검사자의 손을 댄다.
- 환자로 하여금 검사자의 힘에 저항하여 양 견관절을 90도로 외전하도록 한다(한 번에 한쪽씩 해도 됨)[그림 7.4(a)].
- 환자 전완부의 먼 쪽에 검사자의 손을 올린다.
- 환자로 하여금 검사자의 힘에 저항하여 주관절을 90도로 굴곡하도록 한다[그림 7.4(b)].

5. 주관절 굴곡과 수근관절(Wrist) 신전 – C6 근육분절

주관절 굴곡에 대해서는 이미 다루었지만[그림 7.4(b)], 정리하자면 환자로 하여금 주관절을 90도로 굴곡하도록 하면 C5와 C6 근육분절을 테스트할 수 있다. 수근관절 신전(주로 C6 근육분절에 속함)을 테스트하려면,

- 환자의 손등 위에 검사자의 손을 올린다.
- 환자로 하여금 검사자의 힘에 저항하여 손목을 신전하도록 한다(그림 7.5).

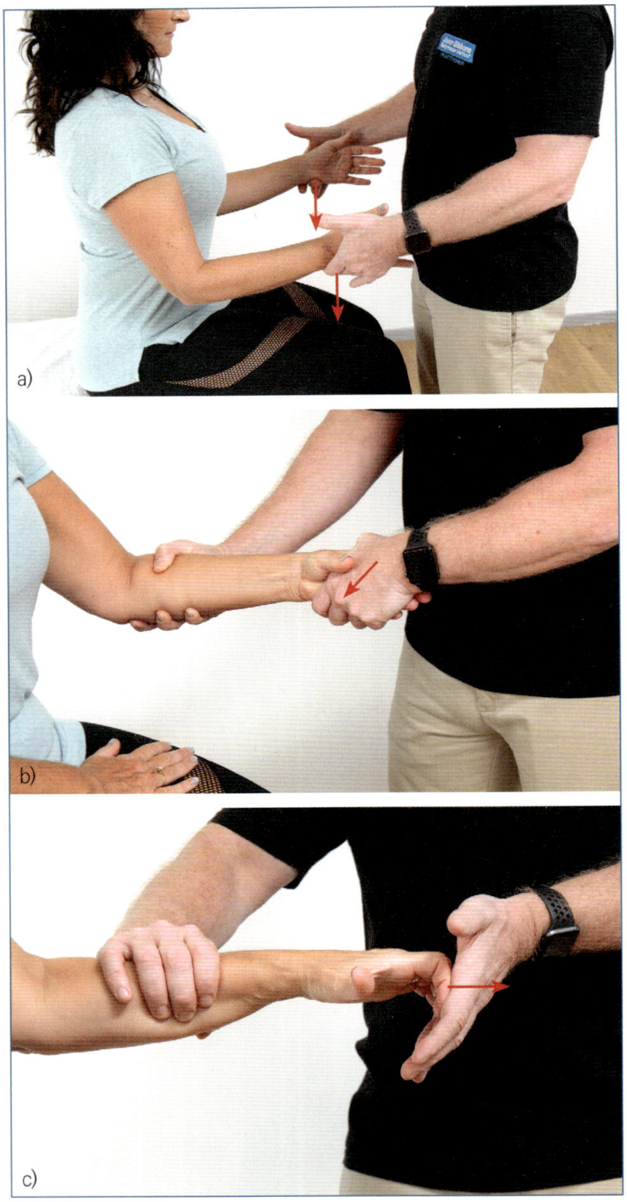

a)

b)

c)

그림 7.6: (a) 저항 주관절 신전. (b) 저항 수근관절(wrist) 굴곡. (c) 저항 수지관절(finger) 신전

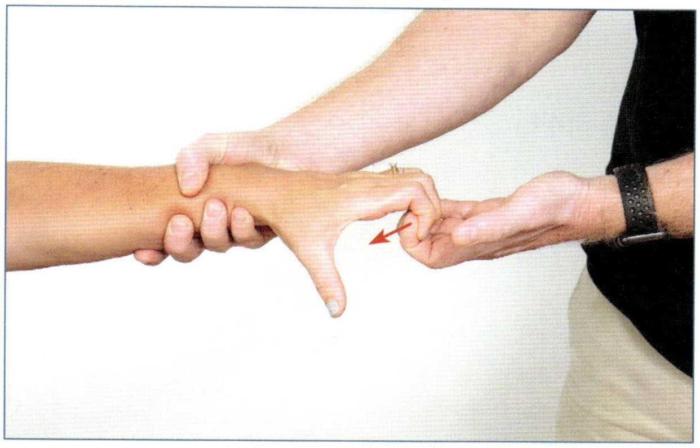

그림 7.7: 저항 수지관절(finger) 굴곡

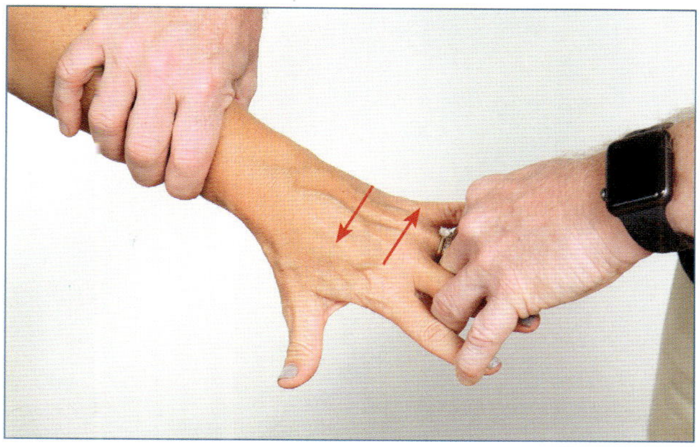

그림 7.8: 저항 수지관절(finger) 외전과 내전

6. 주관절 신전, 수근관절(Wrist) 굴곡, 수지관절(Finger) 신전 – C7 근육분절

주관절 신전:

- 환자를 앉히고 환자의 전완부 중 원위부(distal) 내측에 검사자의 손을 댄다.
- 환자로 하여금 주관절을 90도까지 굴곡하도록 한 후, 검사자의 힘에 저항하여 주관절을 신전하도록 한다(그림 7.6(a)).

수근관절(wrist) 굴곡:

- 환자의 손 아래에 검사자의 손을 댄다.
- 환자로 하여금 검사자의 힘에 저항하여 손목을 굴곡하도록 한다(그림 7.6(b)).

수지관절(finger) 신전:

- 환자의 손가락 위에 검사자의 손을 댄다.
- 환자로 하여금 검사자의 힘에 저항하여 손가락을 신전하도록 한다(그림 7.6(c)).

7. 수지관절(Finger) 굴곡 – C8 근육분절

- 환자를 앉히고 환자의 손가락 아래에 검사자의 손을 위치시킨다.
- 환자로 하여금 검사자의 힘에 저항하여 손가락을 굴곡하도록 한다(그림 7.7).

8. 수지관절 외전과 내전 – T1 근육분절

- 환자를 앉히고, 환자의 손가락에 검사자의 손가락을 깍지 낀다.
- 환자로 하여금 검사자의 힘에 저항하여 손가락을 외전 및 내전하도록 한다(그림 7.8).

근육분절 검사 – 상지

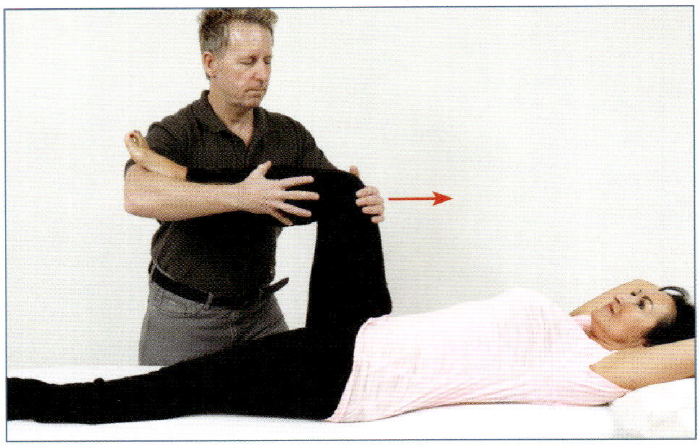

그림 7.9: 저항 고관절 굴곡

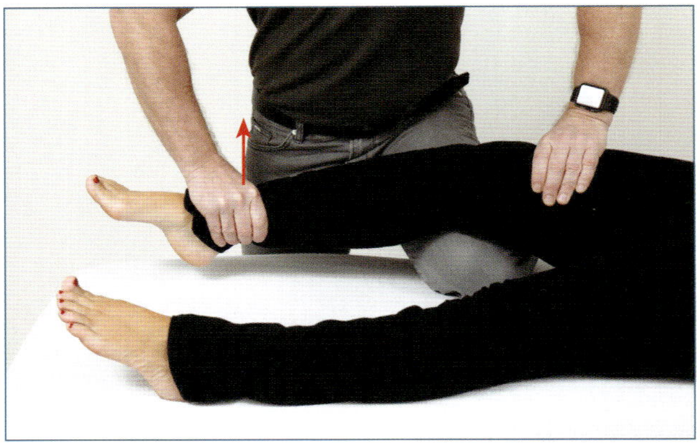

그림 7.10: 저항 슬관절 신전

Part 2: 하지의 근육분절에 대한 검사

이 파트의 대부분의 과정에서 환자는 좌위(seated position)를 취해도 되지만, 일반적으로는 앙와위(supine position)를 취한다. 개인적으로는 이렇게 앙와위로 평가하는 것이 더 좋다고 생각하며, 일부 근육분절 검사에서는 복와위(prone position)를 취하기도 한다.

1. 고관절 굴곡 – L2 근육분절

- 환자로 하여금 앙와위(supine position)를 취하게 한다.
- 환자로 하여금 고관절과 슬관절을 90도로 구부리도록 하고, 검사자의 손으로 환자 무릎의 상단 부분을 지지한다.
- 환자로 하여금 검사자의 힘에 저항하여 고관절을 굴곡하도록 한다(그림 7.9).

2. 슬관절 신전 – L3 근육분절

- 검사자의 다리를 구부려 환자의 무릎 밑에 위치시킨다.
- 환자로 하여금 검사자의 힘에 저항하여 무릎을 신전하도록 한다(그림 7.10).

3. 족근관절(Ankle) 족배굴곡(Dorsiflexion) – L4 근육분절

- 환자로 하여금 앙와위를 취하도록 하고, 검사자의 손을 환자의 발등 쪽에 올려놓는다.
- 환자로 하여금 검사자의 힘에 저항하여 발목을 족배굴곡(dorsiflex), 내번(invert)하도록 한다(그림 7.11). 이 동작은 전경골근(tibialis anterior)을 활성화시킨다.

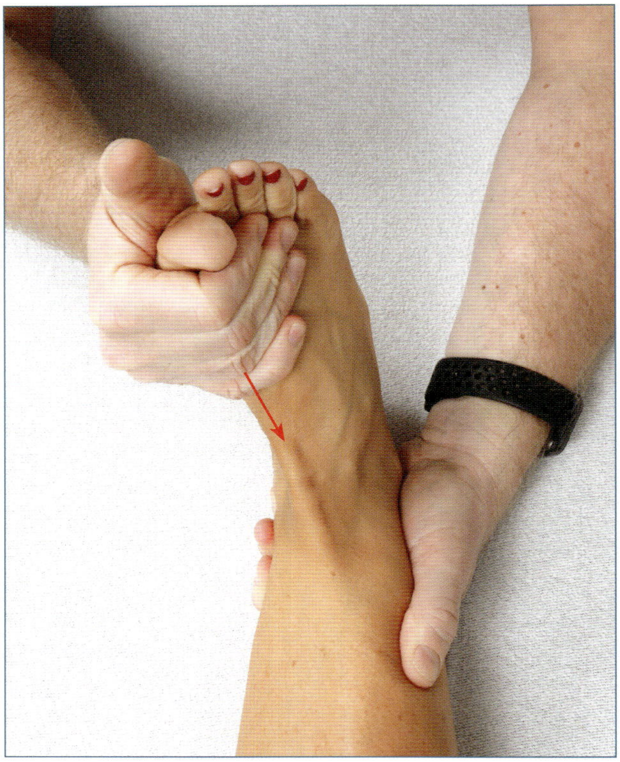

그림 7.11: 저항 족근관절(ankle) 족배굴곡(dorsiflexion)과 내번(inversion)

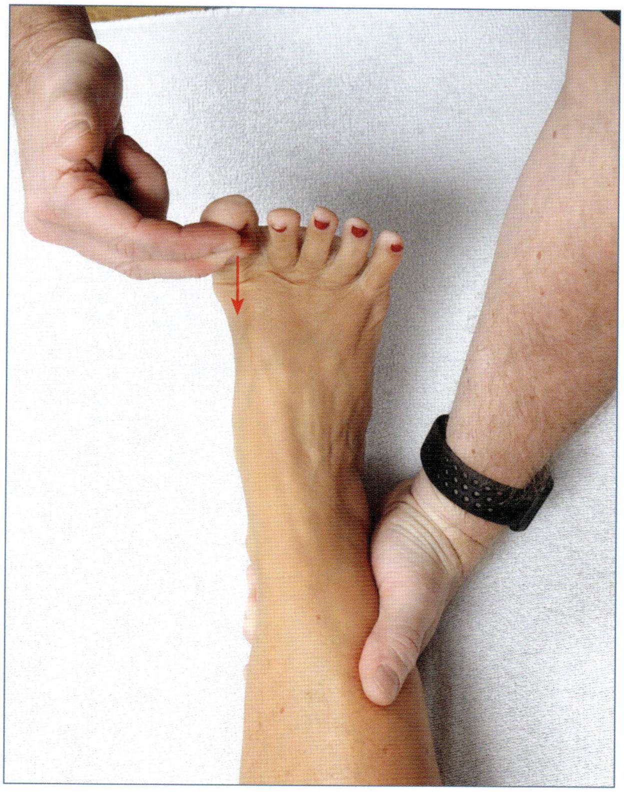
그림 7.12: 저항 엄지발가락 신전

4. 엄지발가락 신전 – L5 근육분절

- 환자로 하여금 앙와위를 취하도록 하고, 검사자의 손가락을 엄지발가락의 발등 쪽에 놓는다.
- 환자로 하여금 검사자의 힘에 저항하여 환자의 엄지발가락을 신전하도록 한다(그림 7.12). 이 동작은 장무지신근(extensor hallucis longus, EHL)을 활성화시킨다.

5. 족근관절(Ankle) 족저굴곡(Plantar Flexion) – S1 근육분절

- 환자로 하여금 앙와위를 취하도록 하고, 검사자의 손을 환자의 발 밑에 위치시킨다.
- 환자로 하여금 검사자의 힘에 저항하여 족근관절을 족저굴곡하도록 한다(그림 7.13). 이 동작은 하퇴삼두근(triceps surae, 비복근gastrocnemius과 가자미근soleus)을 활성화시킨다.

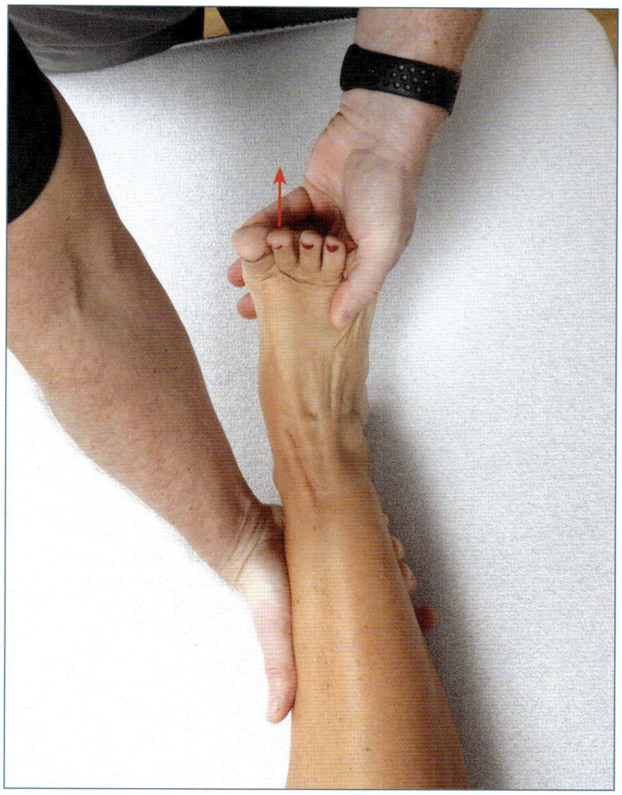
그림 7.13: 저항 족근관절(ankle) 족저굴곡(plantar flexion)

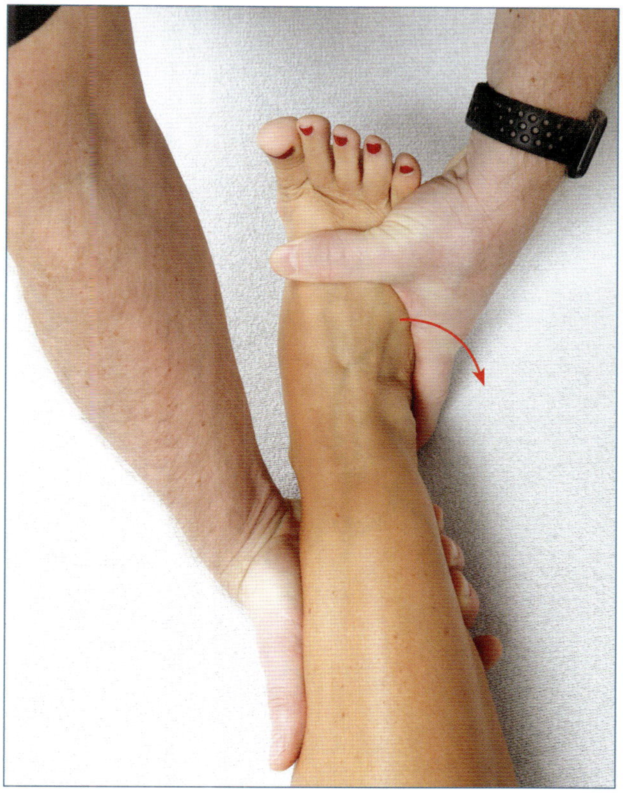
그림 7.14: 저항 족근관절(ankle) 외번(eversion)

6. 족근관절(Ankle) 외번(Eversion) – S1 근육분절

- 환자로 하여금 앙와위를 취하도록 하고, 검사자의 손을 환자 발의 바깥쪽 끝부분에 위치시킨다.
- 환자로 하여금 검사자의 힘에 저항하여 족근관절을 외번하도록 한다(그림 7.14). 이것은 비골근군(fibulares)을 활성화시킨다.

7. 고관절 신전 – S1 근육분절

- 환자로 하여금 복와위(prone position)를 취하도록 한다.
- 환자로 하여금 무릎을 90도로 굴곡하도록 하고, 검사자의 손을 환자 무릎 바로 상단의 뒤쪽에 놓는다.
- 환자로 하여금 검사자의 힘에 저항하여 고관절을 천정 방향으로 신전하도록 한다(그림 7.15).

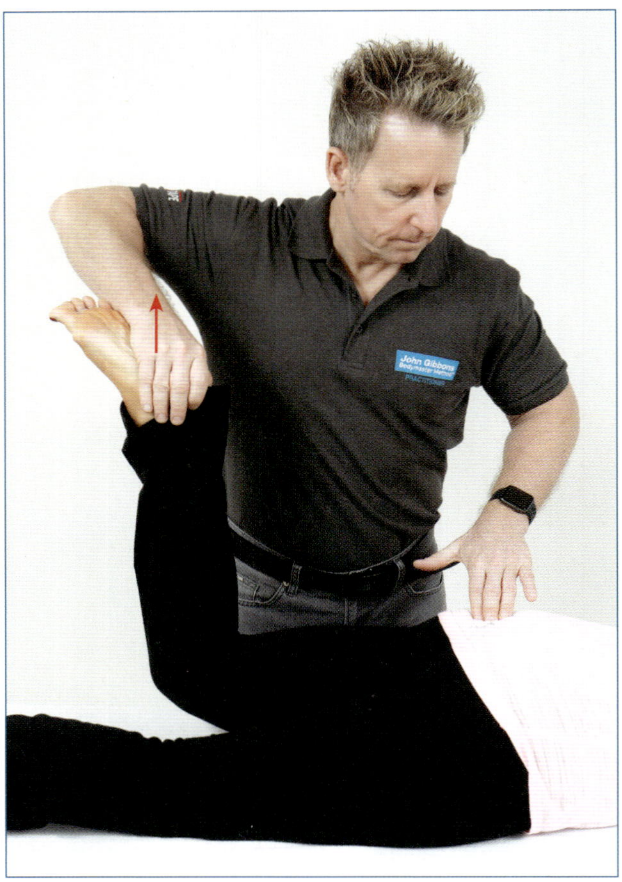

그림 7.15: 저항 고관절 신전

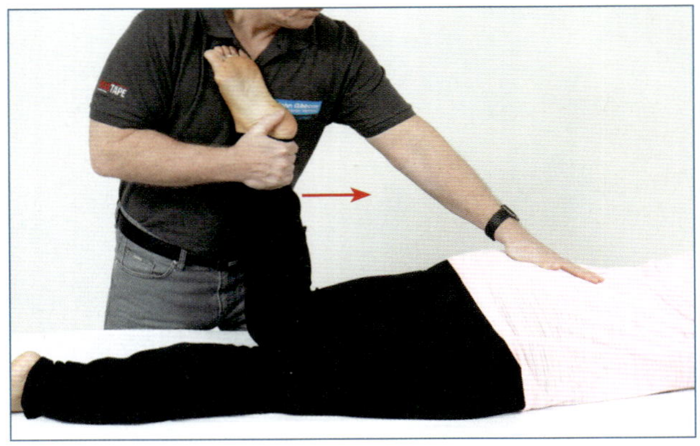

그림 7.16: 저항 슬관절 굴곡

8. 슬관절 굴곡 – S2 근육분절

- 환자로 하여금 복와위를 취하도록 한다.
- 환자로 하여금 무릎을 약간 굽히도록 하고, 검사자의 손을 환자 발목 바로 상단의 뒤쪽에 놓는다.
- 환자로 하여금 검사자의 힘에 저항하여 슬관절을 굴곡하도록 한다(그림 7.16).

근육분절 검사 – 하지

■ L4-S1 근육분절에 대한 간단한 검사

디스크 병변은 허리에서 주로 두 곳을 침범하는데, 즉 L4/L5와 L5/S1이다. 이때 침범받는 신경근은 L4, L5, S1이다. 따라서 근육분절의 기능을 확인하는 가장 쉬운 방법은 다음에 나오는 간단한 테스트들을 시행하는 것이며, 이 방법들을 통해 손쉽게 상태를 감별할 수 있다.

L4/L5 – 신속 검사(Quick Test)

L4/L5의 문제를 확인하기 위해서, 환자로 하여금 서서 발뒤꿈치로 걷도록 하거나, 혹은 발가락을 들어 올리도록 한다(그림 7.17). 이 동작은 발목이 족배굴곡(dorsiflexion)되

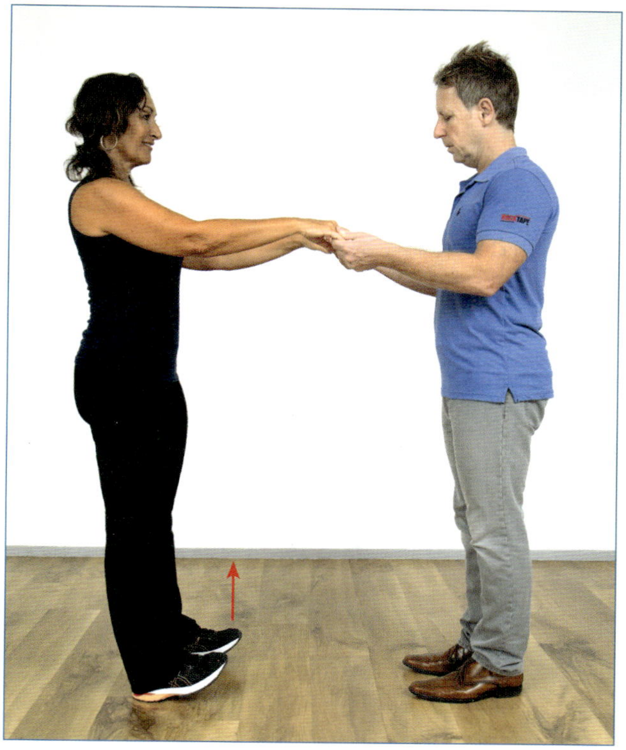

그림 7.17: L4나 L5 문제를 확인하기 위한, 뒤꿈치로 걷기

도록 하는 것이다. 만약 L4나 L5 신경근에 문제가 있다면 환자는 분명 이 신전 움직임을 수행할 수 없을 것이다.

S1 – 신속 검사(Quick Test)

S1 문제를 확인하기 위해서, 환자에게 발 앞꿈치로 걷게 한다[그림 7.18(a)]. 즉, 발목의 족저굴곡(plantar flexion) 동작을 시키는 것으로, 앞에 나온 앙와위에서의 검사보다 더 많은 저항을 가하게 되는 셈이다. 다음으로, 한 다리로 서서 뒤꿈치 들기(single-leg calf raise)를 건측 다리로 먼저 시행하도록 하고, 이후 환측 다리로 시행하도록 한다[그림 7.18(b)].

만약 S1 신경근에 문제가 있다면 환자는 분명 환측 다리로 뒤꿈치 들기 동작을 수행할 수 없을 것이다. 다만 아킬레스건이 파열되었는지도 확인해야 하는데, 이 경우에도 뒤꿈치 들기가 어려워질 수 있기 때문이다.

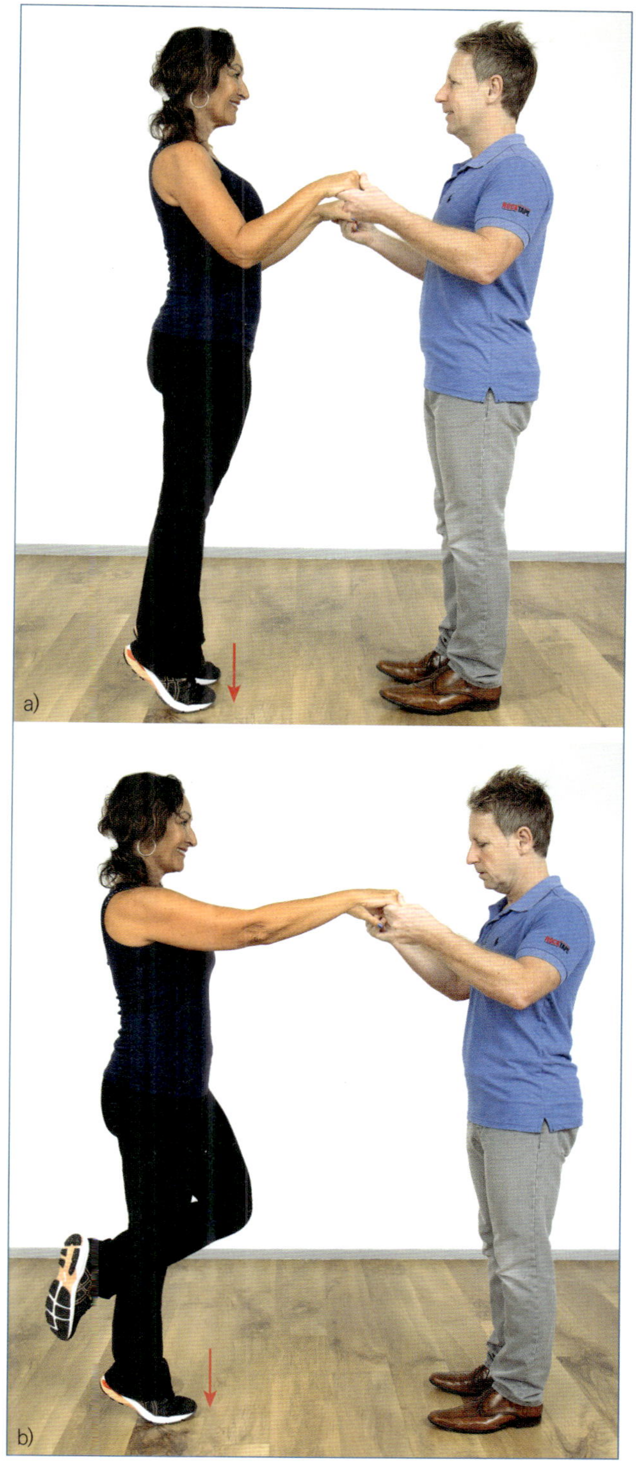

그림 7.18: S1 문제를 확인하기 위한 (a) 발 앞꿈치로 걷기. (b) 한 발로 서서 두 꿈치 들어올리기(calf raise)

기립위 검사 - L4, L5, S1

■ 결론

근육분절(myotome)에 대한 검진은 의사가 시행하는 신경학적 검진 중에서도 아주 필수불가결한 부분임을 기억하자. 이것은 그림 맞추기 퍼즐 중에 맞는 조각 하나를 더하는 것과 같다. 조각을 추가할수록 그림은 더 명확해질 것이다. 나 자신을 포함하여 이 책을 읽는 대부분의 치료사들은 신경과 의사만큼 많은 훈련을 받지는 못했을 것이다. 그러나 우리가 신경학적 검진을 시행하고 그 결과를 해석하는 능력은 우리가 문제를 발견했을 경우 이에 대해 어떤 치료를 시행할 것인지를 결정하는 데에 도움을 줄 것이다.

8

추간판

서론

내가 환자들에게 디스크(intervertebral disc)가 문제의 원인일 수 있다고 얘기할 때마다(특히 환자에게 좌골신경통sciatica 같은 방사통이 있을 때), 환자들은 디스크가 미끄러졌다거나 어딘가로 단순히 이동한 것으로 생각하는 경향이 있다(미끄러진다는 것은 사실 틀린 표현인데, '미끄러진 디스크slipped disc'라고 표현은 하지만, 디스크가 실제 어딘가로 미끄러지는 것은 아니기 때문이다). 이 경우 환자들은 나와 같은 정골의사가 디스크를 원래 자리로 돌아가도록 교정해줄 것이라고 기대하는 경향이 있다. 정골의사나 카이로프락터가 하는 일은 밀려나온 디스크를 원래 자리로 넣어주는 것이라고 믿는 것이다. 바라건대 다음의 내용을 읽은 후부터는 고정관념을 깨게 되길 바란다. 디스크 질환은 생각보다 훨씬 더 복잡하기 때문이다. 다시 한 번 확실히 하건대, 디스크는 미끄러지지 않는다.

디스크 병변은 일생의 적어도 한 시점에 어떤 형태로든 우리 모두가 겪는 일이며, 누군가에게는 더 빨리 찾아올 수도 있다. 방사되는 통증(예를 들면 좌골신경통sciatica)을 가지고 있는 환자들에게는, 가능한 원인들이 다양하게 존재함에도 불구하고 디스크 문제가 가장 우선 순위로 고려된다. 그러므로 디스크의 해부 구조, 기능, 그리고 이 고유하고 놀라운 구조로부터 일어날 수 있는 질환들에 대해 충분한 시간을 투자하는 것은 매우 당연한 일이라 하겠다.

많은 치료사들은 디스크 문제가 별로 활동적이지 않거나 과체중인 사람, 혹은 코어근육이 약한 사람에게 발생한다고 생각한다. 이는 일부 환자들에게는 맞는 말이다. 하지만, 옥스퍼드대학교의 내 클리닉에 방문하는 대부분의 환자들은 18세에서 30세 사이의 매우 건강한 운동선수들이다. 나는 문제를 일으키는 것이 스포츠 자체 때문이라기보다는, 계속되는 훈련 스케줄 때문이라고 생각한다. 나는 옥스퍼드대학교의 조정팀에 수년간 정골의사로 상주하며 활동해왔는데, 이를테면 팀의 모든 멤버들은 아침 내내, 대략 60-90분 동안 로잉머신(rowing machine) 위에서 보내고, 오후와 주말에는 템즈강(River Thames)에서 노 젓기를 한다. 디스크로 인한 허리 통증을 호소하는 조정 선수를 진찰하면서 나는 그 문제가, 선수들이 바닥에서 노나 펜 같은 물건을 집기 위해 몸을 '굽히는 동작' 때문에 발생하지, 실제 '노를 젓는 동작'에서 발생하는 것은 아니라고 생각했다. 그러나 그들이 지금 느끼는 통증은, 로잉머신 위에서든 강에서든 상관없이 노를 저으면(허리를 구부렸다가, 회전하면서 펴는 동작) 악화되는 양상을 보일 것이다. 굴곡 동작과 노를 저으며 회전하는 동작의 반복은 병의 소인으로 작용하여 전체적인 디스크 상태에 영향을 주었을 뿐이고, 뭔가를 집기 위해 허리를 굽히는 간단해 보이는 동작이 궁극적으로 디스크에 문제를 일으키고 팽윤(bulging)을 야기했을 것임에는 반박의 여지가 없다.

클리닉에서 오직 허리 통증만을 가진 환자를 진찰할 때는 디스크 문제를 가장 후순위로 고려한다. 그러나 만약 환자가 허리 통증과 더불어 엉덩이와 다리까지 아파하고, 기침이나 재채기, 혹은 앉아 있거나 앞으로 굽히는 등의 동작으로 인해 증상이 악화된다고 하면 나는 추론의 방향을 크게 튼다.

이 장에서는 디스크의 해부 구조와 디스크로 인해 발생할 수 있는 증상, 디스크 팽윤(bulging)/돌출(protruding)과 디스크 탈출(prolapsed)의 구체적인 차이점 등에 대해 알아보고자 한다.

인체는 구조와 기능의 측면에서 서로 매우 유사하지만 각 개체는 고유하므로 증상은 환자 간에 다양하게 나타날 수 있다. 그럼에도 불구하고, 환자에게 요추디스크 문제가 있는지를 확인하기 위해서는 다음과 같은 징후(signs)와 증상(symptoms)을 일종의 체크리스트로써 활용할 수 있다.

- 최근 허리를 회전하면서 구부린 적이 있거나, 혹은 유독 기침이나 재채기를 많이 했다.
- 처음 다친 후 며칠 동안 통증이 엉덩이나 다리로, 경추디스크의 경우에는 어깨나 팔, 손으로 증상이 퍼져나갔다.
- 오랜 시간 앉아 있는 것이 힘들고 이 때문에 운전하는 것도 매우 힘들다.
- 오랜 시간 동안 서 있으면 불편하고, 야간 통증 때문에 수면이 불량하다.
- 발가락을 만지기 위해 허리를 앞으로 굽히거나 아침에 양말을 신을 때, 몸이 뻣뻣하고 엉덩이나 다리의 통증이 심해진다.
- 허리를 뒤로 젖히는 동작이 통증을 악화시킨다(이 동작이 디스크 팽윤부의 뒤쪽 면을 접히게 할 수 있기 때문).
- 기침이나 재채기를 할 때, 배변 시 힘을 주는 것이 증상을 악화시킨다.
- 아침에 일어나자마자 허리가 뻣뻣하고 아프다.
- 앉아있을 때 의자 등받이에서 뭔가 꿈틀거리는 것 같은 불편감이 느껴진다. 편안한 자세를 찾기가 힘들다.
- 허리 통증이 나아진 후에도(일반적인 경과임), 엉덩이나 다리의 통증이 지속된다(일부 환자에서는 허리 통증이 전혀 없는 경우도 있음을 유의).
- 아픈 쪽 다리의 발목을 족저굴곡 혹은 족배굴곡(→특정 신경과 연관됨)할 수 없다(디스크가 신경근을 누르고 있어 해당 근육에 약화가 발생하는 것).
- 슬럼프 검사(slump test)나 하지직거상 검사(stright leg raise test, SLR test)에서 양성이다.
- L4, L5, S1의 심부건반사가 감소되어 있다.

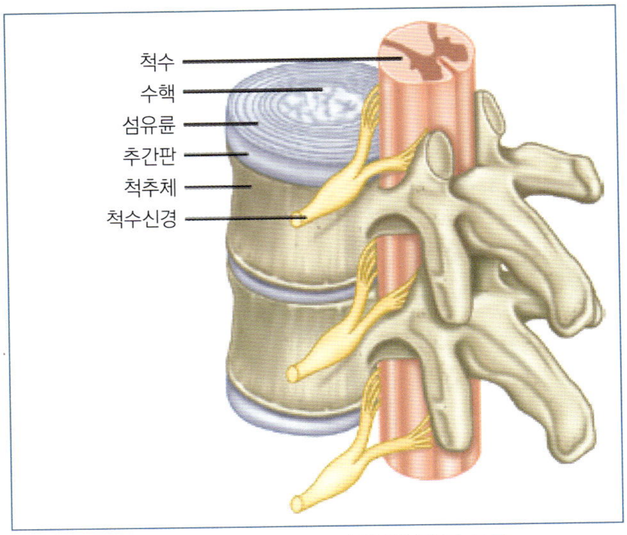

그림 8.1: 추간판(intervertebral disc)의 해부학적 구조

■ 추간판(Intervertebral disc)의 해부학적 구조

인접한 척추체 사이에는 추간판이라고 하는 구조가 있는데, 이 고유한 구조는 척추체들을 분리시키는 역할을 한다(그림 8.1). 디스크는 주로 섬유연골(fibrocartilage)로 이루어져 있고 척주 내에는 총 23개의 디스크가 있다. 디스크는 부드러운 안쪽과 딱딱한 바깥쪽의 두 층으로 이루어져 있다.

디스크의 안쪽 층은 물을 기본 성분으로 하는 젤리 같은 물질로 이루어져 있는데 이를 수핵(nucleus pulposus)이라고 하며, 척추체의 척추종판(vertebral end plate)과 인접해 있다. 수핵은 주로 물을 함유하고 있어 척주가 움직이는 동안 충격을 흡수하는 역할을 한다. 물 성분은 나이가 듦에 따라 감소하며 이 때문에 늙으면 키가 줄어드는 것이다.

디스크의 바깥쪽 층은 단단한 섬유성의 껍질로 이루어져 있으며 이를 섬유륜(annulus fibrosus)이라고 한다. 껍질 구조와 안쪽 수핵 사이에는 섬유연골로 된 여러 장의 동심원 층이 있는데 이를 라멜라(lamellae)라고 하며, 이는 디스크의 충격 흡수 능력을 강화시켜 준다. 라멜라는 반지 같은 모양을 가지고 있어 섬유륜의 강한 힘을 보조하고, 수핵 내에서 물을 주성분으로 하는 젤리 같은 액체를 유지하는 데에도 도움을 준다.

건강한 디스크는 매우 유연하다. 그러나 노화에 의한 자연적인 퇴행 과정과 중력이나 외상 같은 요인들이 결국 디스크를 압박하여 뻣뻣해지게 하며, 이는 결국 디스크가 손상에 취약해지도록 한다. 그러면 디스크의 가운데 부분인 수핵은 물 성분을 잃기 시작하여 점점 쿠션이나 충격 흡수 장치 같은 기능을 잃게 되어 디스크가 뻣뻣해지고 비효율적으로 된다. 뿐만 아니라 이 압박력이 누적될수록 영양과 산소가 훨씬 더 많이 필요함에도 불구하고, 영양과 산소가 디스크 내로 유입되는 것이 어려워진다. 영양은 디스크가 건강하게 유지되기 위한 필수적 요소다. 적절한 영양이 공급되지 않으면 디스크 퇴행이라는 문제는 멈추지 않고 진행된다.

추간판은 인체의 다른 모든 조직들처럼 놀라운 구조를 가지고 있으며, 아그레칸(aggrecan, 프로테오글라이칸proteoglycan 중의 하나) 단백질로 구성된 세포로 이루어져 있다. 이 세포 내에는 작은 스폰지들이 위치하고 있는데, 이들은 대략 물 질량의 500배나 되는 물질들을 운반할 수 있는 것으로 추정된다. 시간이 지나면서 이 고유한 세포들은 결국 사멸하며 핵 내의 물 성분도 마찬가지로 자연스레 줄어든다. 이 과정은 결국 퇴행성 디스크 질환(degenerative disc disease, DDD)을 일으킨다.

디스크는 척추종판(vertebral end plate)을 통해 척추체와 연결되어 살아간다. 이 종판 구조는 타이어에 비유될 수 있다. 디스크 안쪽의 수핵은 타이어 안의 공기와 같고, 디스크 바깥쪽의 섬유륜은 타이어 바깥의 단단한 층과 같으며, 척추종단은 타이어의 겉면과 같다. 디스크는 무혈관성 구조로 되어 있으며 척추체와 척추종판으로부터의 확산에 의해 영양을 공급받는다(그림 8.2). 주로 동척추신경(sinuvertebral nerve)에 의해 신경 공급을 받으며, 이 신경은 추간판의 바깥쪽 주변을 신경지배한다.

신경근(nerve root)은 척추와 디스크 사이의 작은 공간을 통해 척추관(spinal canal)을 빠져나간다. 이 공간을 추간공(intervertebral foramen)이라 한다. 신경근은 추간공으로 빠져나오기 때문에, 통증을 비롯한 여러 증상들은 손상받은 디스크의 안쪽 액체가 척추관이나 신경근 쪽으로 밀려나오는 발생한다. 이를 흔히 추간판탈출증(herniated intervertebral disc, prolapsed intervertebral disc)이라고 한다.

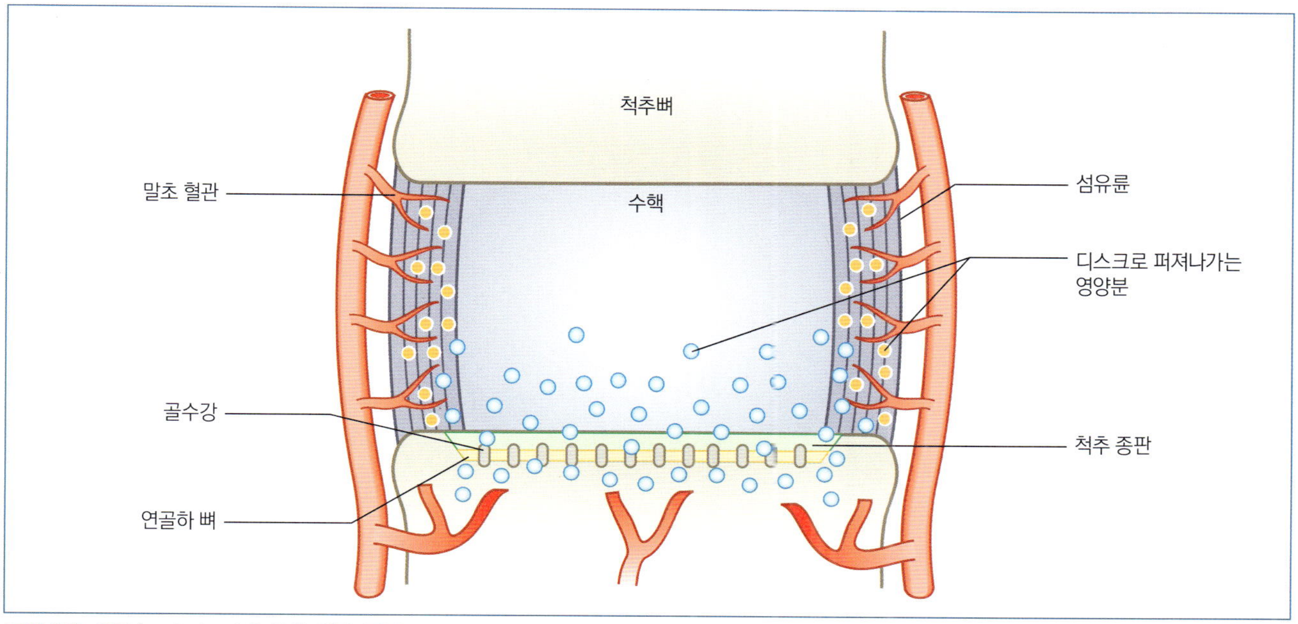

그림 8.2: 종판(end plate)을 통한 영양 공급

■ 추간판의 질환

디스크 탈출(Disc Herniation)

간단히 말해서, 디스크 팽윤(bulge)은 디스크의 바깥쪽 껍질 부분(섬유륜)이 약해져서 안쪽의 부드러운 내용물(수핵)이 바깥으로 흘러나와 신경근 쪽으로 이동하는 것이다. 이것은 퇴행성 디스크 질환(DDD)의 첫 번째 단계다. 나는 디스크 탈출(herniated or prolapsed disc)이 팽윤(bulge)이나 돌출(protrusion)로부터 자연적으로 진행하여 발생되는 것으로 생각한다. 그런데 이때 섬유륜은 약해져 실제 찢어질 수도 있으며, 이로 인해 수핵이 이동하여 척수신경(spinal nerve) 쪽으로 향하게 된다.

일부 교재에서는 디스크 탈출(herniated disc)을 디스크 팽윤(bulging disc)이나 디스크 돌출(protruding disc, prolapsed disc), 디스크의 미끄러짐(slipped disc) 등으로 표현하는 경우도 있다. 이러한 용어들은 젤리 같은 수핵의 내용물이 디스크의 중심으로부터 이탈하는 현상에서 비롯된 것이다. 명확히 하자면 디스크 자체가 실제로 미끄러지는 것은 아니다. 그러나 디스크의 중심부에 위치한 수핵 조직에 너무 큰 압박력이 가해지면 섬유륜이 튀어 나오거나 심지어는 파열될 수 있다(그림 8.3). 디스크 탈출의 심한 정도에 따라, 팽윤된 조직은 한 개 혹은 다수의 척수신경(spinal nerve)이나 후종인대(posterior longitudinal ligament)를 압박할 수 있으며, 요추디스크의 경우 이로 인해 허리, 엉덩이, 다리 등에 국소 통증이나 방사통, 저림, 위약 등이 발생될 수 있다. 경추디스크의 경우 환자는 목, 어깨, 팔, 손 등에 통증을 느낄 수 있다.

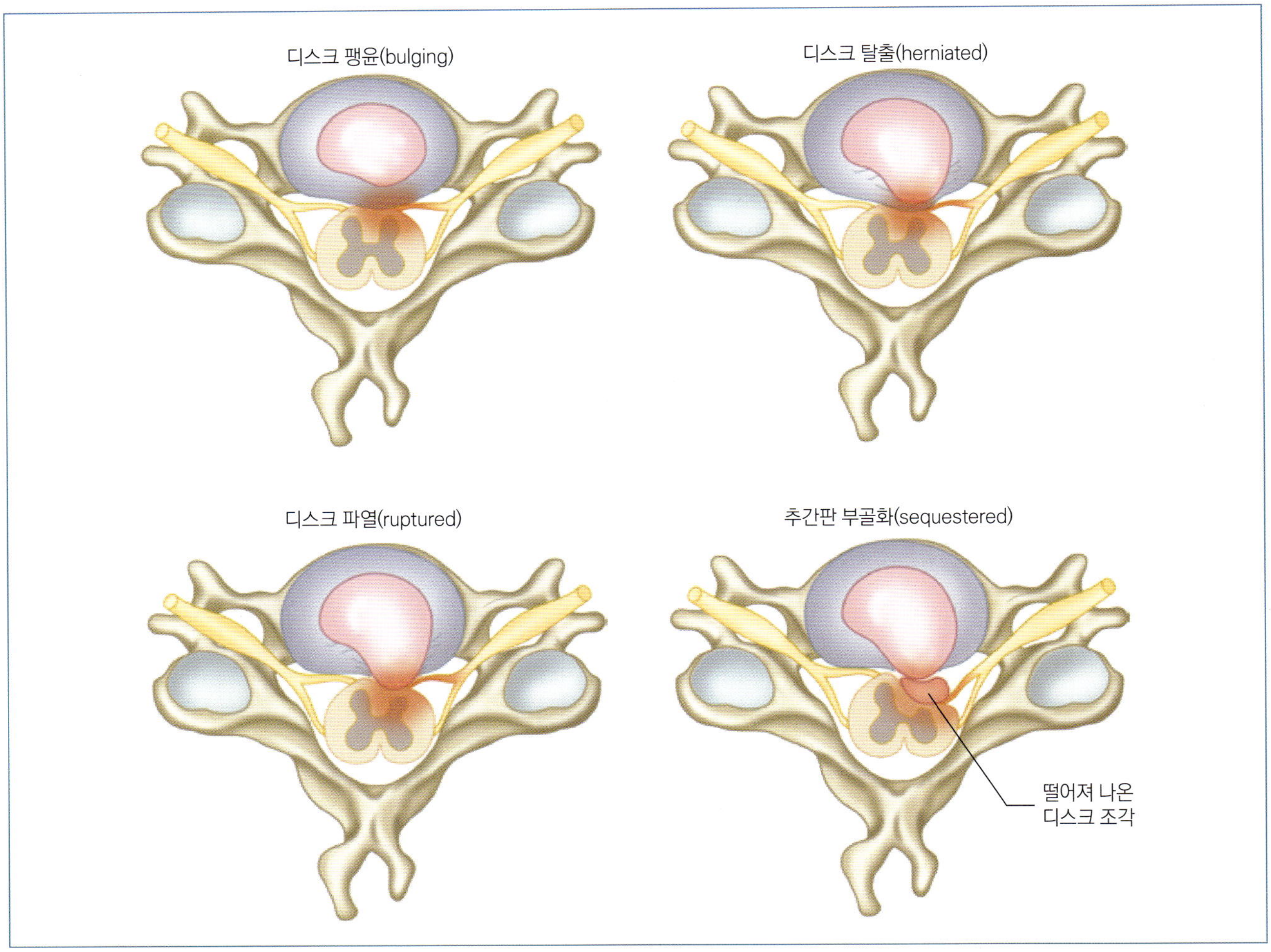

그림 8.3: 디스크의 다양한 병적 상태와 신경근(nerve root)의 압박

디스크를 치약(Toothpaste)에 비유

나는 개인적으로 디스크를 뚜껑이 있는 치약튜브에 비유하기를 좋아한다. 앞으로 이 비유에 대해 얘기할 일이 있을 때 혹시나 나를 언급하지는 않기를. 만약 여러분이 치약 튜브의 한쪽 끝을 쥐어짠다면 치약(유동물liquid)은 다른 쪽 끝으로 이동할 것이고, 이것은 반대쪽을 눌러도 마찬가지다. 내용물은 여전히 튜브 안에 있고 새어나가지 않지만, 튜브의 한쪽 끝을 눌렀기 때문에 반대쪽 끝은 불룩해진다. 이번에는 치약튜브의 뚜껑을 완전히 열고 튜브를 짜보자. 내용물은 분명 흘러나올 것이다.

이 비유를 이 책의 주제와 신경에 대해 연결 지어 깊이 생각해 보자(그림 8.3).

치약을 수핵이라고 하고 튜브의 바깥쪽 껍질을 섬유륜이라고 생각해 보자. 이번엔 치약의 입구가 뚜껑으로 막아져 있지만 거의 열리려고 하는 상태라고 가정해 보자(뚜껑을 열고 닫는 데에 각각 다섯 바퀴를 돌려야 한다고 한다면, 현재 두 바퀴 정도 돌아간 상태라고 해보자). 만약 튜브를 쥐어짜면 반대쪽 끝이 불룩(디스크가 팽윤된 것처럼)해질 것이다. 그러나 만약 튜브를 더 세게 쥐어짜면 치약(유동물)은 실제 뚜껑 주변으로 새어나올 수도 있다. 이것은 디스크 돌출(protrusion)에 비유될 수 있을 것이다. 만약 뚜껑이 실제로 열린다면 이것은 디스크 탈출(herniated or prolapsed disc)이 된다. 만약 치약의 일부가 떨어져 나와 나머지로부터 분리된다면 이것은 부골화된 추간판(sequestered disc)이다. 도움이 되었길 바란다.

일반적으로 뭔가를 바닥에서 들어올릴 때 대부분의 압박력은 디스크의 앞쪽 부분에 실린다. 그러면 수핵이 뒤로 밀려나 뒤쪽 섬유륜에 닿게 되는데, 섬유륜 뒤쪽은 앞쪽보다 얇아 쉽게 손상받는다. 대부분의 경추디스크 탈출증은 C4-5, C5-6, C6-7 레벨에서 발생한다(그림 9.1). 디스크 물질에 접촉되어 신경이 압박되면 C5, C6, C7 신경의 피부분절을 따라 통증(방사통)이 나타날 수 있다(그림 8.4).

요추의 경우 디스크 탈출증 발생의 가장 흔한 부위는 L4-L5와 L5-S1이며, 대략적으로 85~95%가 여기에서 발생한다. 디스크 물질과 접촉함으로써 발생하는 신경 압박은 L4, L5, S1 신경근의 담당 경로를 따라 통증을 일으킬 수 있다(그림 8.5).

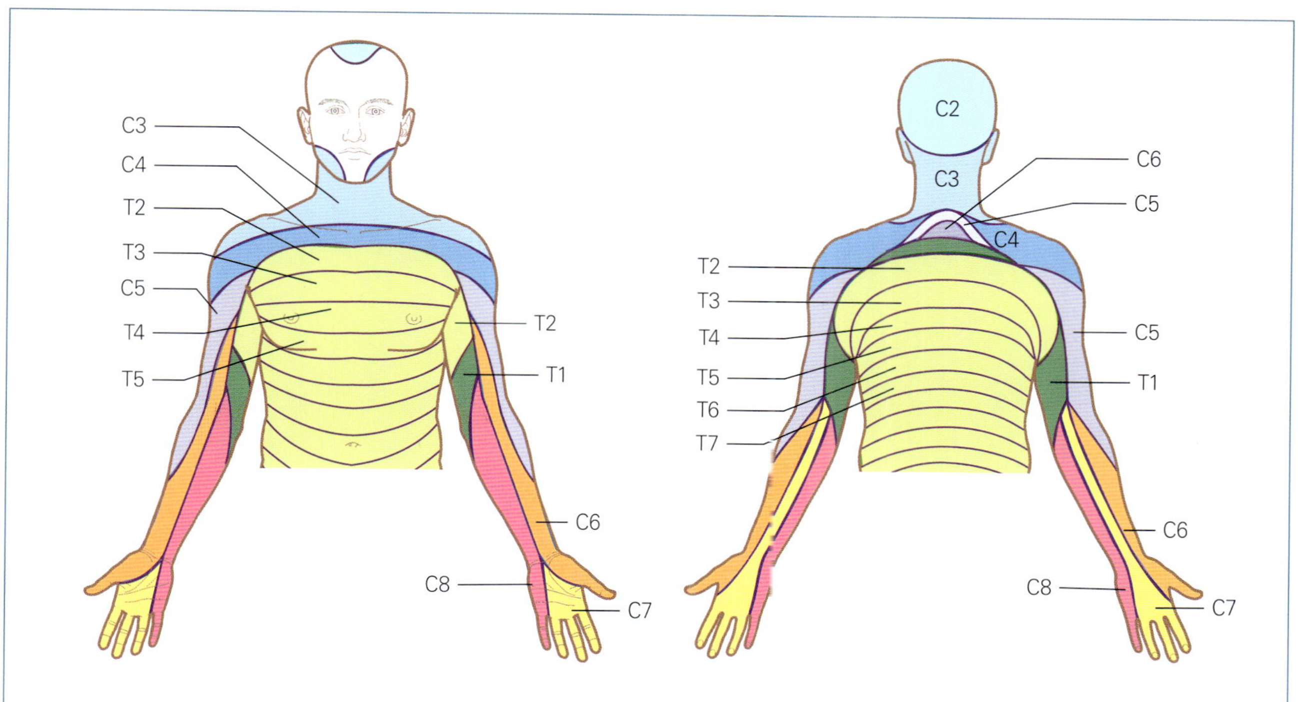

그림 8.4: 상지에 대한 피부분절(dermatome)의 구획

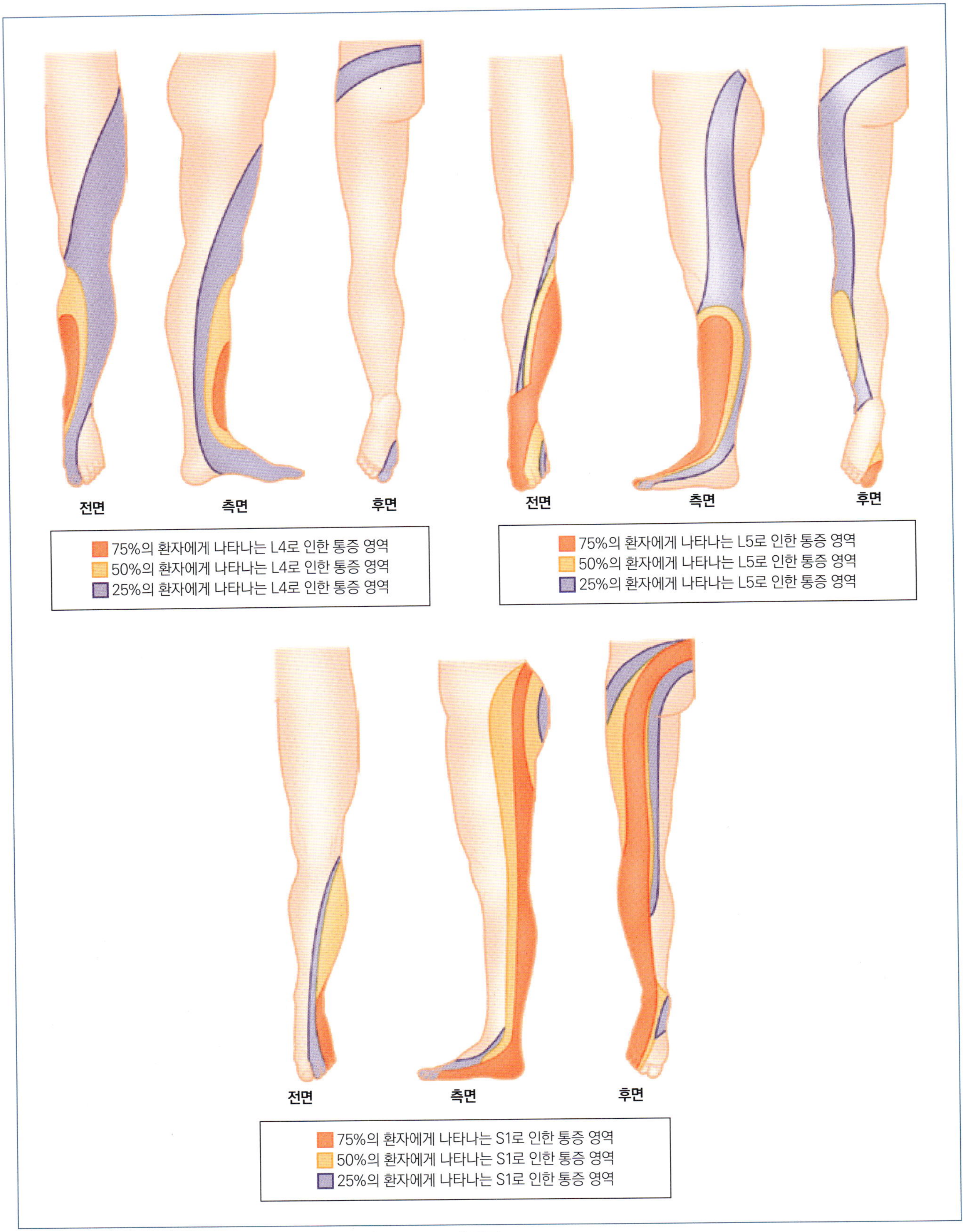

그림 8.5: L4, L5, S1 신경근에 대한 통증의 피부분절(dermatome) 경로

참고: 탈출된 디스크 레벨의 공간으로 나오는 신경이 눌리는 것이 아니고, ***바로 아래의 다음 신경***이 눌린다. 이것은 해당 레벨의 신경은 추간공의 위쪽으로 나오므로 눌리지 않고, 바로 아래 공간으로 나오기 위해 앞쪽으로 주행하는 신경이 눌리기 때문이다. 그러므로, L4/5 사이의 디스크는 보통 **L5** 신경근을 누르지 **L4**를 누르지는 않는다. 마찬가지로 L5/S1의 디스크는 보통 **S1** 신경근을 누른다. 그러나 탈출증이 심한 경우에는 두 신경근을 다 누를 수도 있다.

그러나 경추에서는 추간공을 통해 나오는 신경이 눌리지, 하나 아래 레벨의 신경이 눌리지는 않는다. 그러므로 C4/5 사이 디스크의 탈출은 항상 C5 신경근을 누르게 되어 있다.

중심성 디스크 탈출증(Central Disc Prolapse)과 마미증후군(Cauda Equina Syndrome)

경추 레벨에서 크게 튀어나온 디스크는 척수(spinal cord)를 누를 수 있고, 이로 인해 상위운동신경세포 증상이 나타날 수 있다. 이에 대한 예시는 9장의 케이스 스터디 9.1에 나와 있다.

내가 여기에서 언급하고 싶은 것은 요추에서의 중심성 디스크 탈출에 대한 것인데, 이때 척수의 아래쪽 끝부분이 눌릴 수 있으며, 이곳은 마미(cauda equina)라고 하는 신경다발 부분으로 마치 말의 꼬리(馬尾)같이 생겼다(그림 8.6). 이 흔치 않은 의학적 상태는 마미증후군(cauda equina syndrome, CES)이라고 하는 무서운 신경학적 상태를 초래할 수 있다. 만약 이 질환이 제때에 진단되고 치료되지 않으면 심각한 후유증이 남을 수 있다. 전형적으로 환자는 요실금이나 대변실금, 말 안장에 닿는 엉덩이 부분의 무감각, 양쪽 다리의 통증과 위약을 호소한다. 이 심각한 의학적 상태를 교정하기 위해서는 증상 발현 후 48시간 내에 응급 수술이 행해져야 한다.

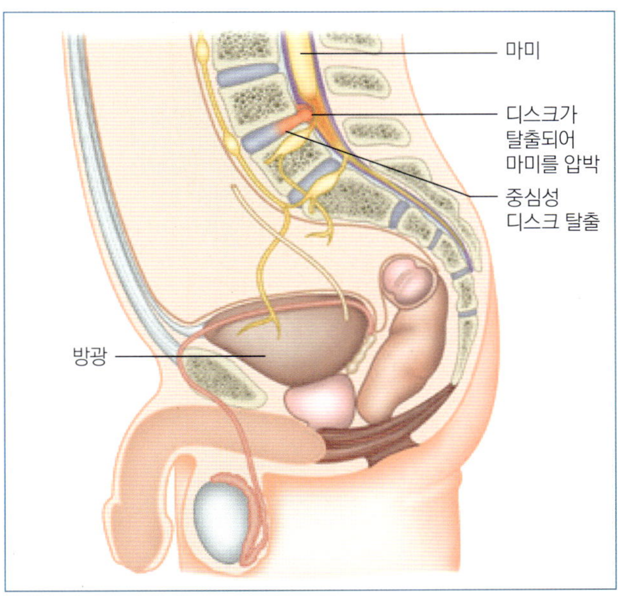

그림 8.6: 중심성 디스크 탈출증(central disc prolapse)과 마미증후군(cauda equina syndrome)

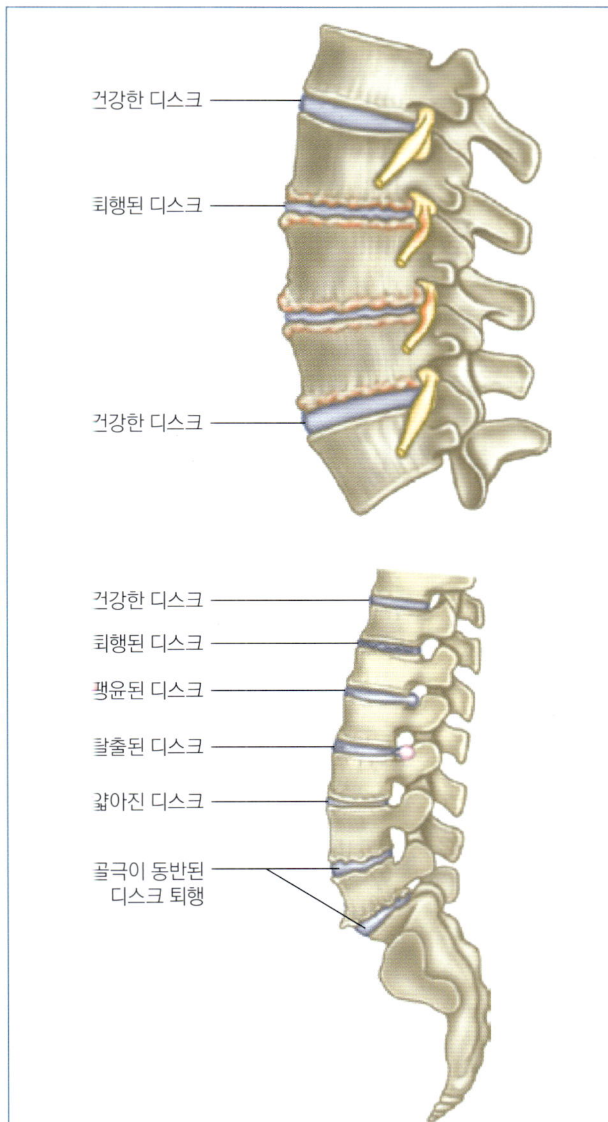

그림 8.7: 퇴행성 디스크 질환(degenerative disc disease, DDD)

퇴행성 디스크 질환(Degenerative Disc Disease, DDD)

퇴행성 디스크 질환은 노화 과정과 관련이 있는 것으로, 만성 요통과 둔부로의 방사통을 일으킬 수 있는 증후군이다(그림 8.7). 이 질환은 일반적으로 허리 추간판 등의 구조물에 대한 손상으로 인해 발생한다. 반복되는 손상은 염증을 일으켜 디스크 바깥쪽 껍질(섬유륜)의 약화를 초래하는데, 이는 안쪽 물질(수핵)에도 분명 영향을 미친다. 이로 인해 디스크가 더 이상 그 위아래 척추체의 움직임을 조절할 수 없게 되면 반응적 메커니즘으로 과도한 움직임이 생긴다. 과도한 움직임이 자연적인 염증 반응과 결합되면 국소 부위에 불편감을 일으키는 화학물질을 생성하는데, 이것이 만성 요통을 일으킨다.

퇴행성 디스크 질환(DDD)은 (섬유연골로 구성된) 섬유륜 내에서 연골세포(chondrocyte, 연골성 기질을 생성하는, 주로 콜라겐으로 구성된 세포) 군집 숫자를 증가시키는 것으로 밝혀졌다. 오랜 시간에 걸쳐 안쪽의 젤리 형태의 수핵은 섬유연골로 변하고, 바깥쪽의 섬유륜은 수핵 물질의 일부가 탈출되어 튀어나오는 부분에 의해 손상을 입어, 디스크는 쪼그라들고 결국 뼈의 튀어나옴(bony spur), 즉 골극(osteophyte)이 형성되는 것으로 밝혀졌다.

주변부의 근육 구조와 달리 요추의 디스크에는 혈류 공급이 없기 때문에 스스로 회복될 수가 없다. 따라서 퇴행성 디스크 질환(DDD)의 통증성 증상은 만성화되기가 쉬워 결국 추가적인 문제들을 발생시킬 수 있는데, 이를테면 디스크 탈출증(disc herniation), 후관절 통증(facet joint pain), 신경근 압박(nerve root compression), 척추분리증(spondylolysis, 척추 협부 pars interarticularis의 결손), 척추관협착증(spinal stenosis, 척추관의 좁아짐) 등이다.

■ 통증의 유형

쑤시는 통증(Shooting Pain)/신경근성 통증(Radicular Pain, 방사통)

팔이나 다리가 쑤시는 듯한 유형의 통증을 다른 말로 신경근성 통증이라고 한다. 좌골신경통(sciatica)은 가장 흔한 신경근성 통증이며, 날카롭고, 띠 모양처럼 좁으며, 전기가 오는 듯하고, 신경근의 피부분절(dermatome) 패턴을 따른다. 신경근성 통증은 신경근의 염증이나 후근신경절(dorsal root ganglion, DRG)의 압박에서 기인하는 것으로 여겨진다.

신경근병증의 통증(Radiculopathy Pain)

신경근병증은 신경근성 통증과 함께 존재하는 경향이 있다. 그러나 신경근병증은 신경학적 감각의 소실이나 변화 중 한 가지의 상태로 분류된다. 이것은 저림(numbness)이나 얼얼함(tingling), 운동 소실(motor loss)의 형태로 나타나는데, 운동 소실의 경우 환자에게 지배 근육의 힘의 소실이나 약화, 반사의 감소로 나타난다. 신경근병증은 일반적으로 신경근의 압박(compression)으로 인해 발생한다. 신경근성 통증과 신경근병증의 통증의 두 가지 통증의 가장 흔한 원인은 주로 척추디스크 탈출(spinal disc herniation, 단연코 가장 흔한 원인임)로 인한 것이다. 통증은 또한 척추 후관절의 비대(hypertrophy)나 골극(osteophyte, 뼈가 튀어나온 것), 척추관협착증(spinal stenosis, 척추관의 좁아짐)으로부터 발생할 수도 있다.

연관통(Referred Pain)

연관통은 원인 부위와 떨어진 곳에서 느껴지는 통증을 가리키는 말이다. 예를 들어, 심장마비(heart attack, 심근경색 myocardial infarction)에 대해 생각해 보자. 통증은 가슴 가운데 부위(원인 부위)뿐 아니라 턱이나 등, 팔, 손 같은 먼 곳에서도 느껴질 수 있으며, 그래서 '연관(referred)'이라고 칭하는 것이다. 11장의 감별 진단에서는 여러 연관통 증후군에 대해 다룰 것인데, 이를테면 담낭이 어떻게 어깨 부위에 통증을 일으키고 어떻게 그 연관의 과정이 이루어지는지 등에 대해 알아볼 것이다.

축성 통증(Axial Pain)

축성 통증은 일반적으로 '기계적인' 원인에 의해 발생하는 것으로 여겨지며, 실제 그 통증도 원인 부위에 국한되는 경향이 있다. 이 유형의 통증은 보통 둔하고(dull) 쑤시는(aching) 양상으로 나타나긴 하지만 연관(referred)의 요소도 가지고 있을 수 있다. 예를 들어, 요추의 후관절은 국소 요통을 일으킬 수 있고 이 통증은 특히 운동과 같은 특정 동작 중에 발생한다. 그러나 후관절은 통증을 엉덩이와 다리로 연관시키기도 하기 때문에 그 원인 부위를 지목하는 것이 어려울 때가 있다.

축성 통증에 대한 또 다른 설명은 다음과 같다. 만약 환자가 축성 경항통이나 축성 요통을 가지고 있다면, 통증은 일반적으로 목이나 허리 자체의 구조적인 요소에 의해 발생한 것이고, 환자는 그 부위에 통증을 느끼게 된다는 것이다.

■ 통증의 원인은 어디에 있는가?

환자가 통증을 호소하는 부위가 경추라고 가정해 보자. 원인을 확인하기 위해 노력하는 것은 중요하며, 만약 환자가 통증이 목 부위에만 있다고 한다면 아마도 축성 경항통(axial neck pain)일 것이다. 반면에 만약 환자가 통증 부위를 정확히 지목하지 못한다면, 목에만 국한된 것이 아니라 그보다 넓게 퍼져 있어 둔하게 느끼기 때문일 것이고, 그러면 이는 아마도 연관통(referred pain)일 것이다. 반면 환자가 날카롭고(sharper), 찌르는 듯(stabbing)하고, 띠 같이 좁은(band like) 통증을 느낀다고 한다면, 이는 신경근성 통증(radicular pain, 방사통)일 가능성이 높다.

만약 경추의 C5 신경근 레벨로 인한 신경근성 증상이라면 환자는 전형적으로 어깨 바깥쪽과 주관절와(ante-cubital fossa) 바깥쪽에 감각 이상을 느낄 것이다. C6 신경근의 신경근성 증상은 엄지손가락과 전완부에 가장 빈번하게 나타나고, C7 신경근의 경우 세 번째 손가락에서 가장 흔하다. C8 신경근은 새끼손가락에 증상을 나타내고, T1 신경근은 주관절와의 내측 부위에 신경근성 증상을 나타낸다.

■ 케이스 스터디

내 몸은 원래부터 항상 아주 뻣뻣하고 유연하지가 못했는데 특히 허리와 고관절에서 심했고, 내가 기억할 수 있는 가장 오래된 시기부터 그랬던 것 같다. 무릎을 편 채로 손이 발가락에 닿은 적이 없었고, 16세에 영국에서 군인으로 입대했을 때 유연성 테스트에서 불합격했던 기억이 난다. 이 사실이 꽤나 역설적이라는 생각이 드는데 특히 옥스퍼드대학교 조정팀의 선수들에게 유연성 강의를 할 때 그렇게 느낀다.

케이스 스터디 8.1은 2008년에 시작되어 세 달 이상 지속된 실제 내 증상에 관한 것이다. 허리와 다리 통증에 시달리는 정골의사로 살아가는 것은 그다지 훌륭한 비즈니스 전략은 아니다. 특히 사업적으로.

케이스 스터디 8.1

수년 전, 나는 집의 정원에 있는 연못을 고치기로 결심하고 5시간 동안 많은 양의 흙과 바위들을 옮긴 후 허리에 뻣뻣함을 느꼈다. 다음 날 아침에 일어났을 때 마치 노인이 된 듯한 느낌이 들면서 허리 부위의 통증과 뻣뻣함 때문에 침대에서 제대로 움직일 수가 없었다. 그래서 나는 (아주 천천히) 내 비상약 서랍으로 다가가 몇 가지 소염제와 진통제(ibuprcfen과 paracetamol)를 꺼내 복용했다. 통증은 천천히 약간 줄어들었고 나는 그날의 일과를 어느 정도 소화해 낼 수 있었다. 며칠 뒤, 내 좌측 경골(tibia) 부위의 외측을 따라 저림(numbness) 증상이 느껴졌고 좌측 대퇴사두근과 대퇴근막장근 부위에도 매우 날카로운(sharp) 통증이 느껴졌다. 이 증상은 며칠에 걸쳐 점점 악화되는 듯 보였고 결국은 편안한 자세로 똑바로 누워 자는 것이 불가능해졌을 뿐만 아니라 좌측 허벅지 앞쪽의 통증 때문에 마트까

지도 걸어갈 수 없게 되었다.

정골의사로서 나는 자연스레 스스로를 '자가 진단' 했다. L4/5에 디스크 팽윤(bulge)이 있어 L4 신경을 누르고 있는 것이라고 생각했다. 또한 증상이 외측 경골의 피부분절을 따르고 있었기 때문에, 디스크 팽윤이 커서 L5 신경도 누르고 있는 것이라고 생각했다. 한데 이상한 것은 피부분절 지도상 앞쪽 허벅지 부분은 L2나 L3 정도에 해당하며 경골 내측부(L4)에는 전혀 통증이 없다는 사실이었다. 게다가 좌측 대퇴근막장근에 극심한 통증이 있고 좌측 서혜부에도 불편한 증상이 있어 다소 혼란스러웠다. 전반적인 결론은 요근(psoas)에 분명 문제가 있을 거라는 것이었는데, 요부신경총이 요근을 뚫고 지나가므로 이 근육이 스스로를 보호하기 위해 단축되었고 그 결과로 연관통 패턴이 동반된 것이라고 생각했다.

L4의 심부건반사는 1+보다도 감소되어 있었다(수년이 지난 지금까지도 그렇다). 좌측 대퇴사두근(무릎 신전)의 근력(근육분절)을 검사해 보니 약화되어 있었고, 좌측 전경골근(발목 족배굴곡ankle dorsiflexion)도 마찬가지였다. 이것은 분명 신경학적 문제를 뜻하는 것이었고 나는 이것이 디스크 팽윤(bulge)의 결과로 나타난 것이라고 생각했다.

그런데 나중에 생각해 보니 이상하게도 앉아 있는 것이 가장 편했다. 오히려 자려고 누우면 극심한 통증이 발생해서 새벽 3시경에 일어나 책상에 앉아 모든 지인들에게 이메일을 보내며 시간을 때우기 일쑤였다. 이 통증 때문에 연속으로 58일 동안 다리를 소파에 올려둔 채로 바닥에 누워 자며(요근 자세psoas position) 불편한 밤들을 보냈는데, 비록 단 몇 시간 동안이었지만 이것이 그나마 통증을 줄여주는 유일한 자세였다. 스스로 병원에 방문하여 MRI를 찍은(이로 인해 내 통장 잔고가 엄청나게 줄어들었다) 지 일주일 뒤, L4/5의 디스크가 팽윤되어 L4 신경근을 누르고 있는 것이 확인되었다. 나는 신경외과 의사인 친구와 상의했고 그에게 바로 수술해 달라고 부탁했는데 그게 나에게 남은 유일한 선택지라고 생각했기 때문이었다. 그러나 그가 말하길, 통증은 웬만해서는 잦아들 것이기 때문에 기다려 보자고 했다. 게다가 나의 디스크 팽윤은 외측으로 위치해 있었기 때문에 수술로 팽윤부를 건드리기 위해서는 후관절을 제거해야만 할 것이었다. 그러면 시간이 흐른 뒤 유연성을 잃게 될 것이고 이는 잠재적으로 만성 요통을 유발할 것이었다. 그는 앞으로 9개월간 허리 구부리기를 피하면서 허리가 저절로 안정을 되찾도록 하자고 말했다.

나는 codeine, diclofenac, tramadol 등 가능한 약들을 다 처방받았지만 내 상태에 대해 약물이 정답은 아니라고 판단했다. 처방받은 약들이 내 증상에 진정으로 도움을 줄 것 같지 않아서였다.

그래서 나는 무얼 했는가? 디스크로 인한 통증을 치료하는 가장 효과적인 방법을 조사한 후, 일명 '거꾸리(inversion table)'를 구입했다. 나는 이것을 정기적으로(하루에 두 번) 사용했고 증상이 좋아지는 것을 분명하게 느꼈는데, 이는 디스크의 팽윤이 잘못된 방향으로 단 1 mm만 이동해도 통증이 악화된다는 개념에 근거한 것이었다. 만약 디스크가 인대와 신경이 없는 방향으로 팽윤되었다면 통증이 경미했거나 아예 없었을 것이다. 그러나 1 mm라도 해당 방향으로 팽윤되었다면 극심한 통증을 일으킬 수 있는 것이고 이것이 바로 나의 상황이었다. 어느 날은 약간 괜찮은 것 같다가도 또 다른 날은 매우 아프기도 하였던 것이다.

어느덧 세 달이 지나 몸무게는 10 kg나 줄었고 매우 우울한 날들이었지만 나는 조금씩 나아지기 시작했고 아주 느리긴 했지만 몸 상태는 분명 바람직한 방향으로 나아가고 있었다.

지금은 다시 뛰는 것이 가능해졌고 조금 방법을 바꾸긴 했지만 운동도 다시 시작했다. 오늘날까지도 나는 무거운 물체를 들어 올리는 것이나 무거운 중량으로 운동하는 것을 피하는데 특히 데드리프트 등과 같은 움직임은 전혀 하지 않고 있다. 만약 디스크가 1 mm라도 잘못된 방향으로 움직이면 나는 그것을 고스란히 느끼게 될 것이고 무엇보다도 다리를 소파 위에 올린 채로 땅바닥에 등을 대고 누워 보냈던 58일간의 밤들이 떠오를 것이다… 땅바닥은 아무래도 몸을 누일 만한 곳이 못 된다.

예후, 치료 그리고 결론

정골의사로서 나는 허리 통증을 가진 수많은 환자들을 치료해왔고 그들 중 디스크 질환 때문에 통증이 있다고 판단되는 일부의 환자들을 MRI 촬영차 병원으로 보냈다. 그리고 MRI상 디스크가 확인된 환자의 대략 10-20%에게는 신경외과 진료를 보도록 하였다. 신경외과 의사에게 보낸 대부분의 환자들은 결국 척추 수술을 받았다.

디스크 팽윤(disc bulge)에 대한 최선의 보존적 치료가 무엇인지 혹은 최고의 관리법이 무엇인지에 대해 답하는 것은 매우 어려운 문제로, 모든 전문가는 약간씩은 다른 대답을 내놓을 것이다. 신경외과 의사인 친구의 조언은 그저 '9개월간 허리를 굽히는 자세를 피하면서 나아지는지를 기다려보자'는 것이었다. 다른 사람들에게 그러하듯 나에게도 이것은 그저 단순한 조언일 뿐이었고, 거꾸리를 함께 한 덕분인지 증상의 호전을 확인할 수 있었다.

9

경추

■ 경추의 해부학적 구조

인간의 경추(그림 9.1)는 7개의 척추뼈(C1-7)와 8개의 경추 신경(C1-8)을 가지고 있고, 상부 경추 복합체는 환추(atlas, C1)와 축추(axis, C2)로 이루어져 있다. 하부 경추는 C3에서 C7까지의 나머지 5개의 척추뼈로 이루어져 있고 다른 척추 레벨에서 관찰되는 척추뼈의 전형적인 구조적 특징을 가지고 있다.

기능적으로는 경추에 후두과(occipital condyle)를 포함하는 것이 마땅하며 후두과는 머리의 무게를 가장 상단의 경추뼈, 즉 C1으로 전달하는 역할을 한다. 이 고도로 특화된 C1 척추뼈를 환추(atlas)라고 하는데(그림 9.2), 어깨로 온 세상을 떠받쳐야 했던, 고전 신화 속의 Titan Atlas의 이름을 따서 명명되었다. 경추의 두 번째 척추뼈인 C2는 축추(axis)라고 하는데 환추와 마찬가지로 독특한 구조를 가지고 있으며 주로 머리의 회전을 도와주는 기능을 하기 때문에 이와 같이 명명되었다.

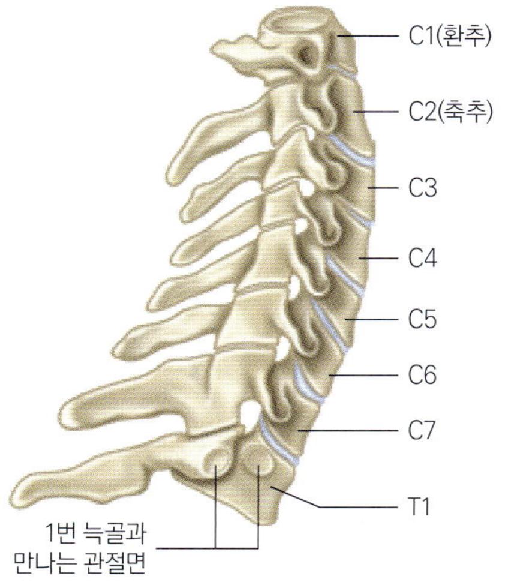

그림 9.1: 경추의 해부학적 구조

척추뼈(Vertebra)의 일반적인 해부 구조

그림 9.3을 통해 전형적인 형태의 척추뼈에서의 해부학적 지표들을 확인할 수 있다.

- 척추체(vertebral body)
- 극돌기(spinous process)
- 횡돌기(transverse process)
- 후관절(facet joint)
- 추간공(intervertebral foramen)
- 척추관(spinal canal)
- 추궁판(lamina)
- 척추경(pedicle)
- 추간판(intervertebral disc)
- 수핵(nucleus pulposus)
- 섬유륜(annulus fibrosus)

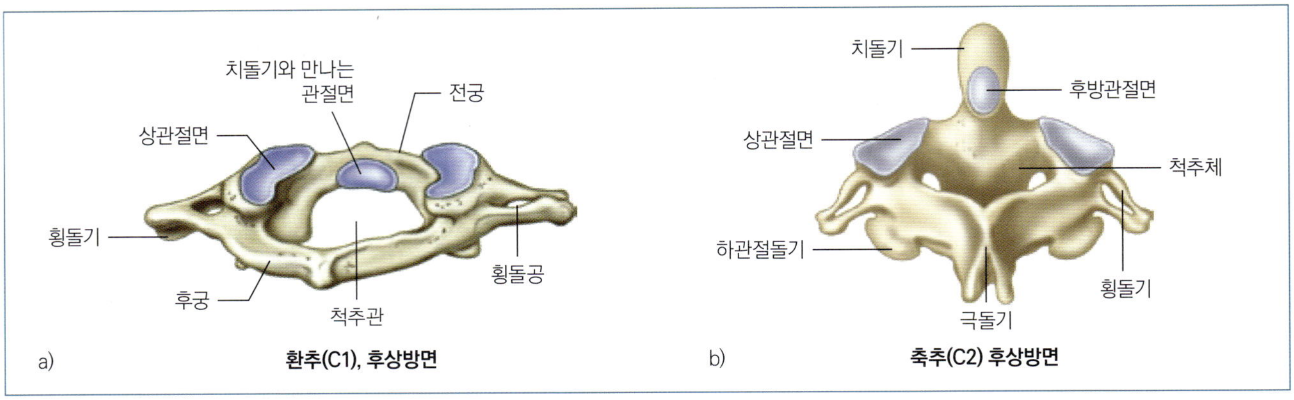

그림 9.2: (a) 환추(atlas, C1)와 (b) 축추(axis, C2)의 해부학적 구조

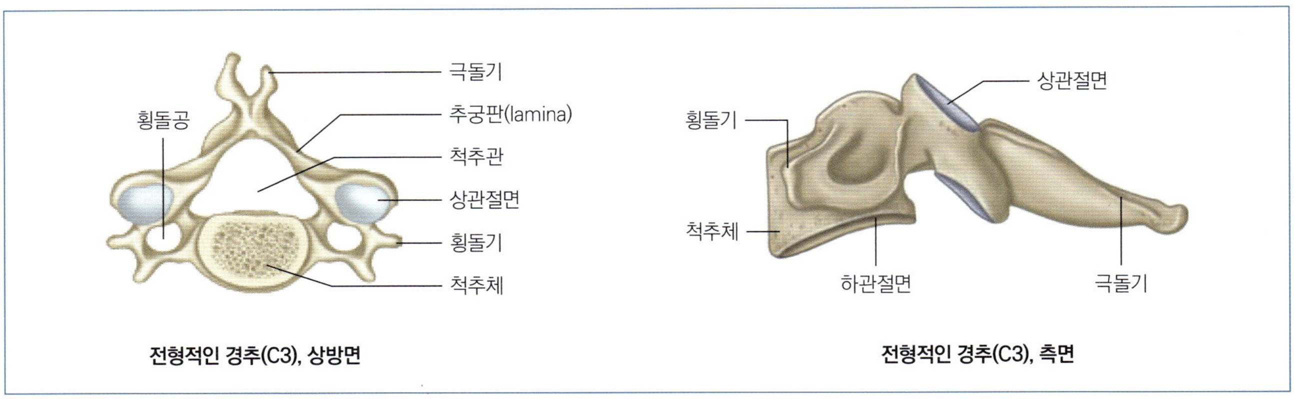

그림 9.3: C3에서 C7까지의 전형적인 경부 척추뼈

후관절(Facet Joints)

후관절은 해부학적으로는 관절돌기간관절(zygapophyseal joint)이라고 한다(그림 9.4). 경추의 후관절은 특히 어깨와 팔에 심한 통증을 유발할 수 있다. 후관절은 척추체(vertebral body)의 후외측에 위치하며, 척추의 굴곡, 신전, 측굴, 회전 같은 운동을 도와준다. 후관절은 그 위치와 방향에 따라 척추체의 특정 유형의 움직임은 허용하고 다른 움직임은 제한한다. 예를 들어, 경추에서 회전은 자유롭게 허용되지만, 측굴은 일부 제한된다.

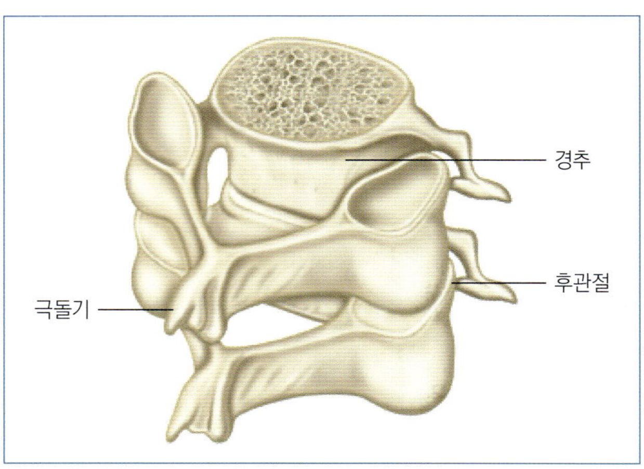

그림 9.4: 경추 후관절의 해부학적 구조

각각의 척추골(vertebra)은 두 쌍의 후관절을 가지고 있다. 한 쌍은 상관절면(superior articular facets)으로 위쪽을 바라보면서 경첩과 같은 일을 하고, 다른 하나는 하관절면(inferior articular facets)으로 척추골 아래쪽에 있다. 예를 들자면, C4의 아래쪽 후관절면은 C5의 위쪽 후관절면과 관절을 이룬다.

인체에 있는 다른 모든 활막관절(synovial joint)과 마찬가지로, 각각의 후관절은 결합조직으로 된 캡슐로 둘러싸여 있고 활막액(synovial fluid)을 생성하여 관절을 영양하고 윤활한다. 관절의 표면은 연골로 덮여 있는데, 연골은 각 관

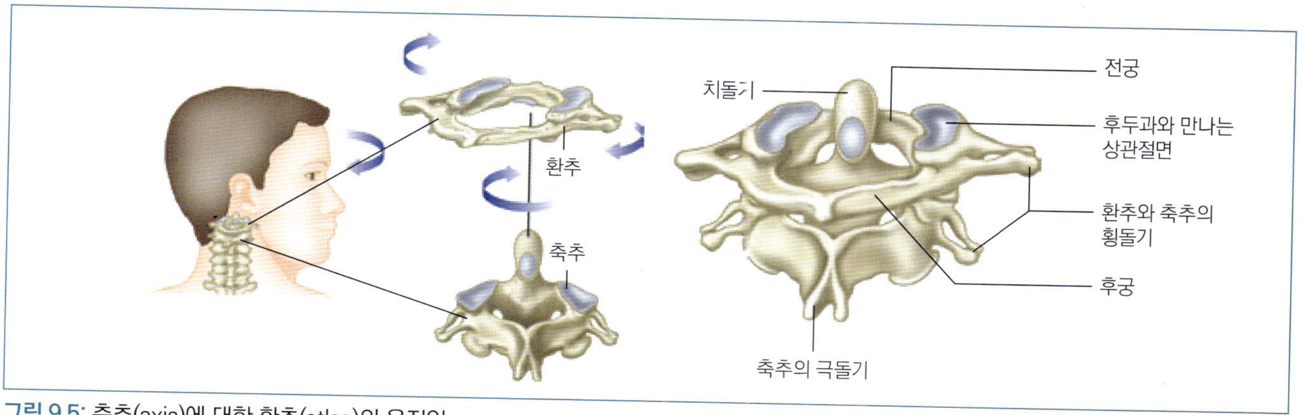

그림 9.5: 축추(axis)에 대한 환추(atlas)의 움직임

절이 부드럽게 움직이도록(관절을 이루도록) 도와준다. 후관절은 많은 통증 수용체들로부터 신경지배를 받기 때문에 이로 인해 목, 어깨, 팔 등에 통증이 쉽게 발생한다.

경추의 움직임

이 책은 신경(nerve)에 관한 책이기 때문에, 이 장에서는 경추와 경추의 신경근(nerve root)에 대해 다룰 것이다. 또한, 경추부가 환자의 현재 증상을 일으키는 근본적인 원인일 가능성을 고려해야 하기 때문에 경추의 움직임에 대해서도 알아보는 것이 이치에 맞을 것이다.

경추는 모든 세 축(axes)/평면(planes)에서 움직임이 가능한데 시상면(sagittal plane)에서의 굴곡/신전과, 전두면(frontal plane, 관상면)에서의 측굴, 횡단면(transverse plane)에서의 회전이 그것이다. 경추에서 피해야 할 동작으로 알려진 회선(circumduction)도 여러 움직임들의 결합으로 다략적으로 가능하다. 앞서 언급된 움직임들은 경추 전반에 걸쳐 나타나는 것으로, 이는 특수한 모양을 가진 경추의 후관절 덕분이다. 후관절은 경추 분절에서 특정 움직임을 도와주고, 경추 외의 다른 레벨에서는 다른 특정 형태

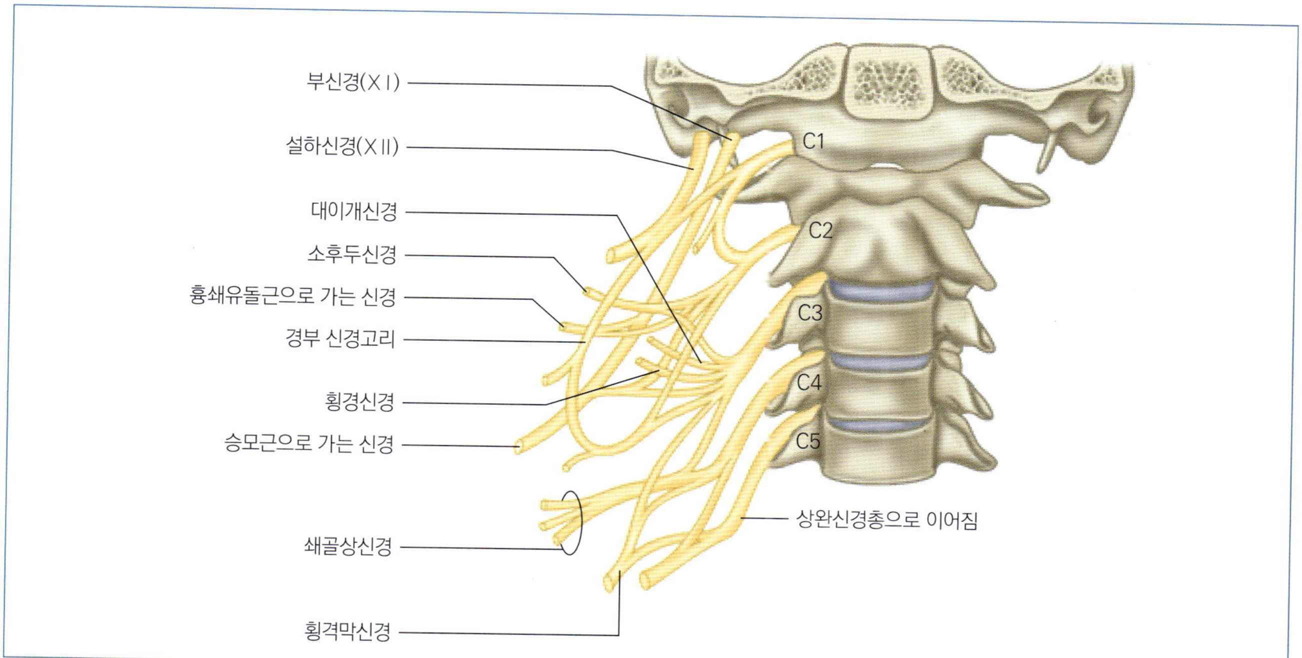

그림 9.6: 경부신경총(cervical plexus)과 해당 레벨 신경근의 해부학적 구조

의 움직임을 도와준다.

환추(Atlas, C1)와 축추(Axis, C2)의 움직임

환추와 축추는 회전축 형태의 관절이기 때문에 (오른쪽이든 왼쪽이든) 경추의 처음 50%의 회전 움직임은 주로 환추가 축추 위를 회전하면서 발생하게 된다(그림 9.5). 다른 말로 하면, 만약 경추에서의 정상적인 회전 가동범위가 대략 80도라고 한다면, 40도는 C1과 C2 사이에서 일어난다는 뜻이다.

신경의 해부학적 구조

경추에서 빠져나오는 경추신경은 8개이다. C1-4 신경은 경부신경총(cervical plexus)을 통해 나오고(그림 9.6), C5-8과 T1은 상완신경총(brachial plexus)을 통해 나온다(그림 3.4). 그러나 경추의 척추뼈는 7개뿐이다.

첫 번째부터 일곱 번째까지의 경추신경은 해당 척추뼈 C1-7의 위쪽으로 빠져나온다(그림 9.6). 즉, C1 신경은 C1 척추뼈의 위쪽으로 나오는 식이다. 반면에 여덟 번째 경추신경은 일곱 번째 경추 척추뼈의 아래쪽이면서 첫 번째 흉추 척추뼈의 위쪽으로 나온다(즉, C8 신경은 C7 척추뼈와 T1 척추뼈 사이로 나온다).

첫 번째 흉추신경(T1 신경근)은 첫 번째 흉추 척추뼈의 아래로 나온다(즉, T1 신경근은 T1 척추뼈와 T2 척추뼈의 사이로 나온다). 예를 들어, C5 척추뼈와 C6 척추뼈 사이에 디스크 질환이 있다면, 이곳을 빠져나오는 C6 신경근이 눌린다. 그러나 요추에서는 만약 L4와 L5 레벨 사이에 디스크 질환이 있다고 한다면, L4 신경근이 L4 척추뼈 레벨 아래쪽으로 나오기 때문에 L4 신경근이 눌릴 수도 있다(경추에서는 척추뼈 레벨의 위쪽으로 그 신경근이 나오는 것과 비교해 보라).

케이스 스터디 9.1

내가 처음으로 참관했던 수술은 전방 접근 경추디스크 제거술(anterior cervical discectomy)로, 두 개의 경추디스크를 제거하고 인공 디스크를 삽입하는 과정이었다. 55세 여성이 이 수술을 받았는데 그녀는 애매모호한 기타 증상들도 몇 가지 가지고 있었다. 그녀가 처음에 호소했던 분명한 증상들로는 경추 좌측 부분에 국소화된 통증과, 좌측 어깨와 팔에 신경근성(radicular)으로 느껴지는 통증, 특정 움직임과 어깨 외전 동작을 하는 중에 발생하는 위약(weakness)이었다.

검사상 C4/5 레벨의 후외측으로 디스크 팽윤이 있어 좌측 C5 신경근을 누르고 있는 것이 확인되었다. 그리고 그 레벨의 근육분절이 영향을 받아 해당 부분에 대한 반사가 감소되어 있었다. 그러나 이것은 상대적으로 가벼운 문제였고, C5/6 레벨의 '중심성' 디스크 팽윤(central disc bulge)이 척수(spinal cord)를 누르고 있었다는 점이 더 문제였다. 중추신경계가 눌리는 것은 완전히 다른 차원의 이야기이며 그녀가 설명하기 어렵다고 표현한 다양한 증상들과 연관이 있는 것이다. 그녀는 좌측 다리가 마치 남의 다리 같다고 했고, 그쪽으로 신호가 잘 안 보내지는 것 같다고 했다.

그 신경외과 의사가 반사 해머를 이용하여 환자의 팔과 다리에 대해 검진하는 것을 참관해 보았더니, C5(이 레벨 바로 아래에 중심성 디스크가 있었음)를 제외한 모든 부위에서 '항진'이라는 양성 소견이 나왔다. 이것을 반사 항진(hyperreflexia)이라고 하며 '3+++'로 표시한다. 바빈스키 반사 또한 양성(발가락이 위쪽으로 들어 올려짐)이었는데, 이는 중추신경계(뇌와 척수)의 상위운동신경세포 병변을 의미하는 것이었다. 그러나 이 경우에는 대략 C6의 척수 레벨에 원인이 있었음을 우리는 이미 알고 있었다. 그 신경외과 의사는 C4/5와 C5/6 레벨에 디스크 수술(디스크 제거술)을 시행하였고, 인공 디스크를 삽입하였다. 그 결과 환자는 완전히 회복될 수 있었다. 몇 주 뒤의 재진에서 환자는 뒷목이나 팔이 더 이상 아프지 않다고 했고, 무엇보다도 좌측 다리를 다시 정상적으로 움직일 수 있게 됐다고 했다. 반사 검사도 정상 소견(2++)으로 돌아와 있었고, 바빈스키 반사도 정상이었다.

케이스 스터디 9.1에서 강조한 것처럼 신경계는 나머지 인체 부위와도 그러하듯 경추를 구성하는 모든 요소들과도 직접적인 관계를 가지고 있다. 상지(어깨, 팔 등)의 통증이 해당 부위(어깨 관절 및 주변 구조) 자체에서 기인한 것이라고 생각하는 사람들이 꽤나 많을 것이다. 그러나 어깨 통증뿐 아니라 다른 증상들, 특히 팔, 손, 손가락에 증상이 있는 경우에는 경추나 주변 신경 경로가 근본적인 원인인 경우가 대부분이다.

개인적으로, 신경, 경추, 어깨 관절은 삼각형(triangle)이나 합자회사(conjoined partnership)와도 같은 것이라 생각한다. 과거에 나는 알프스 산맥을 등반한 적이 있는데, 눈길을 안전하게 여행하기 위해 우리 일행은 최소 세 사람씩 밧줄로 묶어 그룹을 이루었다. 만약 삼각형의 한 부분에 문제가 생기면(의학적으로는 병적 상태) 다른 부분들이 원활하게 작동하지 못하게 되므로 어떻게든 보상(compensation)이 이루어져야 한다. 나는 수강생들에게 항상 다음의 원칙을 가르친다. 만약 어깨 복합체(shoulder complex)에 문제가 있다면 이것은 결국 경추에 문제를 일으킬 것이고, 결과적으로 신경근(nerve root)에도 파급 효과를 미칠 것이라는 점이다. 거꾸로, 경추의 문제는 결국 신경근에 문제를 가져오고, 그 결과 어깨와 팔도 영향을 받는다. 이 둘 중에서 나에게는 후자가 더 와 닿는다.

재미있는 일화 하나를 공유하고자 한다. 내 연부조직(soft-tissue) 강의 코스에서 나는 뒤에 이어질 내용과 관련하여, 현재 어깨 통증을 가지고 있는 사람이 있는지를 물었다. 0.1초도 안 되어 교실 뒤쪽에서 한 남자가 손을 허공으로 세차게 치들고 (팔을 여전히 공중에 든 채로) 나를 향해 격하게 흔들어 대며 "네, 제 어깨에 큰 문제가 있습니다."라고 했다. 나는 수강생들에게 다음과 같이 대답했다. "분명 지금 위로 들고 있는 쪽은 아닐 겁니다. 특히 손 드는 스피드로 봐서는요." "맞는데요."라고 남자가 얘기했다. "지금 들고 있는 이 팔이 아픈 쪽이에요." 그가 자기 어깨에 큰 문제가 있다고 여긴다는 사실 자체에 바로 난점이 존재하는 것이다. 그러나 평가와 치료를 해보니 어깨에 통증의 원인이 있는 것은 아니었기 때문에 나는 그의 어깨 자체에는 '사소한' 문제가 있다고 여겼다. 아마 분위기상 여러분도 짐작했겠지만, 그가 어깨 부위에 느끼는 증상은 실은 방사통(referred pain)으로, 경추의 척수신경으로부터 방사되는 것이었다.

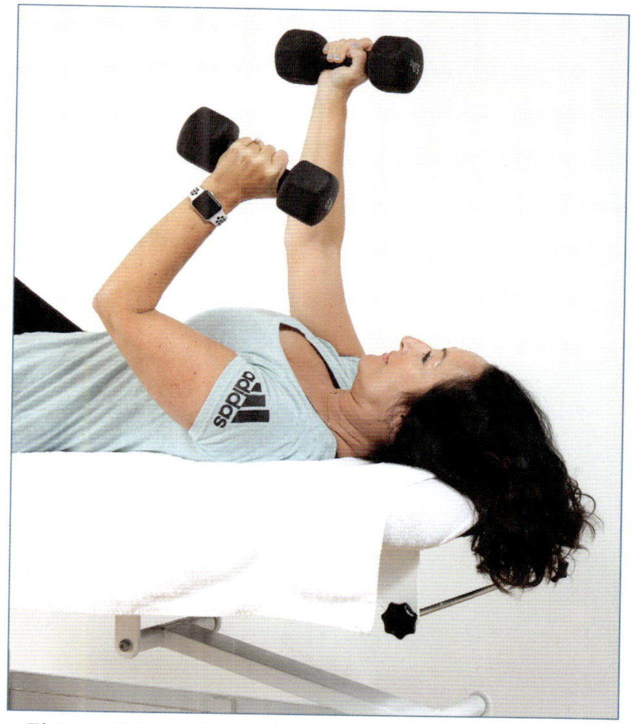

그림 9.7: 상완삼두근(triceps)을 훈련하기 위한 주관절 신전 운동 - 근육 약화 때문에 좌측에 운동 제한이 관찰된다.

케이스 스터디 9.2

크로스핏 체육관을 운영하고 있는, 개인 트레이너인 내 친구 하나가 어느 날 그의 고객 한 명을 나에게 보냈다. 그 고객은 자신의 운동 루틴 중 한 동작에서 어려움을 겪고 있었다. 그 동작은 벤치에 등을 대고 누워서 두 개의 덤벨을 들고 팔꿈치를 펴는 것이었다(그림 9.7). 이 운동은 상완삼두근(triceps)을 강화하기 위한 것이다. 그림을 보면 좌측 팔을 우측만큼 펴지 못하는 것을 확인할 수 있는데, 그 이유는 근육 약화(muscle weakness) 때문이다.

그러나 재미있는 사실은, 그 환자의 목, 어깨, 팔에 통증이나 움직임 제한이 전혀 없었다는 점이다. 그저 그 동작을 수행하는 데에 약화(weakness)가 있었을 뿐이었다. 내 트레이너 친구는 내가 그 근본적인 원인을 더 잘 파악할 수 있도록 환자가 그 동작을 수행하는 것을 영상으로 촬영해서 보내주겠다(나는 이 영상을 신경학 및 경추 강의 코스를 수

강하는 학생들에게 보여주고 문제가 무엇인지, 문제의 원인이 어디에 있는지를 생각해 보게 한다).

이것을 읽은 여러분들 중 일부는 문제가 무엇인지 쉽게 알 수도 있을 것이나 대부분은 아마 그렇지 못할 것인데, 왜냐하면 그에게 통증이나 움직임 제한 및 기타 명확한 증상이 없기 때문이다.

앞에서 나는 상지와 하지의 근력 검사에 대해 논한 바 있고 이를 근육분절 검사(myotome testing)라고 불렀다. 기억할지 모르겠지만, 국제 강의 투어로 영국 전역을 여행하는 캐나다인(Canadian) 카이로프락터를 참관한 것을 얘기했었는데, 그는 내 클리닉에 방문하여 캐나다의 전직 올림픽 국가대표였던 옥스퍼드 대학교 소속 조정 선수들을 치료해 주었다. 처음에 그는 상지와 하지의 근력(근육분절)을 검사하였고, 특정 레벨에 신경학적 약화가 있다고 판단하면 척추의 해당 레벨에 교정을 시행하였다. 치료 후 그는 선수에게 다시 동작을 시켜보아 근력(근육분절)을 재검사하였고 그 근력이 정상(5등급)으로 돌아왔는지를 확인하였다.

그 이후로 나는 이와 같은 컨셉을 사용하려고 노력해 왔고, 위의 크로스핏 환자의 주관절 신전 근력에 대해 이와 같은 방식으로 검사해 보니 우측에 비해 좌측이 매우 약화되어 있는 것을 알 수 있었다. 7장에서의 근육분절 지도(maps of myotomes)를 보면(표 7.2와 7.3) C7 근육분절이 주관절 신전을 담당하기 때문에 이것이 근본적인 문제일 가능성이 있었다. 또한, C7 근육분절은 손목 굴곡과 손가락 신전도 컨트롤하는데, 내가 이 두 동작을 평가해보니 모두 약화되어 있었다. C7 신경근은 C6과 C7 사이를 지나기 때문에 나는 그 사이의 디스크에 문제가 있을 수 있다고 생각했다. 그러나 감각 변화나 통증은 없었기 때문에 나는 회전변위된 척추(rotated vertebra, 카이로프락틱 용어로는 아탈구subluxation라고 함)가 C7 신경을 자극하고 있어 그의 좌측 주관절 신전을 약화시킨 것이라고 생각했다.

나는 (다이얼을 돌려 조명의 밝기를 조절하는) 디머 스위치(dimmer switch)에 대한 비유를 즐겨 사용한다. 만약 스위치를 한쪽으로 돌리면 전구는 어두워지고(전류가 적게 흐름), 다른 쪽으로 돌리면 밝아진다(전류가 많이 흐름). 만약 신경(전선)이 어떤 이유로 돌려지거나 눌리면, 이를테면 척추에 회전변위가 있다고 하면, C7 신경 경로를 따라 근력(전류)이 감소될 것이고, 그 결과 상완삼두근에 의해 이루어지는 주관절 신전의 움직임이나 근력에 약화가 관찰될 것이다(전구가 어두워짐).

나는 특정 경추 레벨에 대한 가동술(mobilization)과, 좌측의 C6/7에 대한 (툭 하는 소리가 들리는) 교정 기법(manipulation)을 위주로 치료를 시행하였다. 그 다음 환자의 좌측 주관절 신전 근력을 재검해 보니 근력이 정상으로 회복되어 있어 나는 아주 흡족했다. 그 개인 트레이너는 며칠 뒤 나에게 문자를 보내, 그가 그 고객과 다시 운동을 시작했는데 근력 약화는 없어졌더라고 얘기했다.

내가 케이스 스터디 9.2를 소개한 이유는 여러분에게 신경계의 근육분절 검사를 통해 상지를 평가하는 이러한 방법에 대해 경각심을 일깨워 주기 위해서다. 나는 어깨 복합체와 팔, 손에 있는 통증이 (아무런 확인 없이) 무조건 경추에서 비롯된 것이라고 생각하는 치료사들이 많다는 것 또한 알고 있다. 이것은 그들이 시행하는 모든 치료가, 환자가 현재 가지고 있는 통증 부위 자체는 경시한 채, 경추와 그 옆을 지나는 신경들에만 집중되어 있다는 것을 의미한다.

■ 경추에 대한 평가

치료사는 환자가 현재 호소하고 있는 어깨, 팔, 손의 통증이 경추로 인한 신경학적 증상인지를 확인할 필요가 있다. 우리는 KISS (Keep It Simple Stupid!) 원칙 혹은 단순화(keep it simple) 원칙이라고 알려진 것을 사용할 수 있을 것이다. 즉, 환자에게 회전, 굴곡, 신전, 측굴의 간단한 움직임을 수행해 보도록 하고, 경추의 이러한 움직임들이 가슴, 어깨, 겨드랑이 부위, 팔, 손, 손가락을 포함한 상지의 증상을 악화시키는지를 확인한다. 만약 경추의 움직임에 의해 이들 중 어떤 증상이라도 악화된다면, 경추에 대해 추가적인 확인이 필요하다고 얘기할 수 있을 것이다.

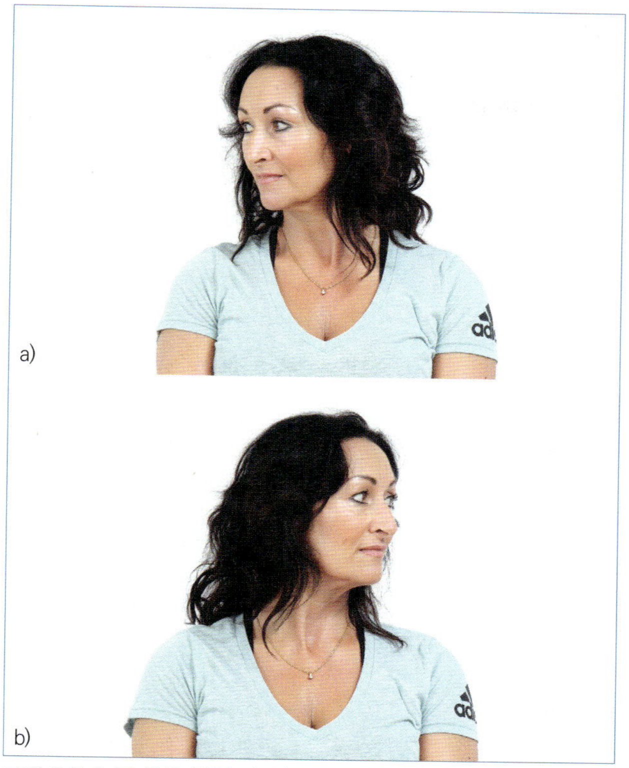

그림 9.8: 능동 운동 범위 검사(AROM): 목의 우측으로의 회전(a)과 좌측으로의 회전(b)

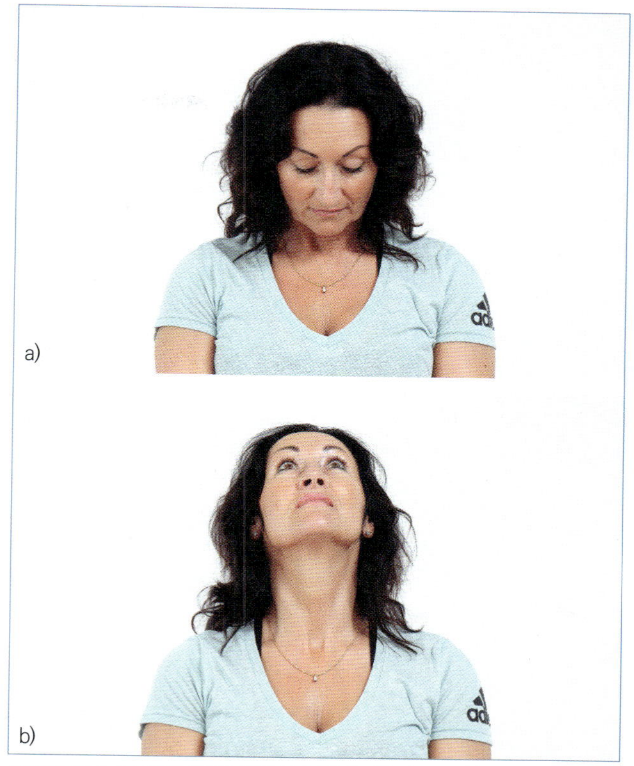

그림 9.9: 능동 운동 범위 검사(AROM): 목의 굴곡(a)과 신전(b)

케이스 스터디 9.3

한 29세 여성 환자가 좌측 어깨의 통증 및 좌측 팔에 느껴지는 간헐적 연관통(referral) 때문에 나를 찾아왔다. 통증은 며칠 전 환자가 심하게 재채기를 한 이후에 시작되었다(꽃가루 알레르기가 유행하는 계절이었다). 기침이나 재채기를 하면 증상이 악화되었기 때문에 그녀는 기침이나 재채기를 하는 것을 두려워하고 있었다. 그녀의 경추를 좌측으로 움직여 보니(회전) 증상이 악화되었고, 턱을 가슴 쪽으로 당기도록 해도(굴곡) 마찬가지였는데, 특히 휴대폰을 보거나 문자를 보낼 때 그랬다.

검사상, 좌측 C6과 C7의 반사는 2++로 정상이었으나 좌측의 C5 반사(상완이두근biceps)는 감소되어 1+로 확인되었고, 우측의 세 반사는 모두 정상이었다. 견관절 외전과 주관절 굴곡의 근육분절(C5 근육분절)은 검사 등급 스케일상 3등급이었다(5등급이 정상임). 모든 다른 근육분절 레벨은 검사상 정상 근력을 보였다. 나는 상지의 피부분절 부위에 가벼운 터치(light touch) 검사를 시행했고, C5 피부분절을 따라 감각 변화가 있음을 확인했다.

나는 환자에게 C4/5 레벨에 탈출된 디스크가 있어 좌측 C5 신경근을 눌러 통증이 발생하는 것으로 의심된다고 말했다. 이 소견을 확인하기 위해 나는 환자에게 MRI 검사를 권했고, 며칠 뒤 그녀는 검사를 시행받았다. 다행히도, 연부조직 기법과 부드러운 가동 및 견인술(traction)로 이루어진 정골요법(osteopathy treatment)을 매주 시행하면서 몇 주 뒤 환자의 통증은 소실되었고, 클리닉에 더 이상 오지 않아도 될 정도로 좋아졌다.

케이스 스터디 9.3을 통해, 반사 해머를 사용한 신경학적 검진의 시험과 근육분절/피부분절 검사를 포함한 경추 평가의 중요성을 깨닫게 되길 바란다.

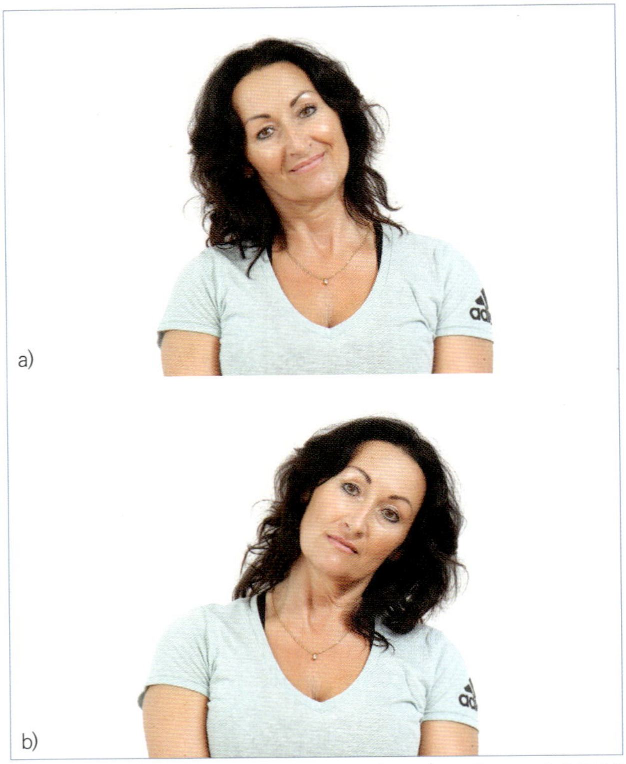

그림 9.10: 능동 운동 범위 검사(AROM): 목의 우측으로의 측굴(a)과 좌측으로의 측굴(b)

능동 운동 범위 검사(Active Range of Motion, AROM)

이 검사는 환자를 의자에 앉힌 상태에서 실시된다.

목의 회전(neck rotation):

- 환자로 하여금 목을 우측으로 편안한 정도까지 돌리도록 하고, 이후에는 좌측으로도 시행하도록 한다(그림 9.8).
- 어떠한 증상이나 움직임 제한, 통증이라도 느껴지면 얘기하도록 하는데, 특히 어깨, 팔, 손의 증상 출현에 집중하도록 한다.

목의 굴곡/신전(neck flexion/extension):

- 환자에게 턱을 가슴 쪽으로 붙이도록 하여 목을 천천히 굴곡하도록 하고, 다음으로는 천정을 쳐다보게 하여 목을 천천히 신전하도록 한다(그림 9.9).
- 앞에서와 마찬가지로 어떠한 증상이든 느껴지면 얘기하도록 한다.

목의 측굴(neck side bending):

- 환자로 하여금 우측 귀를 우측 어깨로 가져와 목을 옆으로 구부리도록(외측으로 굴곡하도록) 하고, 반대쪽도 마찬가지로 시행하게 한다(그림 9.10).
- 앞에서와 마찬가지로 어떠한 증상이든 느껴지면 얘기하도록 한다.

수동 운동 범위 검사(Passive Range of Motion, PROM)

모든 운동 범위 검사는 환자를 앉힌 상태에서 수동적으로 시행될 수 있다. 하지만 환자를 앙와위로 눕게 한 상태에서 시행되는 경우가 훨씬 많다. 그림 9.11은 수동 움직임의 두 가지 예시, 회전과 측굴을 보여주는데, 일반적으로 경추의 모든 운동범위는 수동적으로 검사된다.

참고: 만약 능동 움직임에서는 통증 및 제한이 있지만 치료사에 의해 수동적으로 움직여졌을 때는 이상이 없다면, 이는 보통 근육이나 건의 연부조직이 관여되어 있음을 뜻한다. 반면에, 만약 능동 움직임과 수동 움직임이 모두 환자의 증상을 가중시켰다면, 이는 경추의 관절이 관련되어 있다는 뜻이므로 추가적인 확인이 필요하다.

몇 가지 예를 들어보자. 첫 번째는 목 근육 중 하나를 삐끗한 20세 환자에 대한 것으로 목을 좌우로 움직일 때마다 순간적으로 통증이 발생한다고 하였다. 그러나 내가 그의 목을 수동적으로 움직여 보면, (아마도) 근육이 이완되어 있기 때문에 통증이 거의 없었다. 수동 검사는 관절의 상태를 평가하는 데에 사용되고, 근육의 상태를 평가하는 데에는 일반적으로 사용되지 않는다.

두 번째는 퇴행성 경추 척추증(degenerative cervical spondylosis, 관절염osteoarthritis)으로 진단받은 65세 환자에 대한 것이다. 환자가 목을 왼쪽이나 오른쪽으로 움직

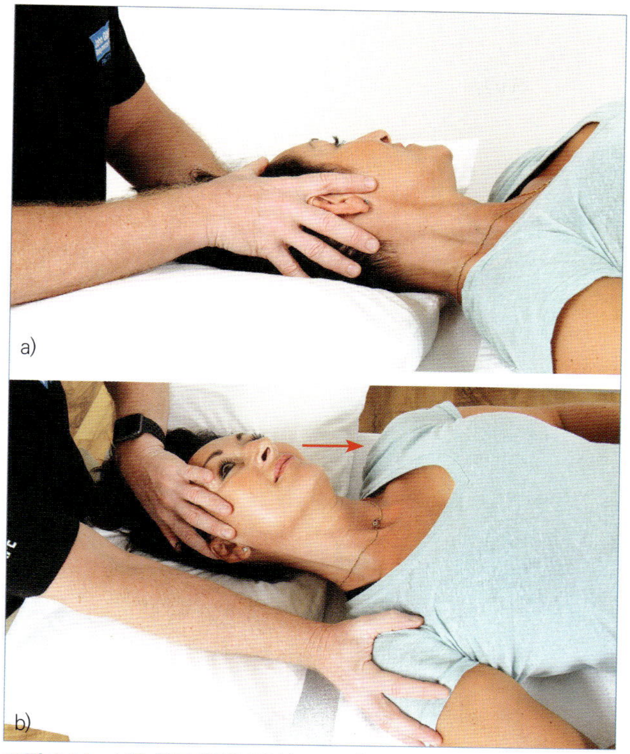

그림 9.11: 수동 운동 범위 검사(PROM): 경추 회전(a)과 측굴(b)

일 때면 매우 뻣뻣했고, 움직임에 제한이 있었으며, 특정 범위를 벗어나면 통증이 있었다고 하자. 만약 내가 이 환자의 목을 수동적으로 움직였다고 해도 움직임 제한이 있었을 것인데, 관절에 기본적으로 퇴행성 변화가 있었을 것이기 때문이다. 게다가 환자는 수동 움직임 동안에도 분명 불편감을 느꼈을 것이다.

특수 검사(Special Tests)

각자의 레퍼토리에 추가할 수 있는 특화된 검사들이 여러 가지 있는데, 반사(reflex)나 근육분절 검사(myotome testing) 등과 같은 일부 검사는 이미 앞에서 다룬 바 있다. 따라서 환자가 호소하고 있는 상지의 증상에 경추가 관여되어 있는지의 여부에 대해 지금쯤 어느 정도는 개념을 가지고 있어야 한다.

경추의 특수 검사에 대해 나는 이미 최선의 방법이라고 생각되는 것에 대해 설명하고 보여준 바 있으며, 이는 C5-7의 반사(reflex) 및 특정 척추 근육분절(myotome)의 근력검

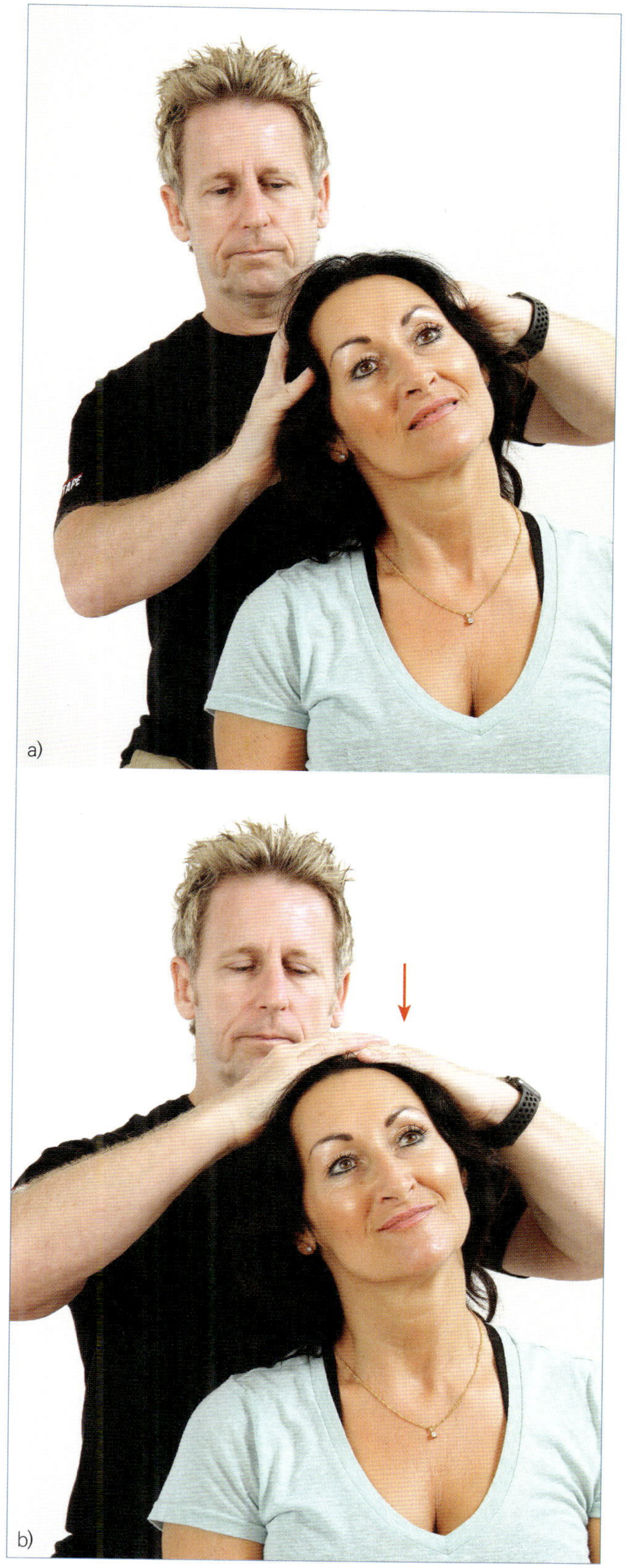

그림 9.12: 스펄링 압박 검사(Spurling's compression test): (a) 환자는 목을 신전하고 우측으로 측굴한다; (b) 치료사는 환자의 머리 꼭대기에 손을 얹고, 아래쪽 방향으로 압박을 가한다.

사와 피부분절(dermatome)에 대한 감각 검사를 이용하는 것이었다. 그러나 이외에도 전반적인 진단에 도움을 받기 위해 포함될 수 있는 특수 검사들이 존재한다. 내가 클리닉에서 개인적으로 사용하는 검사의 예는 다음과 같다.

스펄링 압박 검사(Spurling's Compression Test) – 경추의 신경근성 통증(Cervical Nerve Root Pain)

경추의 신경근성 통증에 대한 스펄링 압박 검사는 1944년 Spurling과 Scoville에 의해 처음으로 묘사되었고, 2012년 Anekstein 등은 이 동작의 몇 가지 변형을 제안했다. 그것은 먼저 신전과 측굴을 시켜 환자가 견딜 수 있는 정도 내에서 환자의 불편을 재현시키고, 결과가 불명확한 경우에는 축성 압박을 더하는 것이다.

- 환자로 하여금 앉도록 하고, 환자의 머리에 신전과 측굴을 유도한다[그림 9.12(a)].
- 만약 아무런 증상도 재현되지 않으면, 환자의 머리 꼭대기에 부드럽게 아래쪽 방향의 압박을 가한다[그림 9.12(b)].

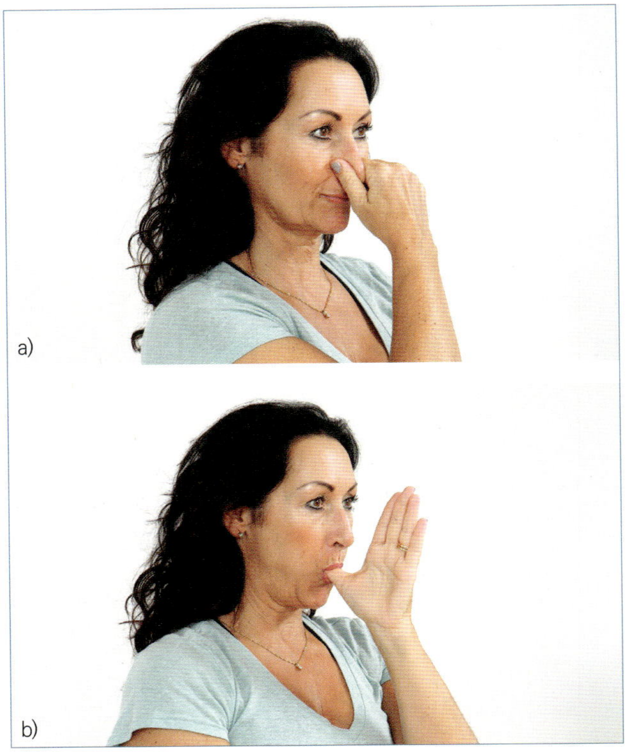

그림 9.13: 발살바 동작(Valsalva maneuver): (a) 전형적인 방법; (b) 엄지손가락을 빠는 대체 방법

- 양성 반응은 환자가 어깨나 팔(피부분절)로 퍼져나가는 통증을 호소하는 경우다.

스펄링 압박 검사

발살바 동작 검사(Valsalva Maneuver Test)

발살바 동작 검사는 이과(耳科) 전문의였던 Antonio Maria Valsalva라는 내과의사의 이름을 따서 붙여졌다. 한 예로, 발살바 동작은 다이빙 중 하강할 때 중이(中耳) 내의 압력을 맞추기 위해 사용된다.

경추 및 신경과 관련해서는, 발살바 동작은 척추 내의 압력을 높이므로 디스크 탈출증으로 신경성 통증이 생기는 것을 포함한 모든 공간 점유성 병변에 사용될 수 있으며, 압력 증가를 통해 증상의 악화를 확인할 수 있다.

- 전형적인 발살바 동작에서는, 그림 9.13(a)에서 보듯 환자로 하여금 코를 손으로 막은 상태에서 숨을 불어 넣어 압력을 맞추게 한다.
- 다른 방법으로는, 그림 9.13(b)에서 보듯 환자에게 엄지를 빨게(suck) 하거나 엄지에 숨을 불어 넣게(blow out) 한다.

발살바 동작

■ 경추의 질환들, 디스크(Discs), 후관절(Facet Joints), 퇴행(Degeneration, 관절염OA)

어깨 통증의 대부분은 직간접적으로 경추와 연관이 있는 것으로 생각되며, 여기에서는 환자의 상지에 통증을 일으킬 수 있는 빈도 높은 근골격계 질환에 대해 얘기해 보고자 한다.

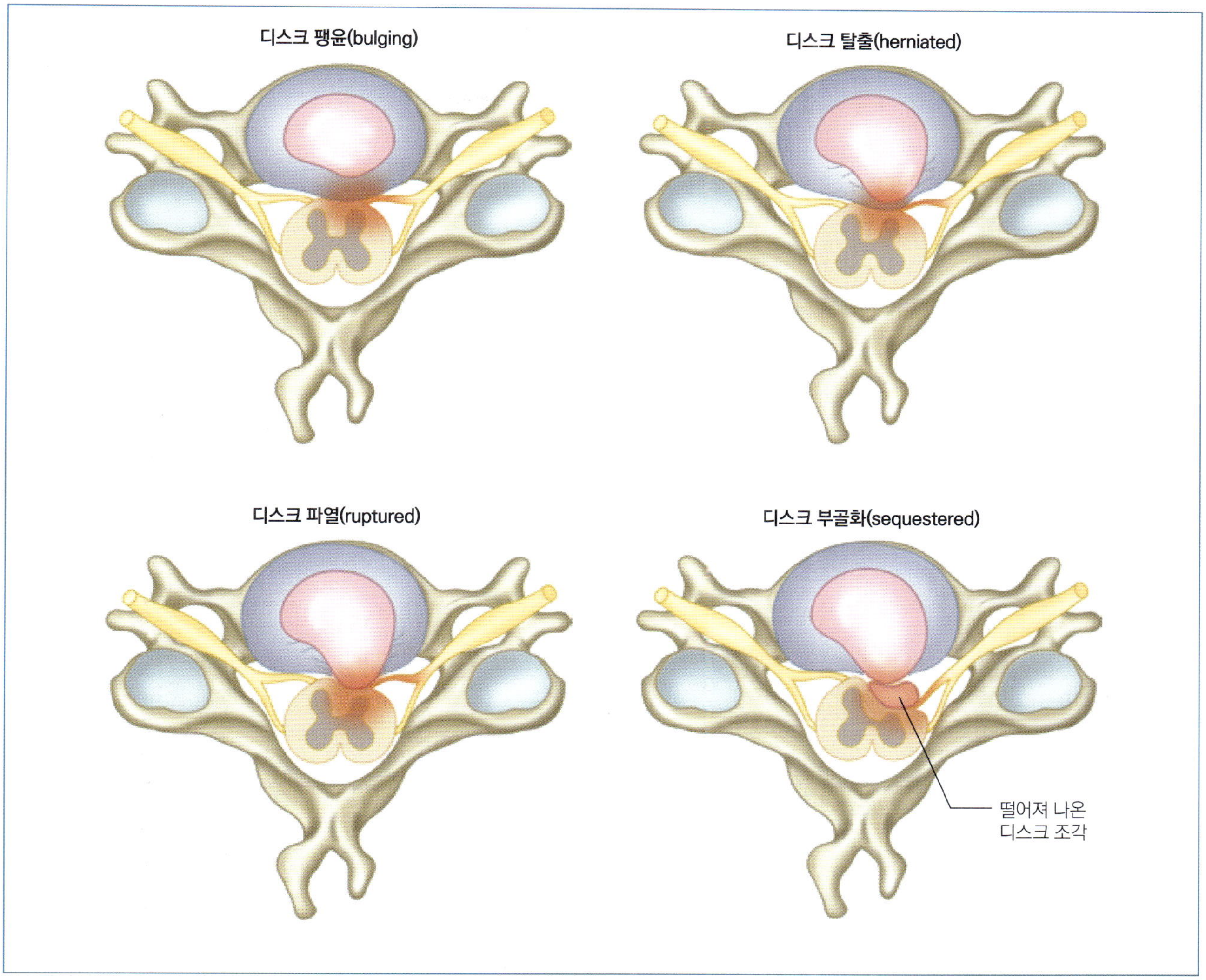

그림 9.14: 디스크의 다양한 상태

디스크 탈출증(Disc Prolapse)

나는 가장 흔한 디스크 문제들을 디스크 팽윤(bulge), 돌출(protrusion), 탈출(extrusion, prolapse, herniation), 부골화(sequestration, 수핵이 섬유륜에서 떨어져 나온 것)로 부르고자 한다. 그림 9.14에는 디스크의 다양한 상태가 나와 있다.

앞의 장들(chapters)에서 배웠던 내용들을 떠올려보면, 나는 주로 C4/5, C5/6, C6/7의 디스크 레벨에서 발생되는 경추 질환에 대해 논했다. 명심해야 할 것은, 종종 그렇게 묘사되긴 해도, 실제로 디스크가 '미끄러지지는' 않는다는 점이다. 일반적으로 통증을 야기하는 것은 (섬유륜이라고 하는 바깥 껍질의 안쪽에 위치한) 수핵이라고 불리는 액체이다. 이러한 통증은 오직 통증에 민감한 구조들, 예를 들면 후종인대(posterior longitudinal ligament)나 신경근(nerve root) 등이 건드려졌을 때만 느껴지고, 이는 특정 피부분절 부위로 통증을 방사한다(그림 9.15). 치약 튜브에 대한 비유를 떠올려보자. 만약 튜브의 한쪽 끝을 쥐어짜면, 반대쪽 끝이 불룩해진다. 치약(수핵)이 안쪽으로부터 바깥쪽으로 껍질(섬유륜)을 밀어 이로 인해 그 모양이 바뀌는 것이지, 실제로 튜브에서 미끄러짐이 일어나는 것은 아니다.

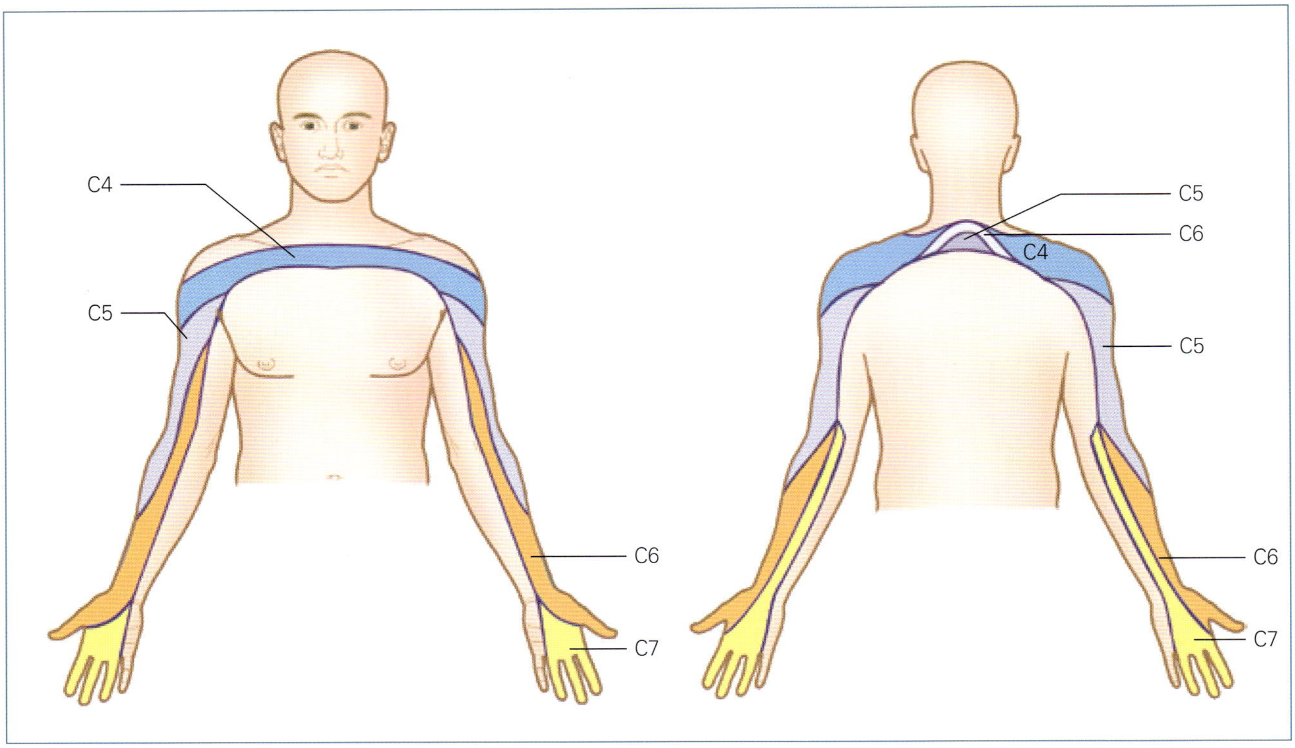

그림 9.15: C4, C5, C6, C7 피부분절의 통증 패턴

케이스 스터디 9.4

이번에는 40세 여성의 흥미로운 케이스를 소개하고자 하는데, 그녀는 우측 팔을 위로 들어 올리고 손은 내려 등 한가운데에 댄 채로 클리닉을 방문하였다. 나는 이러한 자세를 과거에도 많이 봐왔기 때문에 어떤 구조가 통증을 일으켰는지에 대해 이미 한 가지 가설을 염두에 두고 있었다. 나는 그녀에게, 그런 자세를 취한 것은 그게 아마도 어깨와 팔의 통증을 줄여주는 가장 편한 자세라서 그런 것일 거라고 말했고, 그녀는 격하게 수긍했다. 그 환자는 자리에 앉았고, 우측 겨드랑이와 유방 부위에도 통증이 있어 걱정이 된다고 말했다. 그녀는 유방 조직에 문제가 있는 게 아닐까 생각하고 있었고, 혹시나 뭔가 불쾌한 것(암cancer)일까 봐 매우 두려워하고 있었다. 아마도 그건 아닐 거라고 나는 그녀를 안심시켜 주었고, 그녀가 겪고 있는 증상은 목에서 신경이 눌려서 그런 것일 거라고, 경추디스크 질환 때문인 것 같다고 말해주었다.

통증은 일주일 전 그녀가 놀이공원에 다녀온 뒤부터 생겼는데, 특정 놀이기구(도젬dodgems; 자동차로 서로 부딪치는 놀이기구)를 탈 때 목이 덜컹거리는 느낌을 받았다고 했다. 다음 날 기상 후부터 통증이 심해지기 시작했고 특히 목, 어깨, 겨드랑이, 팔, 손등에서 느껴졌다고 했다. 팔을 아래, 뒤로 하여 등에 댔더니 통증이 더 심해져서, 팔을 재빨리 공중으로 들고 손은 등에 내려놓았다고 했다. 그녀는 통증이 너무 심해서 어찌할 줄 모르겠더라고 했다.

이 환자에게 (통증이 있었기 때문에) 검진을 비교적 가볍게 시행했고, C5와 C6 반사는 정상(2++)인 반면 우측 C7 반사는 감소(1+) 혹은 거의 소실(-)되어 있었음을 확인할 수 있었다. 주관절 신전, 손목 굴곡, 손가락 신전의 C7 근육분절은 아주 약화(정상이 5등급인데 1, 2등급 정도)되어 있었다. 나는 그녀에게 C6과 C7 사이 레벨에 디스크 탈출증이 있으며, 디스크가 C7 신경근을 누르고 있어 현재 증상이 나타나고 있는 것으로 생각된다고 얘기했다. 어떤 이유에선가 나는 치료를 시작하기 전에 다른 전문가의 소견이 필요할 것 같다는 직감이 들었고, 그래서 그녀에게 MRI 촬영을 예약하도록 했다. 그녀는 내 친구인 신경외과 의사에게 진료를 받았다. 그는 놀랍게도 그녀를 만난 지 단 일주일 만에 수술을 결정했다. 그가 지금까지 본 것 중 최악의 디스크 탈출증이었기 때문에, 나에게 정골요법을 받는 것보다는 그에게 수술을 받아 디스크를 절제하는 것이 나을 것이라고 얘기했다.

케이스 스터디 9.4는, 디스크 탈출증은 한편으로는 매우 흔하며 고맙게도 일반적으로 몇 주 내로 증상이 가라앉는 경우도 있지만, 환자를 다른 의료진에게 보내야할 때를 아는 것이 얼마나 중요한지를 알려준다. 디스크 탈출증은 무증상일 수 있으며, 비록 환자가 MRI로 디스크 질환에 대해 확진을 받았더라도 일반적으로는 증상이 없을 수 있다. 치료사 입장에서 추가적인 검사가 필요하다고 판단하여 다른 의료진에 연락하게 되는 정도의 디스크 병변은 드물긴 하다.

경추의 후관절(Cervical Spine Facet Joint)

경추의 후관절은 매우 민감한 구조로, 신경학적으로는 많은 통증 수용체들에 의해 신경 지배를 받고 있기 때문에, 수많은 환자들에게 만성 목, 어깨, 팔 통증을 일으킬 가능성이 매우 높다.

나에게 방문하는 많은 환자들은, 나에게 오기 전에 영국 각지의 척추 통증클리닉에서 경추 후관절에 (초음파 유도하) 주사치료를 이미 받고 온다. 그들은 어깨 통증에 전적으로 혹은 부분적으로 후관절이 원인으로 작용하는지를 확인받기 위해, 진단 목적과 치료 프로토콜의 일부로 주사를 맞았다. 어떤 면에서는, 특히 주사치료를 수행하는 의사에게는, 치료 프로토콜로서의 사용은 논란이 있긴 하지만 진단 과정으로서는 주요하게 여겨진다. 만약 주사치료 후에 환자의 어깨 증상이 좋아졌다면 후관절이 원인임이 확인되는 것이다. 그러나 나는 개인적으로, 전체적인 문제가 간과되고 있다고 생각한다. 이는 이다 롤프(Ida Rolf) 박사의 유명한 말, '통증이 있는 곳에 반드시 문제가 있는 것은 아니다(Where the pain is, the problem is not)'를 떠올리게 한다. 나는 환자들의 만성적인 목과 어깨 통증이, 지난 수년간 수많은 사소한 근골격계 문제들이 누적되어 장기적으로 기능장애를 일으킨 결과라고 생각한다. 작고 하찮은 변화들이 천천히 드러나면서 하나의 큰 문제가 되고, 그 결과 환자

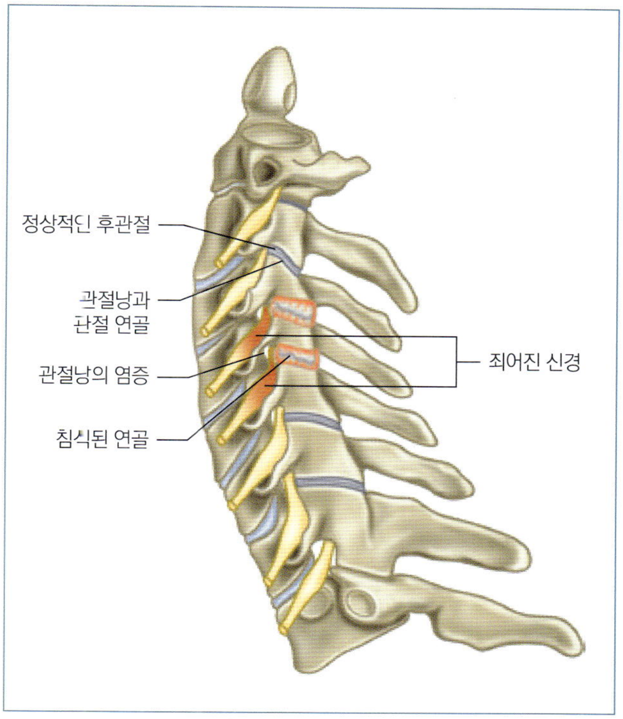

그림 9.16: 경추의 후관절증후군/질환(facet joint syndrome/disease)

에게 지속적인 통증을 일으키는 것이다.

환자들에게 적용될 수 있는 비유를 하나 들어보자. 나는 우리 모두에게 '보상의 저수지(reservoir of compensation)'가 있다고 생각한다. 누군가는 거대한 호수만 한 저수지를 가지고 있어 절대로 물이 바닥날 일이 없는데, 인체에 비유하자면 문제가 어떻든지 간에 항상 보상으로 이겨낼 수 있는 것을 말한다. 우리 주변에는 분명 각종 스포츠 활동에 참여하고 일상의 바쁜 업무를 소화하면서도 아무곳도 아프지 않은 친구나 운동선수가 한 명쯤은 있을 것이다. 그러나 대부분 사람들의 호수는 훨씬 작아서 서서히 말라가고, 이 때문에 인체가 보상하기 위해 애쓰게 되고, 이것이 현재의 증상을 발현시킨다. 예를 들면, 당신의 친구 중 하나가 매주 주 3회씩 20년간 달리기를 해왔는데 그동안은 괜찮다가 두 달 전부터 갑자기 허리, 고관절, 무릎, 발(실은 어디가 아픈지는 별로 중요하지 않다)이 아프기 시작했다고 하자. 왜 그런 것일까? 조심스레 추측하건대, 그들이 가진 보상의 저수지가 마르기 시작해서일 것이다.

후관절증후군/질환(Facet Joint Syndrome/Disease)

후관절은 서로 미끄러지며 운동하는 경향이 있어서 자연스레 척추와 연속적인 움직임을 함께 한다. 체중 부하를 견뎌야 하는 모든 다른 관절과 마찬가지로 후관절도 시간이 지나면 닳아 퇴행되기 시작한다. 후관절에 과도한 부하가 가해지면(연골이 찢어질 수도 있다) 후관절을 이루는 관절의 뼈에 골극(osteophyte)이 형성되기 시작하고 후관절 비대증(facet joint hypertrophy)이 초래되는데, 이는 후관절증후군/질환의 선행 상태가 된다(그림 9.16). 이는 결국 척추증(spondylosis)을 일으키며 이것은 '척추의 관절염'이라고 할 수 있다. 이는 고령의 환자들에게 매우 흔하며 만성적인 목과 어깨의 통증을 일으킨다.

케이스 스터디 9.5

한 환자가 오른쪽 전완부(forearm)를 문지르며 클리닉에 내원했는데, 몇 주 정도 전부터 아팠다고 했다. 언제, 그리고 왜 이 통증이 생겼는지를 설명해 줄 만한 특별한 사건은 없었던 것 같다고 했지만, 출장차 한 호텔에서 이틀간 머물렀을 때 분명 뭔가가 잘못되어 있는 것을 느꼈다고 했다. 그는 그 호텔에서 자는 것이 매우 불편하다고 했는데, 매트리스와 베개가 달라지기도 했고 또 밖의 거리에서 들려오는 소음이 너무 심해서 그렇다고 생각했단다. 그를 진찰한 의사는 손목 힘줄 중 하나에 건염(tendinitis)이 생겼으니 주사 치료를 받는 것이 좋겠다고 했지만 환자는 그럴 필요가 없을 것 같다는 판단에 이를 거부했다.

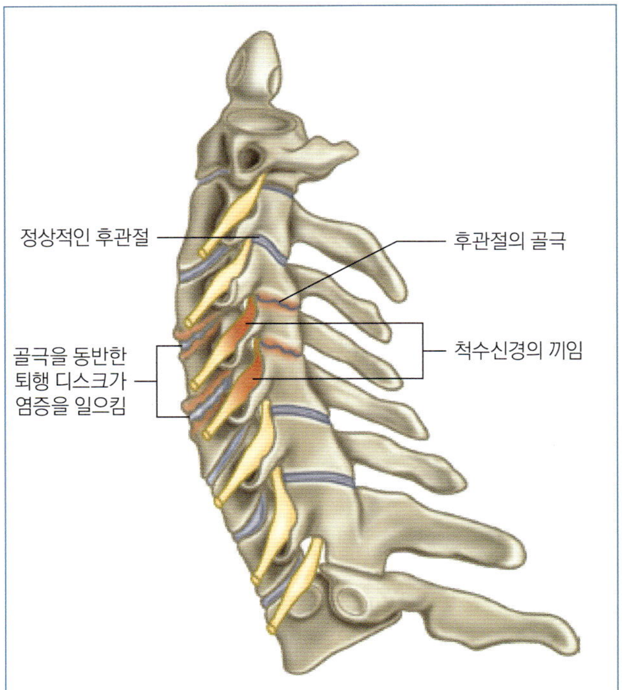

그림 9.17: 경추의 척추증(spondylosis, 관절염OA)

확실히 하기 위해 그의 팔을 확인하는 것이 좋겠다는 생각이 들어 검진을 해보았으나 예상했던 대로 특별히 문제되는 것은 없었다. 의사가 얘기했던 것과 같은 건 병증(tendinopathy)은 현재는 없는 것 같았고 촉진상 전완부에 약간의 압통만 있었을 뿐이었다. 팔꿈치와 어깨의 움직임은 정상이었고 이학적 검진 소견도 음성이었다. 그래서 다음으로 나는 경추에 대해 자세히 확인해 보기로 했다. 환자에게 고개를 왼쪽으로 돌려보라고 했고 아무런 이상 소견이 없었다. 이번에는 오른쪽으로 고개를 돌려보라고 했더니 우측 전완부의 증상이 심해졌다. 다음으로, 나는 그에게 우측 어깨 너머를 바라보라고 했고(일종의 스펄링 테스트로, 나중에 다시 다루겠다), 이 동작 역시 전완부의 증상을 악화시켰다. C5/6/7에 대한 반사 검사는 정상(2++) 소견이었고, 모든 경추 레벨에서의 근육분절 검사에서도 충분히 강한 근력을 보였다. 그래서 나는 C5/6의 후관절에 염증이 생겨 그 결과로 그의 우측 팔에 연관통이 발생하였거나, C6 신경근에 영향을 주는 추간공 내의 염증이 원인일 것이라고 결론지었다.

나는 상부승모근(upper trapezius)과 견갑거근(levator scapulae)에 연부조직 기법을 적용하였고, 이후 가동기법을 시행한 다음, C5/6의 후관절 부위에 교정 기법을 시행했다. 환자는 즉각적으로 증상이 완화되었다고 했고 얼마간은 통증이 없어 더 이상 클리닉에 오지 않았다.

경추 척추증(Cervical Spine Spondylosis, 관절염OA)

불행히도 이 질환은 누군가에게는 남들보다 더 일찍 발생할 수도 있다. 노화의 과정은 자연적으로 퇴행성 변화를 동반하는데, 인체의 특정 부위, 특히 고관절이나 무릎이 이에 취약하다. 경추의 아래쪽 세 부분(C4/5, C5/6, C6/7)도 쉽게 퇴행된다. 척추에서는 이것을 척추증(spondylosis, spondy는 척추를 말하고, osis는 퇴행을 뜻함)이라고 한다. 척추증은 일반적으로 척추체와 후관절 모두에 영향을 미친다(그림 9.17). 신경이 나가는 공간을 추간공(intervertebral foramen)이라고 하는데, 기저 질환으로 인해 좁아지면 결국 통증 및 신경학적 증상을 발생시킬 수 있다.

케이스 스터디 9.6

한 72세 여성이 특히 아침 기상 시에 심해지는 양어깨의 통증을 호소하며 클리닉에 내원하였다. 이 통증은 20분 정도가 지나면 잦아들었으며 따뜻한 목욕이나 샤워를 해도 약간 완화되는 경향을 보였다. 경추 회전 능동 운동범위에 제한이 있었는데 특히 좌측에서 뚜렷했고, 그녀는 계속해서 목에 뻣뻣한 느낌이 든다고 했다.

앙와위로 눕혀 경추에 대해 수동 회전을 시행했을 때에도 움직임 제한이 심했고, 불편하다고 했다. 의외로 심부건반사와 (근육분절에 대한) 근력은 모두 정상이었다. 승모근(trapezius)에는 심한 압통이 있었고 촉진상 매우 딱딱해져 있었지만, 마사지를 받으면 도움이 되곤 했다고 했다. 나는 그녀에게 퇴행성 변화가 있는 것 같다고 얘기했고, 2주 뒤 MRI를 촬영한 결과 여러 레벨에 디스크 탈수(dehydration)와 척추체 및 후관절의 퇴행(degeneration)이 있었고 골극 변화도 있었는데, 특히 경추의 아래쪽 세 척추에서 그러했다.

치료 전략과 관련하여 환자는 나에게 목을 교정할 것이냐고 물었고, 나는 특히 골극과 여러 레벨에 퇴행성 변화가 있는 이러한 상황에서는 그 기법이 적절하지 않고 오히려 위험할 수도 있다고 대답했다. 연부조직 기법과 부드러운 가동술, 근에너지 기법(muscle energy technique)으로 짧아진 근육 조직들을 교정하고, 몇 가지 자세 재교육 운동을 시행할 것이라고 얘기해 주었다.

나는 그 환자에게 MRI 영상 소견 때문에 그녀의 목을 결코 '고칠(fix)' 수는 없을 것이라고 얘기했다. 그러나 연부조직 기법과 부드러운 가동술을 통해서 움직임을 향상시키고 통증을 완화시키는 데에 '도움(help)'을 줄 수는 있을 것이라고 말해주었다.

■ 결론

경추의 해부학적 구조와 기능, 경추에 대한 기본적인 평가에 대해 설명함으로써 독자로 하여금 경추에 존재할 수 있는 질환들과, 그것들이 신경근과의 관계에 영향을 미칠 수 있다는 것에 대해 알게 하고자 했다. 만약 환자에 의해 능동적으로 행해졌든 치료사에 의해 수동적으로 행해졌든, 경추의 어떠한 움직임이나 특수 검사 과정을 통해 환자 몸의 어느 곳에서든 증상 악화가 관찰된다면, 경추와 신경계가 관여되어 있는 것이므로 추가적인 검사가 필요한 것임을 기억하기 바란다.

10

신경병증(Neuropathies)

시중에는 신경병증을 다룬 수많은 의학 서적들이 나와 있다. 그러나 이 책에서의 내 계획은 치료사가 자신의 클리닉에서 직면할 수 있는, 주로 말초신경계에 영향을 미치는 흔한 신경학적 질환들을 다루는 것이다. 나는 이 책의 첫 부분에서 말초신경계를 중점으로 다룰 것이라고 언급한 바 있으며, 따라서 내가 설명하는 대부분의 질환은 중추신경계나 상위운동신경세포에 영향을 미치는 질환보다는 하위운동신경세포의 척수신경에 대한 것이다. 운동신경세포질환(motor neuron disease, MND), 다발성경화증(multiple sclerosis, MS), 파킨슨병(Parkinson's disease, PD)과 같은, 상위운동신경세포 시스템에 영향을 미치는 신경학적 질환들에 대해서는 간단히만 다룰 것인데(다발성경화증과 파킨슨병에 대해서는 이미 5장에서 다루었음), 이러한 질환에 대해서는 기존 서적들로 충분하다고 생각되기 때문이다.

말초신경병증(Peripheral Neuropathy)

위에 언급되었듯, 이 장에서 다룰 신경학적 질환들은 주로 말초신경계와 관련이 있는 것들이다. 구글(Google)에 '말초신경병증(peripheral neuropathies)'이라고 검색해 보면 당뇨병(diabetes)이 가장 많이 나온다. 그러므로 이 책에서 이것을 포함하는 것이 합당할 것이다. 그러나 인간에게 존재할 수 있는 모든 말초 신경학적 문제들을 다루지는 않으려고 한다. 앞 장에서 많은 신경병증들에 대해 이미 설명한 바 있고 일부는 케이스 스터디를 통해서 다루었다. 또한 다음 장의 감별 진단 부분에서, 환자에게 현재 나타나는 증상의 근본적인 원인에 대해서뿐 아니라 신경계의 수많은 다른 질환들에 대해서도 논할 것이다.

말초신경병증의 전형적인 증상은 다음과 같다.

- 손이나 발 부위에서 느껴지는 저림(pins and needles), 얼얼함(tingling), 통증(pain), 감각 소실(loss of sensation)
- 균형감각(balance)이나 협응력(coordination)의 소실이나, 위약(weakness)의 출현
- 발의 상처나 병변이 잘 회복되지 않음

말초신경병증에는 몇 가지 종류가 존재하는데, 얼마나 많은 신경이 관련되어 있는지에 따라 구분된다. 단일신경병증(mononeuropathy)은 오직 하나의 신경에만 영향을 미친다. 수근관증후군이 가장 흔한 예다. 몇 가지 신경이 함께 영향을 받는 경우에는 다발성단신경염(mononeuritis multiplex)이라고 부르며, 인체의 모든 신경에 문제가 발생하는 것은 다발성신경병증(polyneuropathy)이라고 부른다. 다발성신경병증은 말초신경병증(이를테면 당뇨병)의 가장 흔한 종류 중 하나로, 일반적으로는 가장 긴 신경이 우선적으로 영향을 받기 때문에 발에서 증상이 시작된다.

말초신경병증은 또한 다음과 같이 네 가지로 분류하기도 한다.

- *감각신경병증(sensory neuropathy)*은 감각성 메시지 수용체(예를 들면 통각, 촉각, 온도감각)를 척수로, 그 다음은 뇌로 운반하는 신경에 손상이 가해져 발생한다. 전형적으로 저림(pins and needles), 무감각(numbness), 타는 듯하거나(burning) 날카로운(sharp) 통증, 심지어는 온도와 관련된 감각 소실이나, 통증을 느낄 수 없는(일반적으로 발에 나타남) 등의 증상을 나타낸다.
- *운동신경병증(motor neuropathy)*은 운동 구성요소에 영향을 미치는데, 운동신경의 손상은 움직임 조절에 영향을 미치므로 근육에 위약이나 마비가 나타난다(족하수).
- *자율신경병증(autonomic neuropathy)*은 이름에서 알 수 있듯, 자율신경이 손상되어 불수의적으로 일어나는 과정들에 문제가 생겨 소화(digestion, 변비constipation나 설사diarrhea), 호흡수 변화(altered respiration rate), 과도한 발한(excessive sweating), 빠른 맥박(rapid heart rate), 저혈압(low blood pressure, 기절할 것 같은 느낌이 느껴질 수 있는데 특히 자리에서 일어설 때 심함) 등의 문제가 나타날 수 있다.
- *단일신경병증(mononeuropathy)*은 위에서 설명한 것처럼 하나의 신경이 손상받은 것을 말한다(아래에 나오는 신경학적 질환들 중 일부가 이 유형에 해당함).

이 장에서는 다음과 같은 신경병증들을 다룰 것이다.

- 당뇨병(diabetes)
- 벨마비(Bell's palsy)
- 액와신경마비(axillary nerve palsy)
- 장흉신경마비(long thoracic nerve palsy)
- 수근관증후군(carpal tunnel syndrome)
- 척골신경염(ulnar neuritis)
- 요골신경마비(radial nerve palsy)
- 족하수(drop foot)
- 흉곽출구증후군(thoracic outlet syndrome, TOS)

■ 당뇨병(Diabetes)

솔직히 말해서 당뇨병은 내가 클리닉에서 자주 보는 질환은 아닌데 이는 주로 방문하는 환자들의 연령대와 관련이 있다. 내 고객의 대부분은 현재 옥스퍼드대학교에서 수학 중인 학생들로 연령은 19세에서 35세 정도 된다. 그들 중 많은 수가 운동선수로 다양한 스포츠에 참여하고 있기 때문에 대부분은 매우 건강하다.

내가 말하고자 하는 것은 당뇨병이 신경계에 미치는 영향이다. 당뇨병은 말초신경병증의 가장 흔한 형태로서 1형과 2형으로 나뉜다. 일반적으로는 당뇨병성다발신경병증(diabetic polyneuropathy)이라고 하는데, 하나의 신경(단일신경병증)보다는 인체의 모든 신경을 침범하기 때문에 그렇게 불린다. 당뇨병이 신경에 영향을 미치는 주된 이유는 혈관 내의 당 수치를 높이기 때문인데, 이는 결국 관련 신경에 영양을 공급하는 작은 혈관들을 손상시킨다.

만약 여러분에게 당뇨병으로 인한 말초신경병증이 있다면 진단은 비교적 쉽게 내려진다. 의사는 증상에 대해 물어볼 것이고 혈액과 소변의 당 수치를 체크할 것이다. 의사는 신경이 얼마나 손상되었는지를 확인하기 위해 신경과 의사에게 신경전도검사(nerve conduction test)를 받아보라고 제안할 수도 있다.

당뇨병의 원인

1형 당뇨병(인슐린 의존성insulin dependent)은 혈액계에서 당을 조절하는 인슐린이 충분하게 생성되지 못하여 발생한다. 이는 면역계가 췌장(pancreas)의 베타세포(beta cells)를 공격하고 파괴하여 발생하는데, 현재로써는 정확히 왜 이런 일이 일어나는지가 밝혀지지 않았다. 베타세포는 췌장의 랑게르한스섬(islets of Langerhans)에 위치하는 주요 세포 유형으로, 인슐린 호르몬을 생산하고 분비하는 역할을 한다.

반면 2형 당뇨병(인슐린 비의존성non-insulin dependent)은 췌장의 베타세포가 인슐린 호르몬을 충분히 생산해 낼 수 없으면서 인체가 이 호르몬에 대해 저항성이 생겼을 때 발생하며, 이 저항성이 가장 흔한 원인이 된다. 인슐린 저항성(insulin resistance)에 대한 근본적인 요인은 환자가 과도하게 과체중(overweight)이고 규칙적인 운동을 하지 않는 것이다.

위키피디아(Wikipedia)에서 통계를 확인해 보니 2017년에 전 세계적으로 4억 2천 5백만이 넘는 당뇨병 환자가 있었다고 하며, 그중 2형이 90%를 차지하였다.

당뇨병과 신경계의 관계를 고려해 보면, 당뇨병은 분명 환자로 하여금 감각 변화(altered sensations)를 겪게 할 수 있다. 이러한 증상들은 일반적으로 양 발에서 동시에 시작되며 이를 당뇨병성신경병증(diabetic neuropathy)이라고 한다. 그리고 1형과 2형 당뇨병 모두에서 혈당수치가 정상보다 높아지는데 이를 고혈당증(hyperglycemia)이라고 한다. 만약 상승된 혈당이 조절되지 않으면 이로 인해 여러 합병증이 발생할 수 있는데 신경병증이 가장 흔하다. 수많은 연구에서 긴 축삭이 손상에 더 취약한 이유에 대해 많은 논의가 진행되었으며, 말초신경으로의 혈관공급이 적어지면서 몇 개의 소동맥(arterioles)만이 공급된 결과로 이해되고 있다.

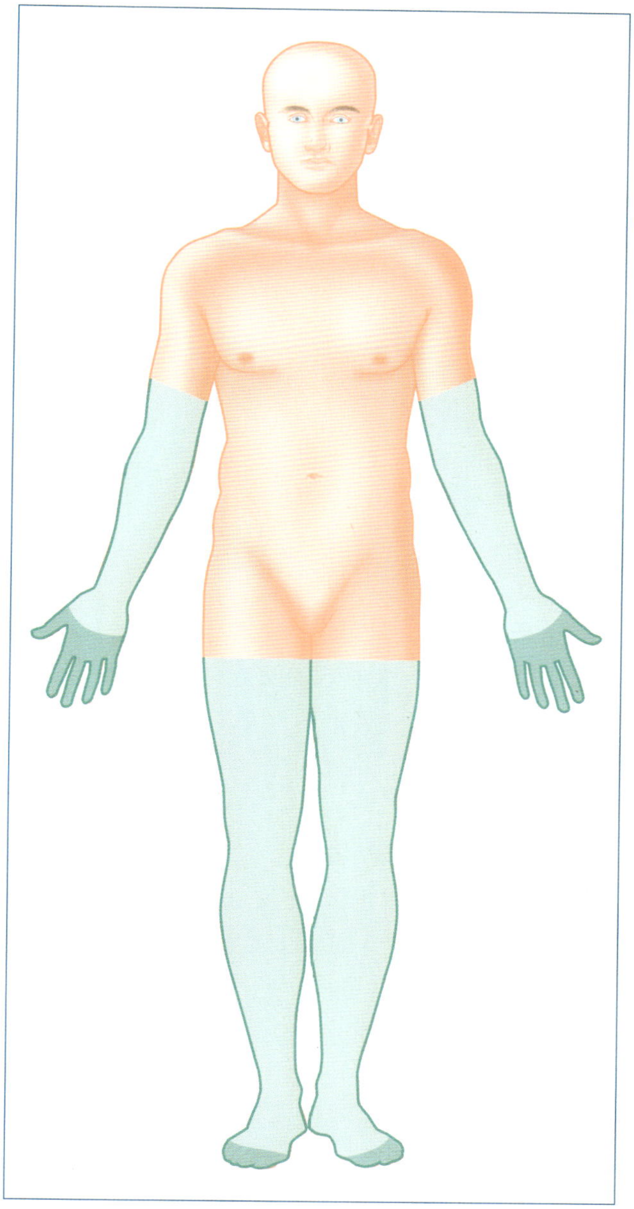

그림 10.1: 당뇨병성신경병증(diabetic neuropathy)에서 장갑-스타킹 영역(glove-stocking areas)을 따르는 감각이상의 분포

Smith 등(1977)이 설명한 것처럼 혈액의 증가된 당은 결국 말초신경으로의 혈액공급을 줄어들게 하고 자가조절이 원활하게 이루어지지 않게 한다. 이는 결국 말초신경을 허혈상태(ischemic, 조직으로 가는 혈액이 부족해짐)에 빠지게 하는데, 그 결과 신경 자체에 저산소증(hypoxia)이 일어나 신경병증이 유발된다. Dyck 등(1984)은 미세 혈관 손상(microvascular injury)이 당뇨병에서 원위부 축삭의 국소적 신경섬유의 손실을 유발하는 가장 가능성 높은 요인이라고 주장했다. 전형적으로 당뇨병성신경병증에서 환자는 장갑이나 스타킹을 신은 부위(즉, 손과 발)가 저리다고 표현한다(그림 10.1). 감각의 소실은 발가락과 발에서 시작하여 뒤쪽으로 가 발목, 하퇴부에 증상을 일으키고 나중에는 손가락과 손에 증상을 일으킬 수 있다.

당뇨병에서는 피부 표피에 있는 신경섬유가 가장 크게 영향을 받으며 국소 부종(local swelling)과 함께 왜곡된 감각(distortion)과 뒤틀림(twisting)을 유발할 수 있다. Kennedy 등(1986)은 피부에서 신경섬유의 손실은 비복신경(sural nerve) 신경줄기에서의 실질적인 신경섬유의 소실과 관련이 있기 때문에 임상적으로 명백한 신경병증이 생기는 것이라고 하였다.

질환이 진행되면 안타깝게도 환자는 발의 볼(ball, 발 앞꿈치 부위) 부위에서 통증을 느끼지 못하게 된다. 이로 인해 감각 피드백이 잘 이루어지지 않아 이를테면 해변에서 작고 뾰족한 가시나 돌멩이를 밟고 있는 것을 잘 느끼지 못할 수 있다. 그러므로 감염이나 궤양으로 상태가 악화될 가능성이 커지고 이는 결국 괴저(gangrene)와 이로 인한 절단

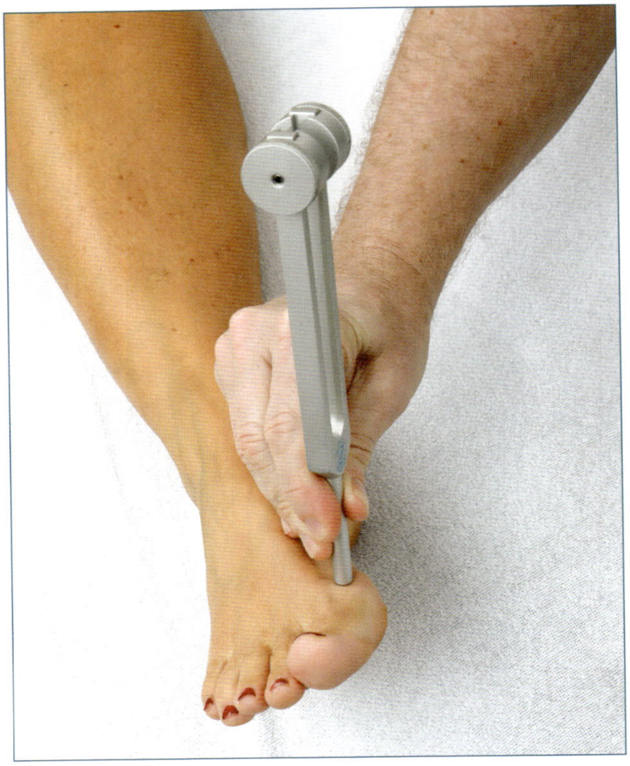

그림 10.2: 소리굽쇠(tuning fork)를 사용하여 엄지발가락에 진동을 유발하는 모습

(amputation)을 야기할 수 있다.

케이스 스터디 10.1

이전에 의학적 응급상황에 대한 TV 프로그램을 본 적이 있는데 말기 당뇨병을 앓고 있는 한 노(老)신사에 대한 이야기가 있었다. 그는 휴가 기간에 가족과 함께 여행을 갔고 첫날 밤, 숙소의 침대 옆 라디에이터가 매우 뜨거워져 있었음에도 이를 알아차리지 못하고 있었다. 일반적으로 이러한 상황은 문제가 되지 않으나, 라디에이터가 침대와 닿아 있었던 것이 화근이었다. 밤 동안에 침대 커버가 벗겨져 내리면서, 그의 다리 한쪽이 라디에이터에 닿게 되었던 것이다.

아침에 가족들이 그의 방으로 들어갔을 때 무슨 일이 벌어졌을지는 얘기하지 않아도 상상이 갈 것이다. 그의 다리는 물리적으로 라디에이터에 딱 붙어 있었고 심한 화상을 입었다. 응급의료팀은 그의 다리를 라디에이터에서 떼어내야 했다. 예후는 나쁠 것이었다. 외부 충격에 대한 회복 능력이 없었기 때문에, 결국 그는 하퇴 부분을 절단 받았다.

당뇨병에 대한 감각 검사(Sensory Tests)

그림 10.2를 통해 소리굽쇠로 하지의 진동 감각(vibration)을 검사하는 것을 볼 수 있다. 당뇨병성신경병증에서는 진동 감각이 가장 먼저 소실되기 때문에 당뇨병을 확인하기 위해 (다른 검사와 초기 상담 외에) 시행할 수 있는 하나의 검사라고 보면 된다. 또한, 부드러운 터치(light touch)와 핀 찌르기(pin prick) 검사를 사용하여 촉각의 문제를 확인할 수도 있다.

- 소리굽쇠를 두드려 진동을 발생시키고, 우선적으로 환자의 흉골(sternum) 부위에 대어 환자가 진동을 느껴보도록 한다.
- 다음으로, 소리굽쇠를 환자의 엄지발가락에 대고 진동이 느껴지는지를 묻고, 진동이 멈췄다는 생각이 들면 말하도록 한다.
- 만약 환자가 진동을 느낀다면 이것은 좋은 신호다. 만약 느끼지 못한다면, 소리굽쇠를 다음의 골성 지표(이를테면 주상골조면navicular tuberosity)로 이동시켜 다시 검사한다.
- 필요할 경우 그 다음의 지표(내과medial malleolus)로 이동하여 반복하는데, 이런 식으로 하여 얼마나 큰 영역이 당뇨병에 의해 침범받았는지를 확인할 수 있다.

■ 벨마비(Bell's Palsy)

찰스 벨(Charles Bell) 경은 스코틀랜드의 외과의사로, 1929년에 벨마비라는 이름을 처음으로 사용했다. 이 마비 질환에 대한 원인은 밝혀지지 않았고(그렇기 때문에 '특발성idiopathic'으로 분류됨), 일반적으로는 3, 4주(혹은 그 정도) 내에 저절로 회복되는 경향을 보인다. 앞에서 설명했듯이 질환은 7번 뇌신경(CN Ⅶ)과 관련되어 있으며 이 신경을 안면신경(facial nerve)이라 한다. 이 질환에는 단 하나의 신경만이 관련되어 있으며(단일신경병증mononeuropa-

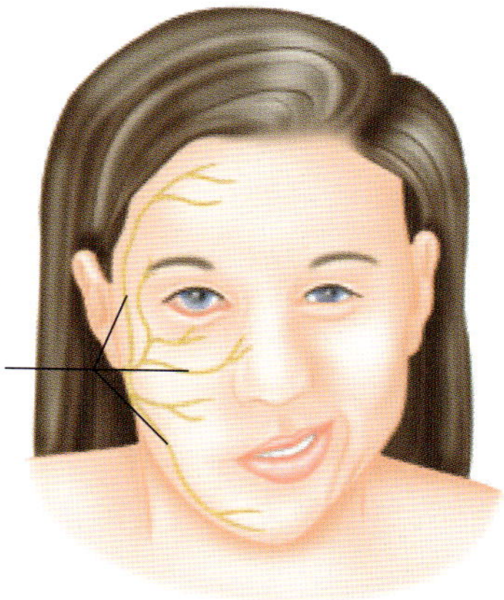

그림 10.3: 벨마비(Bell's palsy)

thy), 환자는 다음과 같은 징후나 증상을 나타낼 수 있다(그림 10.3):

- 한쪽의 얼굴 근육을 컨트롤할 수 없음(예를 들면, 눈썹을 치켜올리거나, 코를 찡긋하는 것)
- 웃는 표정의 변화
- 윙크와 눈 감는 것이 잘 안됨
- 눈꺼풀 처짐
- 청각의 변화(그래서 더 크게 말함)
- 혀의 앞쪽 2/3 부분의 미각 상실(마비 측에만 해당)

벨마비는 중이(middle ear)의 안면관(facial canal)에서 안면신경(CN Ⅶ)이 바이러스에 감염되어 발생하는 것으로 밝혀졌다.

케이스 스터디 10.2

아주 오래전 신경에 관한 내 수업에 참석했던 한 학생이 말하길, 뇌종양 수술을 받은 적이 있다고 했다. 수술로 7번 뇌신경(안면신경)이 손상되어 벨마비(Bell's palsy)를 겪고 있었다. 꽤 흥미로운 케이스라서 여러분들과 공유하고자 한다.

그 학생은 눈꺼풀을 정상적으로 뜰 수는 있다고 했는데, 이 움직임은 상안검거근(levator palpebrae muscle)을 사용하고 이 근육은 3번 뇌신경(CN Ⅲ)인 동안신경(oculomotor nerve)에 의해 조절된다. 반면 그녀는 눈을 감는 동작을 담당하는 근육의 약화 때문에 눈을 감을 수는 없었는데, 이 근육은 안륜근(orbicularis oculi)이며 7번 뇌신경(CN Ⅶ)에 의해 조절된다. 환자의 7번 뇌신경(CN Ⅶ)이 뇌종양 제거 수술을 받는 동안 잘려나갔던 것이다.

놀랍게도, 의료진은 환자의 눈꺼풀에 금(gold)으로 된 작은 무게추를 삽입하여 중력에 의해 눈꺼풀이 닫힐 수 있게 하였는데 이 작은 무게추는 실제 손으로 만져지는 것이었다. 그녀는 선택할 수 있다면 당연히 뇌종양보다는 이 질환(벨마비)을 앓는 것이 훨씬 나으며, 안면신경의 손상 때문에 벨마비가 회복되지 않는다 해도 크게 걱정되지는 않는다고 말했다.

앞서 말했듯 벨마비의 명확한 원인은 밝혀져 있지 않으며, 보통 몇 주 내에 저절로 회복되는 경향이 있다. 이 질환은 당뇨병, 바이러스 감염(헤르페스, 독감, 상기도감염), 임신, 편두통, 대사질환 등과 관련이 있으며, 아마도 외상이나 스트레스에 의해 활성화되는 것으로 보인다.

■ 액와신경마비(Axillary Nerve Palsy)

이것은 흥미로운 질환이나, 만약 여러분이 지역 럭비팀의 팀 닥터이든가 하여 나처럼 스포츠 선수들을 접하는 게 아니라면 그리 자주 보지는 못할 것이다. 이 질환을 우연히 접하게 되었을 경우 일반적으로 많은 치료사들에 의해 오진되는 것을 확인할 수 있는데, 그 이유를 설명해 보고자 한다. 액와신경은 상완신경총(brachial plexus)의 C5와 C6 레벨에서 기시하고, 경추의 일부를 통해 빠져나간다. 액와신경은 삼각근(deltoid)과 소원근(teres minor)을 신경지배하고, 어깨의 '군복배지(regimental badge)'(3장 참고) 부위에 감각을 제공한다. 근육분절에 대한 검사(7장 참고)를 시행해 보면, 왜 치료사가 액와신경마비보다는 C5 신경근 질환을 의심하게 되는지를 쉽게 알 수 있는데, 이는 C5의 근육분절이 주로 관절와상완관절(glenohumeral joint)의 외전을 담당하고, 우리는 삼각근이 어깨를 외전한다는 것을 알고 있기 때문이다. 그러나 치료사가 저항 주관절 굴곡(C5, C6의 근육분절)을 통해 상완이두근의 근력을 검사해 보면 움직임은 충분히 강하게 나올 것이며(5등급), 이로써 C5 신경근 문제가 배제될 수 있다. 게다가 C5 반사(상완이두근 biceps)는 액와신경의 영향을 받지 않는다.

다음으로, 액와신경마비에 대해 매우 가치 있는 두 케이스를 다뤄보고자 하는데, 이를 통해 내가 여러분에게 전달하고자 하는 바가 명확해질 것이다. 케이스 스터디 10.3은 군생활 중에 내가 직접 경험했던 것이고, 케이스 스터디 10.4에서는 의사에 의해 견관절 염좌로 진단되었던 환자에 대해 다룰 것이다. 다른 치료사들도 같은 진단을 내렸고 그들은 모두 문제가 견관절 자체에 있다고 판단했기 때문에 주로 그 부분을 치료하려 했다. 이 책의 맥락 및 신경계와의 관계를 고려할 때, 경추와 어깨 복합체를 포함한 가능한 모든 방법을 다루는 것이 이치에 맞지 않겠는가?

케이스 스터디 10.3

내가 군대에서 물리치료사로 근무할 때, 나는 몇몇 왕립 해병대(Royal Marine) 동료들과 함께 노스웨일스(North Wales)로의 폭포 카약 여행(waterfall kayaking trip)을 기획한 적이 있다(내 거친 일면이다). 내 동료들은 이제 막 카약을 시작하는 수준이었으나, 나는 카약 강사 자격증도 가지고 있었고 정기적으로 카약을 타기 위한 여행에도 참여하는 등 카약 경험이 풍부했는데, 바로 이것이 문제였다. 주말 동안의 여행 계획에 대해 얘기를 꺼냈을 때 동료들은 위험한 폭포 부분은 참여하지 않겠다고 의사를 표현했고, 나는 그들의 결정을 존중했다.

나는 예전부터 이러한 폭포에서 카약을 타왔기 때문에 별 문제가 생기지 않을 거라고 생각했다. 여행 첫날, 우리는 강을 따라 카약을 타기 시작했고, 하얗게 거품이 이는 물 위로 안전하게 타다가 세 개의 폭포 더미(두 개는 그럭저럭 통과할 만해 보였지만, 세 번째 것은 정말로 위험해 보였다)를 만나게 되었다. 나 혼자서 카약을 타고 이 폭포들을 따라 내려가기로 결정했고 내 친구들은 안전요원 역할을 해주기로 했다. 몇몇 이유들로 일반적이지 않은 루트를 이용해 첫 번째 폭포로 들어가는 바람에 나는 폭포 아래쪽에 잠겨 있는 거대한 바위를 알아채지 못하고 있었다. 이어서, 양팔로 노를 높이 든 채로 이 폭포를 탔고, 결국 바위에 오른팔을 부딪히면서 그 충격으로 배가 뒤집어졌다. 문제는, 나는 아직 카약에서 빠져나오지 못했기 때문에 물살이 계속해서 내 머리 쪽을 때리고 있다는 것이었고, 그래서 나는 '에스키모 롤(Eskimo roll, 카약을 다시 똑바르게 돌리는 기술)'을 시도하여 그 다음의 거대한 폭포를 피해보려 했다. 그러나 오른쪽 어깨로 에스키모 롤 동작을 할 수가 없었기 때문에 스프레이 데크(spray deck)를 당겨 보트에서 내려 수영을 했다. 마침내 강기슭에 도달하였고 나는 팔에 분명 문제가 생겼음을 알게 되었다. 팔이 부자연스러운 위치에 놓여 있었기 때문에 오른쪽 어깨가 완전히 탈구되었을 것이라 생각한 것이다.

구급차에 의해 병원으로 옮겨지고 한 시간 뒤, X-ray상 우측 견관절의 완전 탈구 진단을 받았다. 몇 시간이 더 지나고, 나는 어깨에 정복술(relocation)을 받기 위해 전신마취를 받았다. 다음 날 아침에 일어났을 때, 간호사는 날카로운 도구로 내 삼각근(deltoid) 주변의 '군복배지regimental badge' 부위를 긁으며 날카로움이 느껴지냐고 물었다. 나는 '아니오'라고 대답했고, 그녀는 아마도 신경이 손상된 것 같다고 했다. 그때 나는 의학적으로 훈련받기 전이었기 때문에 간호사의 말이 무슨 뜻인지 알아차리지 못했다. 이후 의사가 와 액와신경(axillary nerve)이 손상되었다고 했고, 이는 견관절 탈구로 인한 합병증으로 보인다고 설명해 주었다. 그러나 그는 대략 4~6개월이면 신경이 재생될 것이라며 나를 안심시켜 주었고, 다행히도 실제 이 기간 안에 회복되었다.

케이스 스터디 10.4

한 28세 여성은 매일 아침 요가와 명상을 즐겼다. 그런데 2주 전에 다운독(Down Dog, 잘 알려진 요가자세 중 하나, 손과 발을 바닥에 대고 엎드려 엉덩이를 위로 치켜드는 동작)을 한 후로 오른쪽 어깨에 갑작스런 통증이 느껴져 운동을 쉬어야만 했다. 며칠 뒤 그녀는 나를 찾아와 견관절을 완

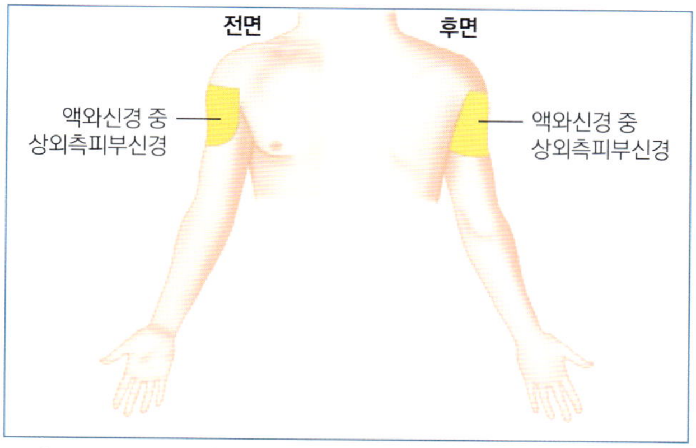

그림 10.4: 액와신경(axillary nerve)의 감각 지배

전하게 외전 및 굴곡할 수 없다고 했는데, 이는 통증보다는 위약(weakness) 때문인 것 같았다. 그런데 이상하게도 환자가 앙와위(즉, 등을 대고 누운 상태)로 누워서 하면 몇 차례 정도는 완전한 외전이 가능했다. 그녀는 또한 삼각근(deltoid)의 정지(insertion) 부위에 이상한 느낌이 느껴진다고도 했다.

검진해 보니 삼각근에서 수축이 전혀 일어나지 않고 있었고, 흉근(pectorals)이나 극상근(supraspinatus) 같은 다른 근육이 보상을 하고 있었다. 나는 그녀에게 요가 동작으로 인해 팔의 액와신경(axillary nerve)이 손상된 것 같다고 말했다. 이 신경은 상완골두(humeral head)의 가까이에 위치하고 있으며, 그 환자는 매우 유연했다(거의 과유연성hypermobile의 경계 정도). 그녀의 상완골은 증가된 가동성 때문에 과하게 움직여지는 일이 많았을 것이고 이 때문에 액와신경이 영향을 받은 것 같았다. 나는 그녀에게 액와신경은 일반적으로 하루에 1 mm 정도의 속도로 재생된다고 말해주었고 이에 따라 회복되는 데에는 아마 몇 달이 걸릴 것이라고 했다. 그녀가 삼각근 부위에 이상한 느낌을 느꼈던 이유는 액와신경이 '군복배지(regimental badge)'라고 알려진 부위에 감각을 공급하기 때문이었을 것이고, 액와신경이 손상되어 그 특정 부위에 신경학적 감각의 변화를 느꼈던 것으로 판단했다(그림 10.4).

■ 장흉신경마비(Long Thoracic Nerve Palsy)

장흉신경은 C5, C6, C7 레벨에서 기시하고 전거근(serratus anterior)을 지배한다. 이 근육은 견갑골의 특정 움직임을 담당하는데, 주로는 (견관절 외전과 함께) 견갑골을 전인하고(protract) 위쪽으로 회전(upwardly rotate)시킨다. 전거근은 또한 견갑골이 흉곽에 매달려 있도록 해준다. 만약 어떤 이유로 인해 전거근이 약화되면 견갑골은 날개모양(winging)의 외양을 띠게 된다.

케이스 스터디 10.5

나는 아직도 장흉신경 손상으로 의심되는 것에 시달려왔으나 진단을 확인하기 위해 신경전도검사(conduction test)를 받아본 적은 없었다. 여러분은 그림 10.5에서 내 오른쪽 견갑골이 과도하게 익상(winging)되어 있는 것을 확인할 수 있을 것이다.

나의 경우에는 전거근 자체의 약화라기보다는 장흉신경이 손상된 것이라고 생각된다. 내가 폭포로 카약을 타러 갔을 때(케이스 스터디 10.3 참고) 잘못된 루트를 택하여 그 아래에 있는 큰 바위에 내 오른쪽 팔을 부딪혔고, 우측 견관절이 탈구되면서 발생한 것이라고 믿고 있다. 전신마취를 통해 정복술을 받긴 했지만 깨어나 보니 이미 액와신경이 손상되어 있었던 것이다. 그 당시 아마도 견관절이 탈구되었을 시점에, 액와신경뿐 아니라 장흉신경도 손상을 받았던 것으로 추측된다. 그로부터 20년이 훌쩍 지났고 나는 지금도 우측에 영

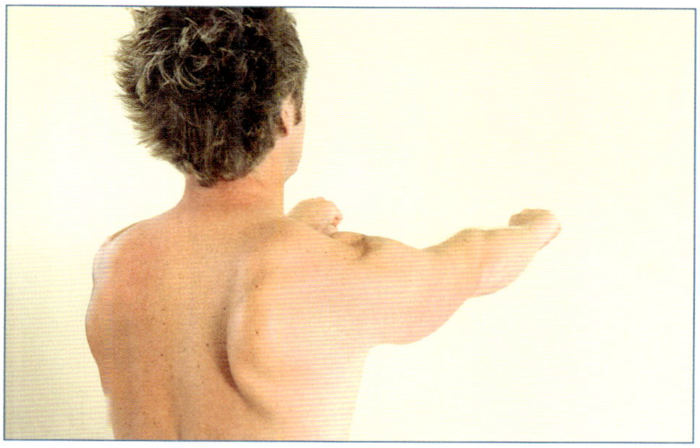

그림 10.5 익상견갑(scapular winging)

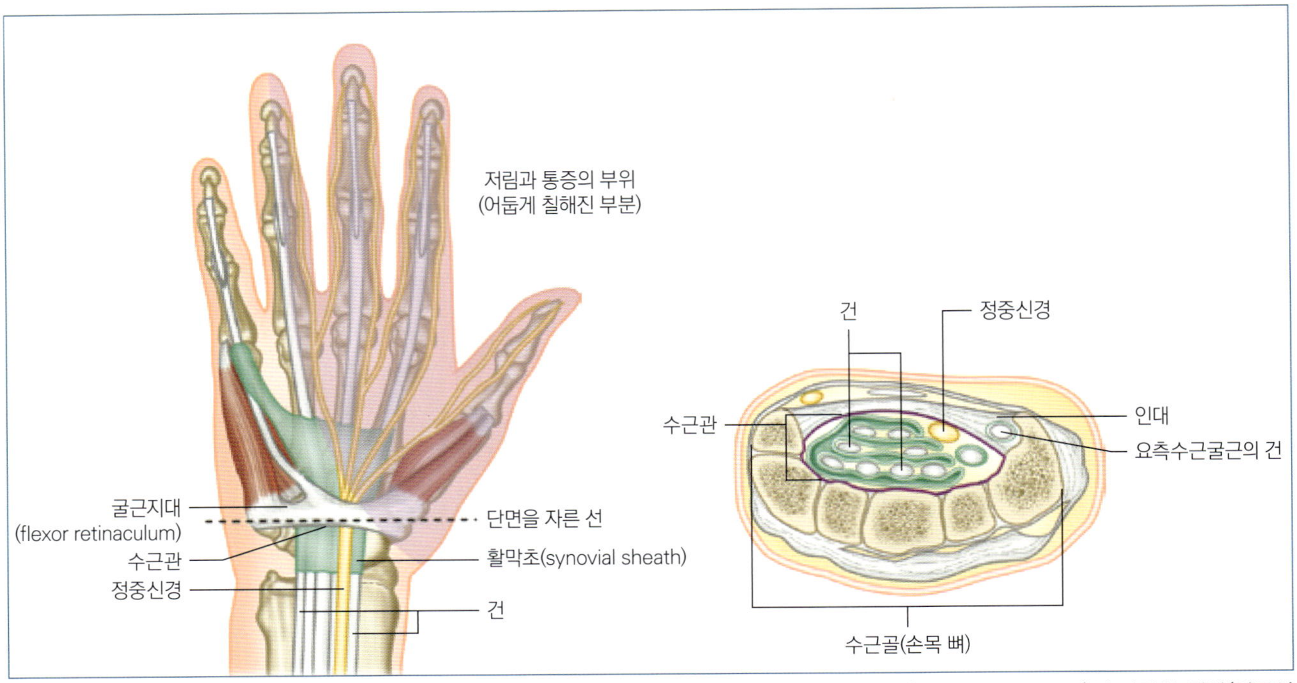

그림 10.6: 수근관의 해부학적 구조와 수근관증후군(carpal tunnel syndrome). 참고: 무지구 융기(thenar eminence)의 감각이 정상(정중신경의 수장피부신경palmar cutaneous nerve이 보존되어 있는 것을 의미)인지를 확인해야 한다.

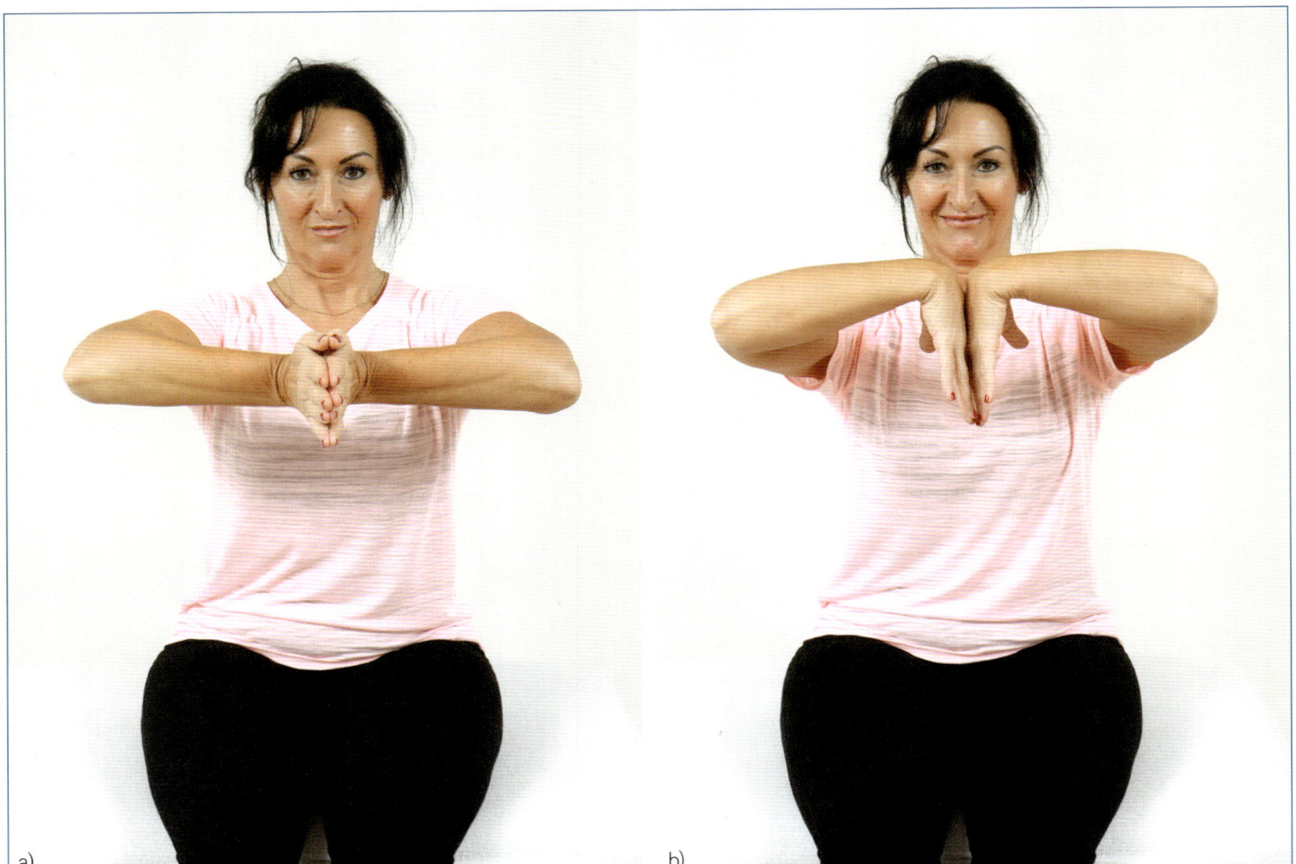

그림 10.7: (a) 팔렌 검사(Phalen's test). (b) 역팔렌 검사(reverse Phalen's test)

구적인 익상견갑(winging scapula)을 가지고 있다.

수년이 지나, 나는 익상견갑을 교정하여 견갑골의 올바른 안정성을 만들어내기 위해 전거근을 강화하려고 노력했다. 그러나 솔직히 말해서 아무런 방법도 도움이 되지 않았고, 아마도 신경 손상 때문에 이 근육이 결코 원래 근력을 되찾지는 못할 것이라는 생각이 들어 체념했다. 그래도 아무런 증상이 없기 때문에 나는 대체로 만족하며 지내고 있다.

내가 앞에서 언급했듯 신경전도검사(nerve conduction test)를 받아본 적은 없지만, 그림 10.5의 익상견갑을 다시 보면 알 수 있듯 내 장흉신경에는 영구적인 신경손상이 발생했다. 그렇기 때문에 전거근을 강화하려고 과거에 행했던 모든 운동들이 다 효과가 없었던 것이라 생각한다. 근본적인 문제는 근육 자체가 아닌 신경에 있었던 것이다.

신기하게도 내 어깨는 한 번도 문제를 일으킨 적이 없고 어떠한 증상도 발생하지 않았다. 솔직히 말하면, 나는 내 '덜렁거리는(sticky-out)' 견갑골을 꽤나 좋아한다. 이것도 내 개성의 일부이며 나는 이것을 바꿀 생각이 없다. 게다가 술자리에서 일종의 안줏거리가 되기도 한다.

■ 수근관증후군(Carpal Tunnel Syndrome, CTS)

3장(상완신경총brachial plexus)에서 수근관증후군(CTS)과 정중신경(median nerve)에 대해 간단히 언급한 바 있다. 수근관증후군은 정중신경이 수근관(carpal tunnel)을 지날 때 압박받아 발생한다. 그 원인은 매우 다양한데, 어떤 논문에서 아주 간단한 것(한 임산부의 팔에 부종이 있었음)에서부터 좀 더 복잡한 것(간질환이 결국 뇌에 염증을 유발, 즉 뇌염encephalitis)까지 그 원인들을 나열했던 것을 읽은 기억이 난다.

수근관의 해부학적 구조에 대해 좀 더 자세히 살펴보자. 수근관은 손에서 촉진 가능한 네 개의 뼈, 즉 대능형골(trapezium), 주상골(scaphoid), 두상골(pisiform), 유구골(hamate) 사이에 형성되는 공간이다. 이 작은 공간 사이로 열 가지나 되는 구조물들이 지나간다. 천지굴근(flexor digitorum superficialis, FDS)의 네 개의 건과 심지굴근(flexor digitorum profundus, FDP)의 네 개의 건, 장무지굴근(flexor pollicis longus, FPL)의 건과 정중신경(median nerve)이 그것이다(그림 10.6). 수근관 내에서 정중신경이 압박되면 엄지, 검지, 중지, 약지의 절반(요골 쪽 radial side)에 통증(pain), 찌릿함(tingling), 저림(numbness) 등의 증상이 나타난다(그림 10.6).

3장에서 무지구 융기(thenar eminence)의 LOAF 근육과, 이 근육들의 힘을 측정하는 엄지-검지 맞잡기 검사(pinch grip)에 대해 설명했는데, 이 검사는 정중신경의 활성을 검사하는 방법 중 하나이기도 하다. 만약 수근관 내에서 신경이 눌린다면 엄지-검지 맞잡기 검사상 뚜렷한 약화 소견이 나타날 것이고, 손의 무지구 근육도 점점 위축(atrophy)될 수 있다. 팔렌 검사(Phalen's test)나 역팔렌 검사(reverse Phalen's test)를 사용하여 환자의 증상을 유발할 수도 있다.

팔렌 검사(Phalen's Test)

팔렌 검사는 수근관증후군의 진단을 위해 미국의 손 전문 외과의사인 George S. Phalen가 처음으로 고안하였다.

- 환자로 하여금 팔꿈치를 구부리게 하고, 양 손등을 맞닿게 위치시킨다.
- 환자에게 이 자세를 30-60초간 유지하게 하면서 증상이 심해지는지 확인한다. 이 자세는 수근관을 압박시킨다[그림 10.7(a)].

역팔렌 검사(Reverse Phalen's Test)

일반적인 팔렌 검사에 대한 대안 중 하나가 역팔렌 검사이다(일부 교과서에서는 역팔렌 검사가 더 효과적이라고 주장하기도 한다). 이 검사는 수근관 내의 압력을 증가시키는 동시에 정중신경을 늘린다. 이 기법은 팔렌 검사와 반대의 동작으로 시행한다.

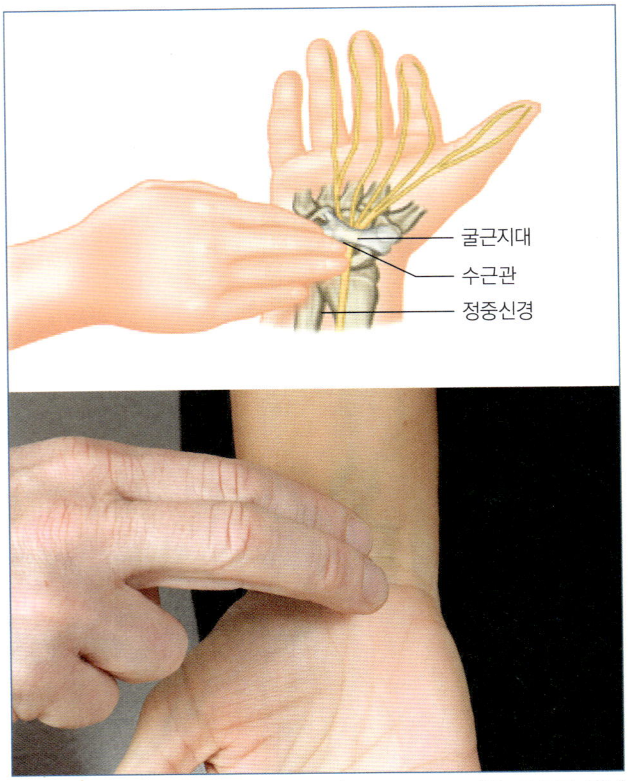

그림 10.8: 두 손가락으로 정중신경(median nerve)을 두드려 티넬 징후(Tinel's sign)를 유발하는 모습. 신경 위를 가볍게 두드렸을 때 신경의 분포를 따라 찌릿한 감각이 유발되면 티넬 징후 양성이다.

- 환자로 하여금 팔꿈치를 구부리게 하고, 양 손바닥을 맞닿게 위치시킨다(손목과 손가락의 신전).
- 환자에게 이 자세를 30-60초간 유지하게 하면서 증상이 심해지는지 확인한다[그림 10.7(b)].

티넬 징후(Tinel's Sign)

신경이 자극되었는지를 확인하는 데에 흔히 사용되는 또 다른 검사는 티넬 징후로, 프랑스의 신경과 의사 Jules Tinel의 이름을 따서 붙여졌다.

- 해당 신경을 가볍게 두드린다(그림 10.8).
- 두드림으로 인해 엄지, 검지, 중지, 약지의 절반(요골 쪽 radial side) 부위에 찌릿함(tingling)이 심해진다면 양성이다.

티넬 징후는 또한 손의 가이온터널(Guyon's canal) 내에서나(뒤의 내용 참고) 팔꿈치의 내과(medial epicondyle) 부근에서 척골신경(ulnar nerve)을 검사할 때도 쓰이는데, 척골신경이 이들 부위에서 노출되기 때문이다. (좌골신경 sciatic nerve에서 나오는) 경골신경(tibial nerve)으로 인해 족근관증후군(tarsal tunnel syndrome)이 발생했는지를 검사할 때도 쓰일 수 있다.

■ 척골신경병증(Ulnar Neuropathy)

척골신경병증이 있으면, 환자는 새끼손가락과 약지의 절반(척골 쪽ulnar side) 영역에 감각 변화를 느낄 것이다. 또한 손가락을 사용하는 데(손재주dexterity)에 어려움을 느낄 수도 있고, 심한 경우에는 소지구 융기(hypothenar eminence)에 위치한 근육에 위축이 생길 수도 있다. 이번에도 역시 대부분의 신경학적 질환들과 마찬가지로 다양한 원인이 존재할 수 있다.

학생들에게 이 질환에 대해 가르칠 때 나는 우선적으로 척골신경이 경추의 C7과 T1 사이의 레벨에서 기시한다고 설명한다. 이 부위를 경흉추 접합부(cervical thoracic junction, CTJ)라고 하며, 이 레벨에서 신경이 압박되면 손에 증상을 일으킬 수 있다. 여기를 빠져나가는 신경은 C8 신경근인데 이는 T1 신경근과 만나 척골신경을 이룬다. 척골신경은 경흉추 접합부에서 시작하여 상완신경총(brachial plexus) 내를 지나 흉곽출구(thoracic outlet)를 통과하기 때문에, 이 경로 중 어디에서든 압박을 받으면 증상이 발생할 수 있다.

그러나 가장 중요한 것은 척골신경이 주관(cubital tunnel)을 통과하는 위치가 어디인가 하는 점이며, 주관은 상완골의 내상과(medial epicondyle)와 척골의 주두돌기(olecranon process) 사이에서 만들어지는 공간이다. 주관증후군(cubital tunnel syndrome)이라는 질환은 이 부위에서 신경이 압박되는 것을 말한다. 척골신경은 팔꿈치의 내상과 바로 안쪽에 노출되어 있기 때문에 손상에 매우 취약하다. 대부분의 척골신경병증이 이 부위에서 발생한다는 것은 널리 알려진 사실이다.

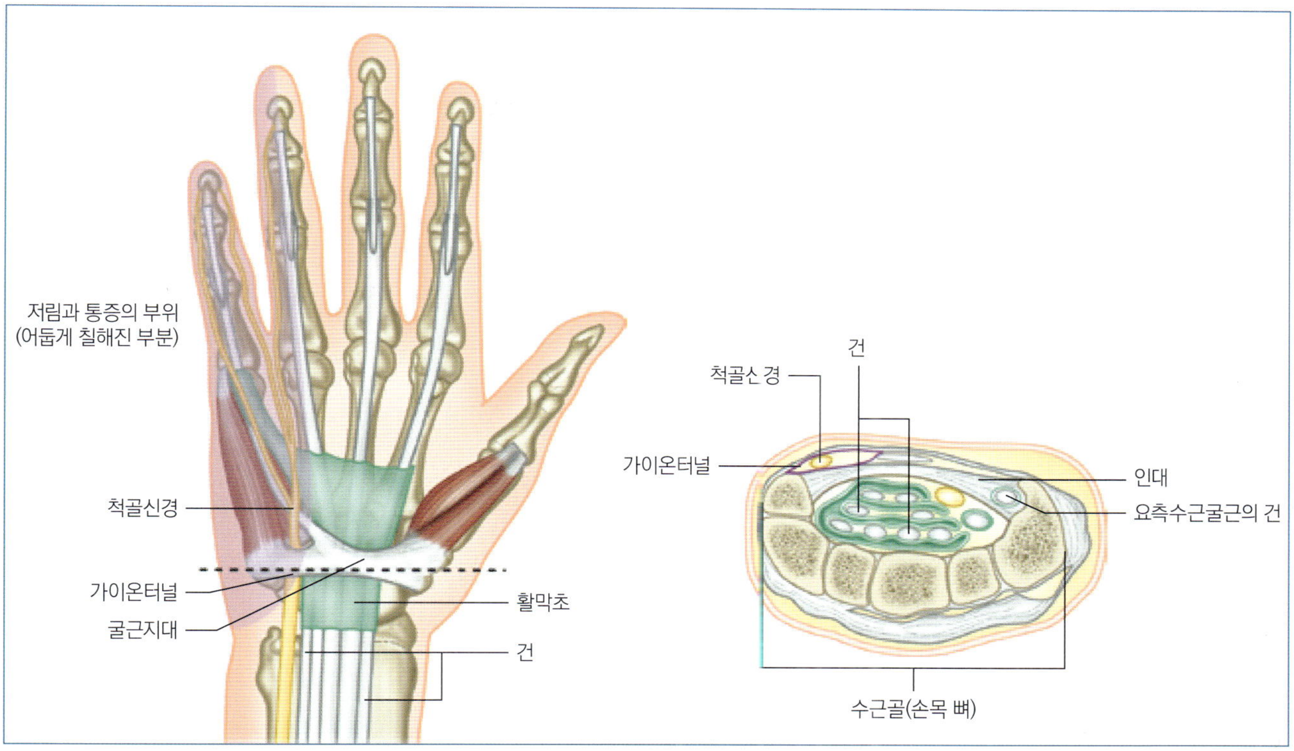

그림 10.9: 척골신경염(ulnar neuritis)과 가이온터널(Guyon's canal)

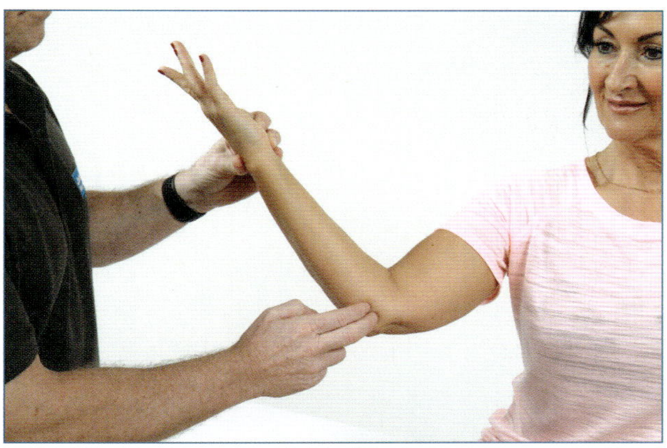

그림 10.10: 두 손가락으로 내상과(medial epicondyle) 근처의 척골신경(ulnar nerve)을 두드려 티넬 징후(Tinel's sign)를 유발하는 모습

다음으로, 척골신경은 전완으로 뻗어나가 손목을 통과하고 가이온터널(Guyon's canal)이라고 하는 척골관(ulnar canal)으로 나아가는데, 가이온터널은 1861년 프랑스의 의사 Jean Casimir Felix에 의해 처음으로 묘사되었다. 이것은 손에 있는 좁은 관으로 두상골(pisiform)과 유구골 고리(hook of hamate) 사이에 위치해 있다. 두상유구인대(pisohamate ligament, 터널의 지붕에 해당)는 이 두 뼈가 붙어있도록 유지해 주며 그림 10.9와 같다.

사이클선수 마비(cyclists' palsy)는 척골신경을 침범하는 질환으로 핸들 위의 손이 부자연스럽게 과신전되어(hyper-extended) 발생한다. 주로 장거리 사이클 선수에게 발생하며 이때 척골신경은 가이온터널(혹은 바로 그 전 부분)에서 압박되고 당겨진다. 수근관증후군의 경우와 마찬가지로 티넬 징후를 시행하여 척골신경병증을 확인할 수 있다.

- 내상과(medial epicondyle) 근처에서 해당 신경 위를 가볍게 두드린다(그림 10.10).
- 두드림으로 인해 새끼손가락 부위에 찌릿함이 심해진다면 양성이다.

■ 요골신경마비(Radial Nerve Palsy)

케이스 스터디 10.6

요골신경 손상에 관해 내가 이전까지 접하지 못했던 아주 흥미로운 케이스를 소개하고자 한다. 여러 해 전 체육관에서 웨이트트레이닝을 하던 중, 석사학위를 받기 위해 미국

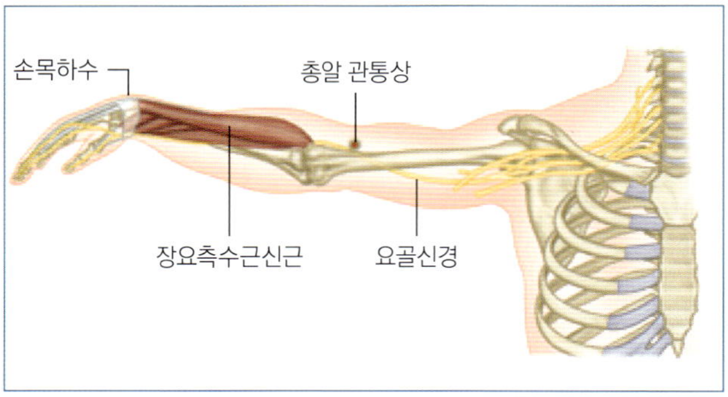

그림 10.11: 요골신경마비(radial nerve palsy) - 총알 관통상으로 인한 손목처짐(wrist drop). 손목처짐과 관련하여 가장 핵심적인 근육은 장요측수근신근(extensor carpi radialis longus)이다.

에서 옥스퍼드대학교로 온 한 늦깎이 대학생을 만났다. 그는 내가 의학적으로 훈련받은 사람이라는 것을 알았기 때문에, 어느 날 그의 팔꿈치 바로 위의 상처를 보여주었다. 그가 이라크전에 참전했을 때 총에 맞았는데 총알이 간(liver)과 비장(spleen)을 뚫은 후 마지막으로 팔꿈치를 통해 나갔다고 했다. 놀랍게도 그는 이 외상에도 살아남았고 당연히 생명에 위협이 될 수 있는 손상에 대해 우선 치료를 받았다. 팔에 대해서는 처음에는 그저 일시적인 처치만 받았고 수개월이 지나서야 마침내 제대로 된 진료를 받을 수 있었다.

총알은 그의 상완골(humerus)을 관통하여 요골신경(radial nerve)을 망가뜨렸고 그 손상의 결과로 손목하수(wrist drop)가 생겼다(그림 10.11). 3장에서 요골신경의 운동 지배에 대해 나왔던 내용을 떠올려보면, 요골신경은 팔꿈치를 신전하는 모든 근육(상완삼두근triceps)과 손목 신전 근육에 운동을 공급한다. 요골신경이 팔꿈치 위쪽에서 손상되었기 때문에 손상은 자연적으로 팔꿈치 아래쪽의 근육에만 영향을 미쳤고, 그래서 상완삼두근의 활성과 이 근육에 의한 팔꿈치의 신전은 정상이었다. 그러나 손목 신전근은 수축 능력을 상실했다.

의사들은 손상된 요골신경을 다시 연결하기에는 늦은 것 같다고 말했다. 대신에 그들은 손목을 굴곡하는 힘줄 중 하나를 손목의 배측(dorsal aspect, 등쪽)으로 연결하여, 일종의 신전 근육으로 작용할 수 있게 하였다. 의사들은 또한 손목의 신전 지지띠(retinaculum)를 짧게 만들어 일종의 부목(splint)으로 작용하도록 했다. 의사들의 이 두 가지 방법은 진정으로 그에게 도움을 주었다. 그는 기능과 근력의 측면에서는 완전하지 않다고 느꼈지만, 아무도 그의 손목에 위약이 있다는 것을 알아채지는 못할 것이었다. 개인적으로 나는 그의 이야기를 듣는 것만으로도 진정으로 기적이라는 생각이 들었고, 시기는 달랐지만 나도 이라크전에 참전(영국군)했었기 때문에 더욱 감동을 받았던 것 같다.

요골신경(Radial Nerve)의 다양한 손상

독특한 (하지만 쉬운) 이름을 가진 요골신경에 대한 손상에는, 토요일 밤의 마비(Saturday night palsy), 신혼여행마비(honeymoon palsy), 목발마비(crutch palsy) 등이 있다.

토요일 밤의 마비(Saturday Night Palsy)

내가 군에 있을 때는 알코올 남용이란 것이 흔해 정기적으로 문제가 발생했다. 일부 병사들이 주량을 초과하여 술을 마신 후 어디서든 잠들곤 했다. 만약 팔을 뒤쪽 등판에 걸친 채로 의자에서 잠이 들어 몇 시간 동안 그 자세를 유지하게 되었다고 한다면 액와(겨드랑이) 부위에 있는 요골신경에 손상이 발생할 수 있다.

신혼여행마비(Honeymoon Palsy)

만약 누군가가 여러분의 팔을 베고 긴 시간(이를테면, 밤새) 동안 잔다면 이 역시도 요골신경에 손상을 일으킬 수 있다.

목발마비(Crutch Palsy)

다리에 골절상을 입으면 목발을 써야만 할 것이다. 목발마비는 액와목발(axillary crutch)을 사용하는 데서 발생하며, 보행을 위해서는 목발을 겨드랑이 아래에 위치시키게 된다. 그러나 이러한 목발은 예전만큼 널리 사용되지는 않고 있어 자연스레 이러한 유형의 마비도 그 빈도가 줄었다.

■ 족하수(Drop Foot)

족하수는 발목과 발가락의 족배굴곡(dorsiflexion)에 현저한 약화가 있는 것으로 정의될 수 있는데(그림 10.12), 이 질환

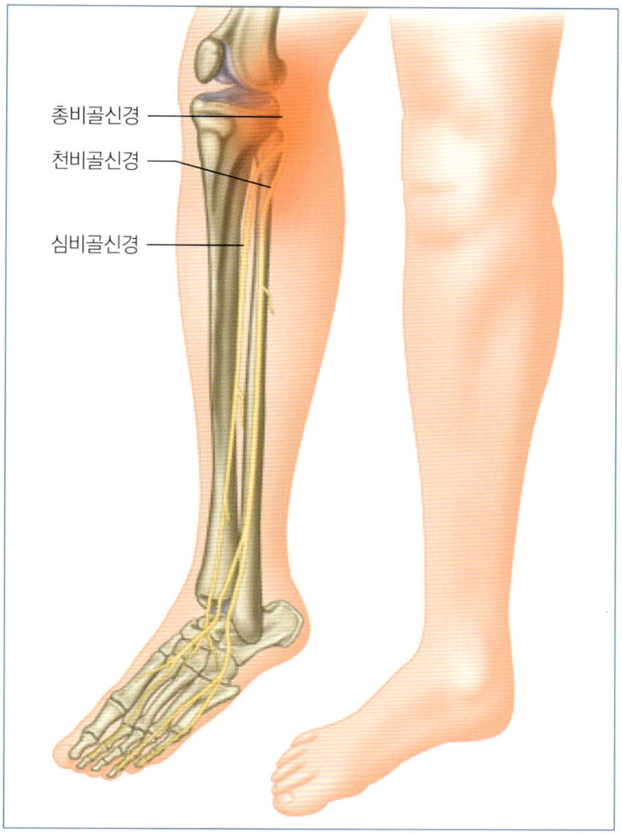

그림 10.12: 족하수(drop foot)

을 유발하는 원인은 다양하며 뒤에서 곧 다루고자 한다.

발목과 발의 족배굴곡은 전경골근(tibialis anterior), 장무지신근(extensor hallucis longus, EHL), 장지신근(extensor digitorum longus, EDL)을 포함한다. 이 근육들은 발목과 발의 신전(족배굴곡dorsiflexion)을 도와주어 보행주기의 유각기(swing phase) 동안에 바닥으로부터 다리를 뗄 수 있도록 해주고, 발이 바닥에 처음 닫는 시기(initial contact = heel strike)에 발을 안정화시켜 준다. 또한 이 근육들은 보행주기의 입각기(stance phase) 동안 원심성 수축(eccentric contraction)을 통해 발목과 발의 회내(pronation, 편평화flattening) 동작을 일부 조절한다.

족하수는 또한 전형적으로 계상보행(steppage gait) 또는 슬랩풋(slap foot, 발이 바닥에 닿을 때 발바닥이 바닥을 세게 쳐서 큰 소리가 나는 보행)이라고 불리기도 하는데, '계상보행'이라고 하는 이유는 보행주기의 유각기(swing phase) 동안에 발가락이 바닥에 끌리는 것을 막기 위해 고관절과 슬관절을 과도하게 굽히며 걷는 경향이 있기 때문이다. 족하수는 결국 발이 족저굴곡(plantar flexion)되게 하며 이러한 상태에서는 약화된 근육이 족배굴곡 동작을 조절할 수 없어 발이 바닥을 때리게(slap foot) 되는 것이다.

세 건의 케이스 스터디(10.7-10.9)는 일차적인 외상으로 발생할 수 있는 잠재적인 이차적 결과를 강조하기 위해 선별되었다. 이 세 케이스의 초기 상태가 일면으로는 얼마나 동일하면서도(모든 환자는 발목과 발을 족배굴곡할 수 없음) 또 서로 차이가 나는지(그 원인이 완전히 다름)에 대해 주목할 필요가 있다.

케이스 스터디 10.7

한 24세 남성이 발목을 족배굴곡(dorsiflexion)할 수 없는 증상을 호소했다.

병력

진료 6주 전, 이 럭비 선수는 경기 중 태클을 당해 발목을 다쳤다. 사고의 순간에 그는 날카로운 통증을 느꼈고 우지직하는 소리를 들었다. 그는 병원의 응급실로 이송되었고 X-ray 검사상 경골(tibia) 골절이 확인되었다. 그는 하퇴 전체부터 무릎까지 파리석고붕대(plaster of Paris, POP)를 처치받았고, 몇 주 후에 다시 내원하라는 얘기를 들었다.

대략 6주에서 8주 정도의 시간이 흐른 뒤, 골절은 회복되어 캐스트를 제거하였으며, 발목과 발의 가동범위 증진을 위해 관절가동 운동을 하라는 안내를 받았다. 그러나 그는 족배굴곡(dorsiflexion) 동작을 수행하는 것이 매우 힘들다고 느꼈는데, 근육이 약화되었기 때문이라고 생각했다. 그는 다리에 수 주간 캐스트를 감고 있었기 때문에 이러한 상태를 당연한 것으로 여겼다. 족배굴곡하는 능력이 매우 약해져 움직임이 거의 없을 정도였지만, 그 동작이 통증을 일으키지는 않았다. 간호사는 근육이 약화되어 있으므로 물리치료를 받아보라고 했다. 영국의 국가보건의료서비스(National Health Service, NHS)에서 잡아주는 예약을 기다리느니, 그의 어머니는 서둘러 스포츠손상 클리닉을 예약했다.

케이스 스터디 10.8

한 22세 남성이 발목을 족배굴곡(dorsiflexion)할 수 없는 증상을 호소했다.

병력

진료 2주 전, 이 운동선수는 축구 경기 도중 태클을 당했다. 그의 기억상으로는 다리 한쪽을 걷어차였고, 그의 정강이 앞쪽을 타고 몹시 괴로운 통증이 내려왔다고 했다.

이 일이 발생한 직후 그는 경기장 한편으로 가서 증상이 느껴졌던 다리의 앞쪽에 얼음찜질을 받았다. 또한, 다친 곳에 압박붕대를 감았다. 손상을 당한 이후로 이 환자는 정상적으로 걷기 위해 고군분투하고 있다. 그는 걸을 때 바닥으로부터 발을 들어올리는 것에 어려움을 느끼고 있고, 발을 내려놓을 때는 발이 바닥을 '찰싹 때리는(slapping)' 것 같다고 표현했다.

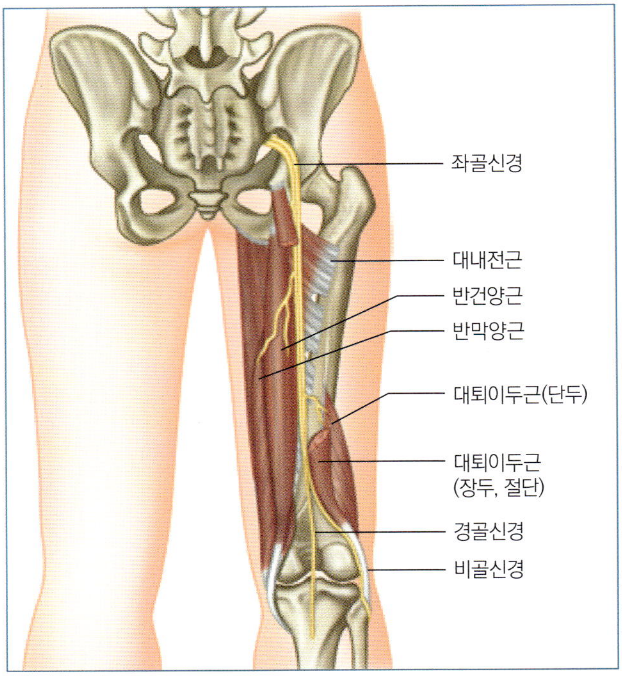

그림 10.13: 좌골신경(sciatic nerve)이 갈라져 총비골신경(common fibular nerve)과 경골신경(tibial nerve)이 됨.

케이스 스터디 10.7과 10.8에 대한 토의

이 두 케이스의 운동선수는 완전히 동일한 증상(즉, 발목 족배굴곡 불가)을 호소하고 있으며, 따라서 진단은 족하수(drop foot)가 된다.

여러분이 이러한 상황, 즉 족배굴곡에 관여하는 주요 근육(전경골근tibialis anterior)이 약화되어 보이거나 혹은 심한 경우 전혀 수축이 일어나지 않는 상황을 만나게 된다면, 근육을 조절하는 '신경'에 문제가 있는지를 고려해 봐야 한다. 문제의 신경은 심비골신경(deep fibular nerve)으로 총비골신경(common fibular nerve)의 분지 중 하나이다. L4-S1의 배측(dorsal) 분지에서 나오는 신경섬유는 총비골신경을 만들고, 이 총비골신경은 경골신경(tibial nerve)과 함께 좌골신경(sciatic nerve, L4-S3)을 구성한다. 좌골신경은 대좌골공(greater sciatic foramen)에서 골반강(pelvic cavity)을 빠져나와 이상근(piriformis)의 바로 밑 심부로 지나간다.

좌골신경은 대퇴의 원위부이면서 슬와부(popliteal fossa)의 바로 상단에서 경골신경과 총비골신경으로 갈라진다(그림 10.13). 경골신경은 다리의 뒤쪽 부분을 타고 끝까지 내려가 발의 바닥면으로 이어진다. 총비골신경은 비골경(fibular neck)의 외측을 가로질러 하퇴의 앞쪽 부분으로 주행하고, 천비골신경(superficial fibular nerve)과 심비골신경(deep fibular nerve)의 두 분지로 나누어진다(그림 10.14).

천비골신경(superficial fibular nerve)은 비골근들(peronei)을 공급한 후 발목의 전외측으로 가 발등에 감각을 공급한다. 심비골신경(deep fibular nerve)은 전경골근(tibialis anterior), 장무지신근(extensor hallucis longus), 장지신근(extensor digitorum longus)을 공급하고, 첫 번째와 두 번째 발가락의 사이 공간에 피부 감각을 공급한다.

총비골신경(common fibular nerve)은 그 경로상의 모든 부분에서 손상에 취약하지만, 특히 비골경(neck of the fibula) 주변 지점에서 외상에 의해 쉽게 손상된다.

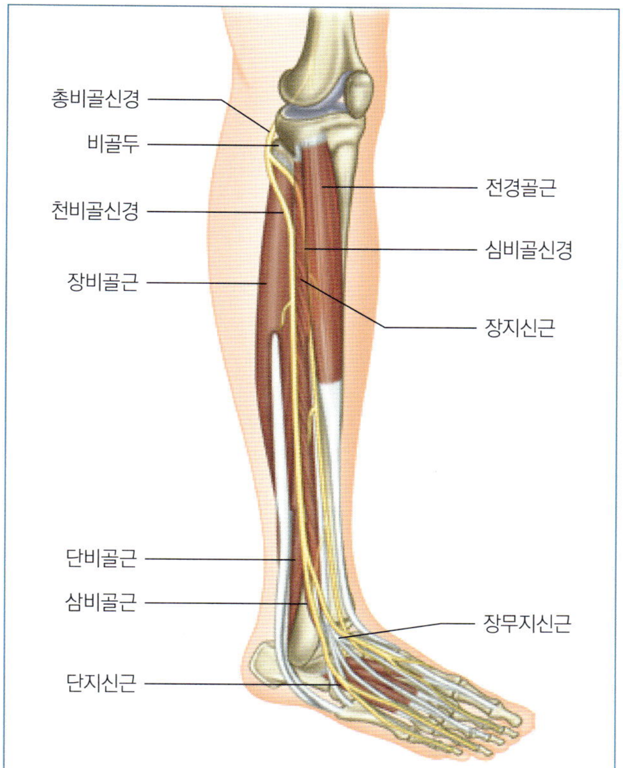

그림 10.14: 총비골신경(common fibular nerve)이 갈라져 천비골신경(superficial fibular nerve)과 심비골신경(deep fibular nerve)이 됨.

이제 케이스 스터디 10.7과 10.8로 돌아가보자. 케이스 스터디 10.8의 그 축구선수가 심비골신경에 지속적인 외상을 받았음이 꽤 명확한데, 그가 다리의 한쪽을 발로 차였고 이런 경우 해당 신경이 비교적 쉽게 손상되기 때문이다.

그러나 케이스 스터디 10.7에서는 얘기가 달라진다. 물론 그 럭비 선수도 부상을 당하긴 했지만 처음에 손상을 입은 것은 발목이었고 이로 인해 골절이 되었는데, 그러면 왜 POP 캐스트를 제거한 후에 족하수가 생겼을까? 그 이면에 숨겨진 임상적 이유를 생각해보자. 이 경우의 족하수는 아마도 POP 캐스트가 비골경(neck of the fibula) 부근을 눌러 총비골신경이 압박되어 발생했을 것이다. 처음에는 명확한 증상이 없어도 신경 압박이 수 주간 지속되면 문제가 발생하는데, 이로 인해 족하수가 발생한 것이다.

케이스 스터디 10.9

한 45세 남성이 발목을 족배굴곡(dorsiflexion) 할 수 없는 증상을 호소했다.

병력

이 남성은 나를 찾아오기 몇 달 전 먼저 전화를 걸어왔다. 그가 말하길, 과거에 만난 모든 의사들과 치료사들은 증상이 허리에서 온 것이라고 했단다. 특히 디스크 병변과 L5 신경근의 압박이 거론되었다. 이것은 꽤나 그럴싸하게 들렸다. 하지만 환자는 허리 부위에 통증이나 명백한 손상을 경험한 적이 없었기 때문에 문제가 다른 곳에서 왔을 것이라고 생각했다. 나는 이에 동의하여, 허리가 증상을 일으키는 것 같지는 않다고 말했다. 어쨌거나 몇 달 뒤 그는 X-ray와 MRI를 촬영했는데 특별한 이상 소견은 나오지 않았고, L4나 L5 신경근의 압박이나 어떠한 유형의 디스크 질환도 발견되지 않았다.

그의 발목 족배굴곡 근력을 평가해 보았더니 움직임이 전혀 없었다. 다음으로, 그에게 엄지발가락을 들어 올려보라고 했는데 이번에도 전혀 근육이 활성화되지 않았다. 그래서 이번에는 비골두(head of fibula)와, 비골두와 경골의 부착 부위를 조사해 보기로 했는데, 이 부위는 근위부 경비관절(proximal tibiofibular joint)이라고 불리는 곳으로 활막성 활주관절(synovial gliding joint)로 분류된다. 총비골신경이 비골두와 아주 가까이 위치하기 때문에 나는 이 관절에 움직임 제한이 있는지를 확인해 보고 싶었던 것이다. 이 관절은 매우 뻣뻣해져 있었기 때문에 운동성 증진을 위해 가동술을 시행하였다. 또한 비골근군(fibulares)과 전경골근(tibialis anterior), 발가락과 엄지발가락의 신전근(extensors)에 몇 가지 연부조직 기법도 시행하였다.

며칠 뒤 놀랍게도 환자는 약간 호전된 것 같다고 말했고, 그래서 나는 경비관절의 가동과 근육들에 대한 연부조직 기법을 집중으로 시행했다. 이후 몇 주 내지는 몇 달 동안 우리는 일부 호전을 확인했고, 약 6개월가량이 지나서는 이제 족하수는 없다고 할 수 있을 정도로 전경골근과 신전근(장지신근과 장무지신근)이 명백히 활성화되어, 나는 기뻐하면서 그 환자에 대한 치료를 종결했다. 심비골신경(deep fibular nerve)에 대한 압박을 풀어줌으로써 신경의 재생이 가능해졌기 때문에 비교적 빠르게 호전된 것 같았다.

다시 돌아가 4장에서의 케이스 스터디 4.2를 떠올려보자. 그 환자에게도 족하수가 있었고 근위부 경비관절의 문제로 인한 것이었다. 그러나 그 케이스에서는 MRI상 그의 하퇴 외측 구획 내에 낭종(cyst)이 있었다는 것이 차이점이었다. 그 낭종은 대략 길이 8 cm에 폭이 2 cm였고 심비골신경(deep fibular nerve)의 일부를 둘러싸고 있었다. 방사선과 의사는 활막액이 경비관절로 조금씩 흘러나와 이러한 상황을 일으킨 것이라고 추정했다. 예후가 전반적으로 나쁠 것(그는 심비골신경 주위의 낭종을 제거하는 수술을 받았는데도 아직 족하수를 가지고 있다)이라고 내가 생각했던 이유는, 이 문제가 이미 1, 2년 넘게 지속된 것이었기 때문이다.

총비골신경(Common Fibular Nerve)의 치료와 회복

케이스 스터디 10.7, 10.8, 10.9의 질환의 원인에 대해 읽어보면, 약화된 근육을 강화함으로써 그 부위를 치료하고 싶은 유혹에 빠지기 쉽지 않은가? 그러나 이 세 케이스에 대한 근본적인 요인은 신경학적인 문제였지 단순한 근육 약화가 아니었음을 명심하라. 그러므로 현실적으로는 근력강화 운동은 별로 효과가 없었을 것이다.

연구에 따르면 총비골신경(common fibular nerve)은 하루에 대략 1 mm씩 재생될 수 있다고 한다. 또한 이것은 신경이 얼마나 오래 눌려있었는지에 따라 달라진다고 한다. 예를 들어 만약 1년이 되었는데도 완전한 회복이 이루어지지 않았다면, 마비는 영구적일 수도 있다. 게다가 근육에서 몇 인치 이상 떨어진 곳에서 발생한 신경 손상은 잘 회복되지 않는다. 수술은 족하수를 일으킨 근본적인 문제를 해결하거나 증상을 완화하기 위한 하나의 선택지가 될 수 있다. 예를 들면, 족하수가 요추의 탈출된 디스크로 인해 신경이 압박받아 생긴 것이라면, 그 압박을 완화시키기 위해 디스크제거술(discectomy, 신경근을 누르고 있는 디스크의 일부를 제거하는 수술)이라고 하는 척추 수술이 필요할 수도 있는 것이다.

케이스 스터디 10.10

나는 최근, 신경외과 의사인 헨리 마시(Henry Marsh)가 쓴 『참 괜찮은 죽음(Do No Harm)』이라는 책을 읽었다. 한 장(chapter)에서 그가 디스크 제거술을 받은 환자에 대해 썼던 것이 생각나는데, 그 환자의 허리와 다리에는 심한 통증이 있었다. 의사는 환자에게 상대적으로 쉬운 수술이라고 안심시켜 주었지만 그가 아닌 그의 동료가 대신 집도할 예정이었다는 점이 문제였다. 의사 마시는 환자의 수술 과정을 체크하러 들어갔다가 L5 신경근(nerve root)이 실수로 잘려있음을 알게 되고 말았다. 그는 환자에게 실수의 결과로 여생 동안 영구적인 족하수를 지니고 살아야 된다고 말할 참이었는데, 왜냐하면 재생 능력을 가진 말초신경과 달리, L5 척수 신경근은 다시 붙일 수도 없고 또 재생될 수도 없기 때문이었다.

족하수(Drop Foot)의 다른 원인들

임상 현장에서 족하수를 일으키는 원인에는 외상(trauma) 외에도 여러 가지가 있다. 클리닉에 스포츠 선수만 내원하는 것은 아니기 때문에 여러분은 스포츠 외상 외의 질환들에 대해서도 알고 있어야 하는데, 다음과 같은 것들이다.

- 요추 디스크탈출증으로 인해 L4나 L5 신경근이 눌리는 경우
- 척추전방전위증(spondylolisthesis, 척추의 미끄러짐)
- 구획증후군(compartment syndrome)
- 고관절 치환술(hip-replacement surgery)
- 슬관절 절개술(knee arthrotomy)
- 비골두 주변에 행해진 침술(acupuncture)[1]

1. 역자 주: 침으로 신경 손상이 발생하는 경우는 매우 드문데(대만에서 행해진 연구에 의하면 2,000회 시술당 1회 정도 발생, Lin et al., Incidence of nerve injury following acupuncture treatments in Taiwan, Complementary Therapies in Medicine, 2024.) 침이 신경에 닿으면 신경의 탄성에 의해 일반적으로 옆으로 이동되기 때문이다. 침을 빠르게 찌르다가 침이 신경에 닿는 경우에 환자는 그 신경의 지배 부위에 타는 듯한 감각을 느끼게 되며, 한의사는 침을 천천히 자입함으로써 이러한 상황을 피하게 된다.

핵심은, 아는 것이다(Awareness is Key)

족하수는 스포츠손상 클리닉에서는 그리 흔한 증상은 아니지만 실제 맞닥뜨리게 될 경우 제일선의 치료사(first-line practitioner)는 적어도 이것을 일으킬 수 있는 질환들에 대해 이해하고 있어야 한다. 케이스 스터디 10.7과 10.8의 환자들은 다행히 신경의 재생 능력 덕에 상대적으로 짧은 시간 안에 완전하게 회복될 수 있었다. 이 두 경우에는 자연 회복력이 최대한 발휘되도록 '휴식(rest)'이 처방되었다. 반면 케이스 스터디 10.9의 환자는 일부 호전을 보이긴 했지만 족하수가 없어진 것은 아니었는데, 아마도 수술 시행까지 너무 오랜 시간이 걸렸기 때문이었을 것이다.

근육 위축을 방지하기 위한 자가 치료의 일환으로, 때로는 TENS (transcutaneous electrical nerve stimulation) 기계가 도움이 될 수 있다. 이 기기는 근육을 수축시켜 근위축을 방지해 주며, 근육으로 전기 신호를 전달함으로써 신경의 재생에 도움을 줄 수 있다.

■ 흉곽출구증후군(Thoracic Outlet Syndrome, TOS)

상완신경총(brachial plexus, C5-T1), 쇄골하동맥(subclavian artery), 회귀 쇄골하정맥(returning subclavian vein)을 함께 일컬어 신경혈관다발(neurovascular bundle)이라고 하며, 이들은 목의 뿌리(root) 부분을 지나 흉곽출구(thoracic outlet)라고 하는 작은 공간을 통해 상지, 손, 팔로 나아간다. 흉곽출구는 빗장뼈(collarbone, 쇄골clavicle)와 1번 늑골 사이에 위치한다. 상완신경총과 쇄골하동맥은 사각근 간 삼각공간(interscalene triangle)이라고 하는, 전사각근과 중사각근 사이에 형성된 공간을 통해 지나간다[그림 10.15(a)]. 쇄골하정맥은 보통 이 사각근 간 삼각공간을 지나지 않는다는 점에 유의하라. 대신 쇄골하정맥은 전사각근 근처를 지나가고, 이 정맥이 지나갈 수 있도록 1번 늑골 위에는 고랑(groove)이 형성되어 있다[그림 10.15(b)].

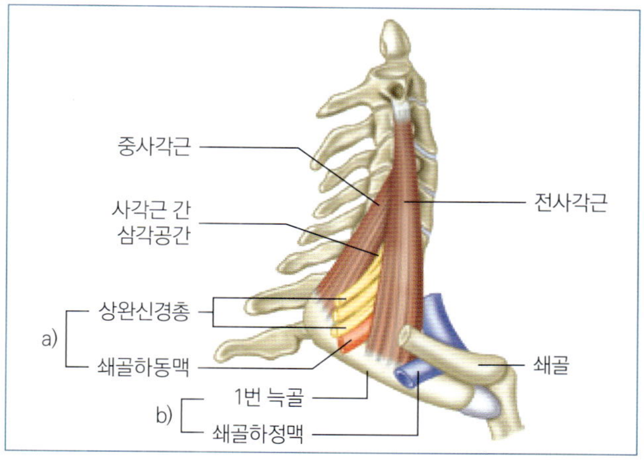

그림 10.15: (a) 사각근 간 삼각공간(interscalene triangle)을 통해 지나가는 상완신경총(brachial plexus)과 쇄골하동맥(subclavian artery). (b) 전사각근 부근과 1번 늑골의 고랑(groove) 위를 지나가는 쇄골하정맥(subclavian vein)

이 세 구조물은 계속해서 뻗어 나가(정맥은 다시 돌아오긴 하지만) 1번 늑골 위와 쇄골 아래를 지나고 소흉근(pectoralis minor) 밑을 지나는데, 이 민감한 조직은 이 경로상의 어디서든 눌릴 수 있다. 이 구조물들은 신경과 혈관으로 이루어져 있기 때문에 증상은 어깨, 팔, 전완, 손, 손가락 부위의 통증(pain), 저림(numbness), 찌릿함(tingling), 이상 감각(paresthesia), 위약(weakness)에서부터 온도 변화, 부종에 이르기까지 다양하게 나타날 수 있다.

이 질환에 대해서는 많은 논문들이 출판되어 있다. 그러나 나는 이 질환을 다른 관점에서 다룰 필요가 있다고 생각한다. 흉곽출구증후군(TOS)의 역사는 1861년으로 거슬러 올라가는데, 한 26세 여성이 왼쪽 팔에 아프고 피가 안 통하는 증상을 호소하면서 시작되었다. 당시에는 X-ray 촬영이 불가능했지만 그녀는 경늑(cervical rib, 비정상적으로 C7 척추의 횡돌기에 늑골이 달려있는 것)이라는 진단을 받았고, Holmes Coot라는 의사는 그 갈비뼈를 수술로 절제하는 데에 성공했다.

흉곽출구증후군에는 세 가지 종류가 있다:

1. 쇄골하동맥(subclavian artery)의 압박에 의해 발생하는 '동맥성(arterial)'
2. 쇄골하정맥(subclavian vein)의 압박에 의해 발생하는 '정맥성(venous)'

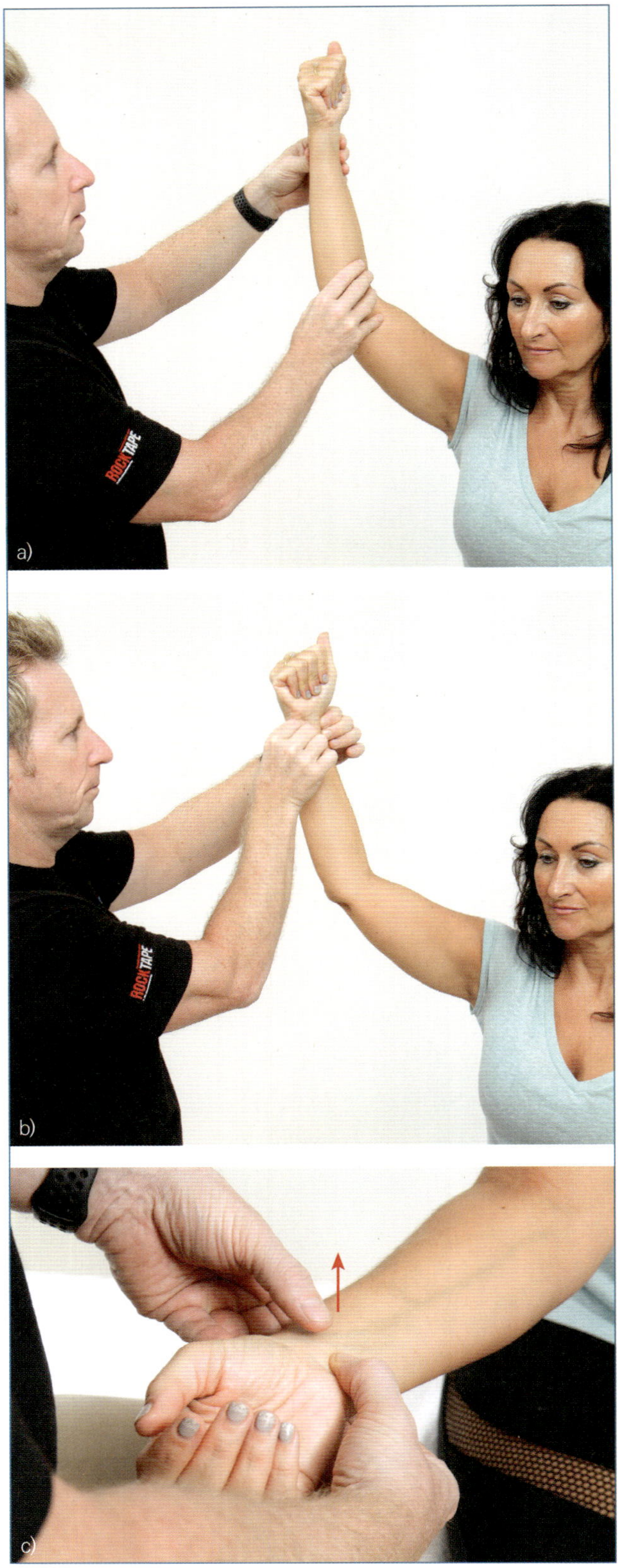

그림 10.16: 알렌 검사(Allen's test): (a) 환자는 3-5회가량 주먹 쥐었다 폈다를 한다. (b) 치료사는 요골동맥(radial artery)과 척골동맥(ulnar artery)을 동시에 압박한다. (c) 요골동맥의 압박을 풀고, 혈액이 재충전되는 시간을 기록한다.

3. 상완신경총(brachial plexus)의 압박에 의해 발생하는 '신경성(neurological)'

1958년, Rob과 Standeven은 그들이 명명한 흉곽출구압박증후군(thoracic outlet compression syndrome)의 합병증으로서 열 명의 동맥폐색(arterial occlusion) 환자를 보고하였고, 흉곽출구압박증후군이라는 용어를 수술 관련 문헌에 처음으로 소개하였다.

Vanti 등(2007)에 따르면, 비특이적 신경성 흉곽출구증후군은 진단된 흉곽출구증후군 환자의 대부분을 차지하는데, 이는 대부분의 환자가 신경학적 증상을 나타내는 것에서 알 수 있다. 연구진은 신경성 흉곽출구증후군이 85%를 차지한다고 하였고, 증상은 일반적으로 척골신경(C8/T1)의 분포를 따라 나타난다고 하였다.

일반적으로는 상완신경총의 아래쪽 medial cord가 압박되고 증상은 일반적으로 C8과 T1 레벨의 신경과 연관되어 나타난다. 척골신경(ulnar nerve)은 이 두 레벨의 뿌리에서 기원한다. 이 레벨에서는 피부신경(cutaneous nerves)도 분지되어 나오는데, 이들이 곧 내측상완신경(medial brachial nerve)과 내측전상완신경(medial antebrachial nerve)이다. C8과 T1의 피부분절은 주로 상완과 전완의 내측면, 손의 소지구 융기(hypothenar eminence), 새끼손가락, 약지(ring finger)의 절반에 영향을 미친다. 쇄골하동맥의 압박(매우 드문 경우임을 명심하라)은 일반적으로 동맥을 좁아지게 하는 경늑이나 1번 늑골의 기형과 관련이 있으며, 이는 압박된 부위 바로 너머에 동맥류(aneurysm)를 형성할 수도 있다. 손의 냉감과 육안상 관찰되는 혈류의 감소(쇄골하동맥 압박)는 쇄골하동맥 자체의 좁아짐보다는 혈관의 교감신경 문제 때문에 발생한다(경늑에 대한 내용도 참조하기 바람). 환자는 갑작스런 손의 통증(pain)과 위약(weakness), 팔의 무력감(fatigue)과 저림(numbness), 손가락의 찌릿함(tingling) 등의 증상을 호소할 수 있다. 손가락은 차갑고 창백할 것이고 감각은 무뎌지며, 환자는 팔과 손에 상처가 생기면 매우 느리게 회복되는 것 같다고 표현할 것이다. 만약 쇄골하동맥의 압박이 의심된다면 즉각 병원으로 보내는 것이 좋다. 이때 손발톱뿌리(nail bed)에 대한 모세혈관 재충전 검사(capillary refill test)를 시행하면 충전 속도가 느린 것으로 확인될 수 있는데, 손톱에 혈류가 천천히 닿을 것이기 때문이다. 만약 알렌 검사(Allen's test, 손으로 가는 혈류의 속도를 검사하는 것, 아래 내용 참조)를 사용한다면 결과는 양성으로 나올 것이다.

흉곽출구증후군 – 특수 검사들(Special Tests)

알렌 검사(Allen's Test)

알렌 검사는 환자를 의자에 앉힌 상태에서 시행한다.

- 환자의 팔을 수동적으로 들어올리고, 주먹 쥐었다 폈다를 빠르게 반복하도록 한다(일반적으로는 3-5회). 이 방법은 손으로 가는 혈류를 차단할 것이다[그림 10.16(a)].
- 환자로 하여금 주먹을 쥐도록 한 상태에서, 환자 손목의 요골동맥(radial artery)과 척골동맥(ulnar artery)을 동시에 압박한다[그림 10.16(b)].
- 환자의 팔을 낮추고, 두 동맥에 압박을 가한 상태에서 주먹을 펴도록 한다.
- 요골동맥의 압박을 풀고[그림 10.16(c)], 모세혈관이 재충전되는 데에 걸리는 시간을 측정한다.
- 같은 과정을 반복하는데, 이번에는 척골신경의 압박을 풀고 모세혈관이 재충전되는 데에 걸리는 시간을 측정한다.

알렌 검사는 손에 찌릿함(tingling)과 저림(numbness)을 느끼는 환자에게 원위부 동맥 질환을 확인하기 위한 동맥 혈관 검사로서 고안되었다. 두 원위부 동맥을 동시에 압박하고 주먹을 쥐었다 폈다 하게 함으로써 혈액을 손에서 빠르게 제거한다. 그 다음, 하나의 동맥에 대한 압박을 풂으로써 손에 재관류되는 데 걸리는 시간을 측정하고, 이를 정상 수치와 비교함으로써 각 동맥의 기능을 확인한다. 알렌 검사에는 중대한 결점이 하나 있는데, 표재수장궁(superficial palmar arch, 척골동맥으로부터 나옴)의 혈액이 심재수장궁(deep palmar arch, 요골동맥으로부터 나옴)보다 표면에 훨씬 가까워서 더 빠르게 붉게 변한다는 점이다.

애드손 검사(Adson's Test)

애드손 검사는 환자를 의자에 앉힌 상태에서 시행한다.

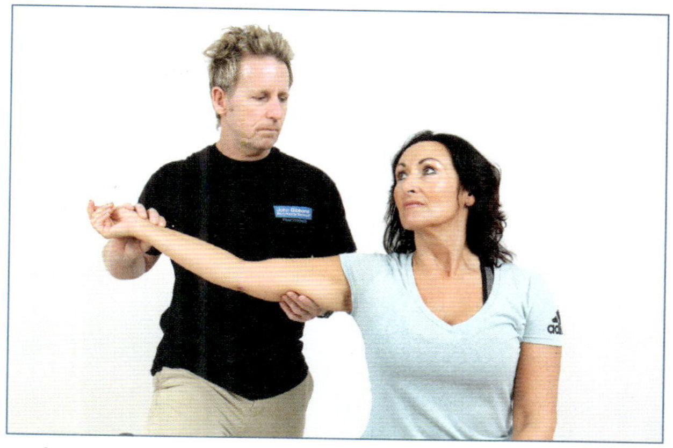

그림 10.17: 치료사는 환자의 어깨를 외회전, 외전, 수평 신전시키고, 맥박을 모니터링하면서 환자로 하여금 숨을 들이마시도록 한다.

- 환자의 환측 팔 요골동맥의 맥박을 짚는다.
- 환자로 하여금 고개를 환측으로 돌리게 하고 머리는 뒤로 젖히도록 한다.
- 환자의 어깨를 외회전, 90도로 외전, 수평으로 10도 신전한다.
- 이 자세에서 환자로 하여금 숨을 크게 들이마신 상태에서 참도록 하고(그림 10.17), 치료사는 계속해서 맥박을 체크한다.
- 환자로 하여금 팔이나 손에 특별한 변화가 느껴지면 말하도록 한다.

애드손 검사는 사각근의 긴장도를 증가시켜 신경혈관다발(neurovascular bundle)을 압박한다. Gillard 등(2001)은 애드손 검사가 85%의 양성예측도(positive predictive value)를 가지고 있으므로 흉곽출구증후군에 흔히 사용되는 검사들 중 훌륭한 방법의 하나라고 보고하였다. 연구진은 요골동맥 맥박의 소실이나 증상의 재현이 있으면 양성으로 판정하였다. 애드손 검사에서 양성일 경우 사각근에 대한 평가가 이루어져야 하고, 과긴장(hypertonicity)이나 트리거 포인트(trigger points)에 대한 치료가 행해져야 한다.

루스 검사(Roos Test)

루스 검사는 환자를 의자에 앉힌 상태에서 시행한다.

- 환자로 하여금 어깨를 외회전, 90도 외전하도록 하고, 팔꿈치를 90도 굴곡하게 한다[그림 10.18(a)]. 일명 항복 자세(I surrender position)다.

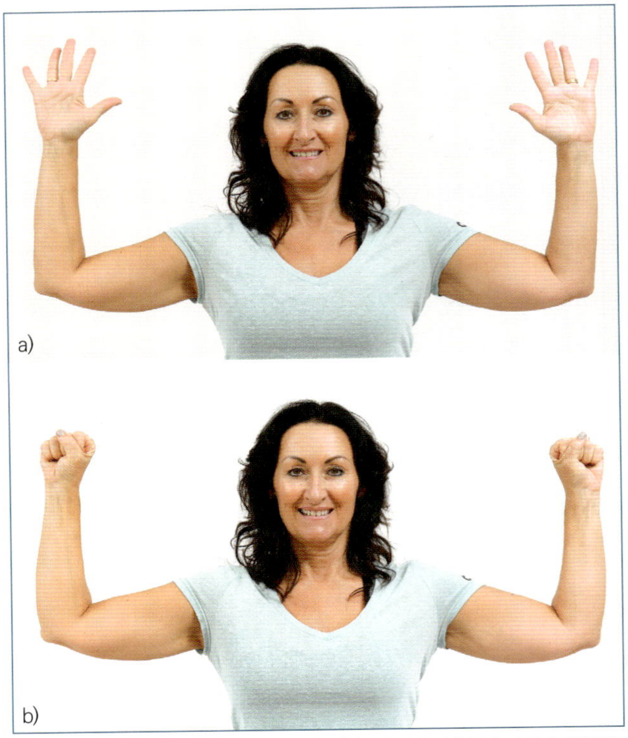

그림 10.18: 루스 검사(Roos test): (a) 어깨를 외회전, 90도 외전하는 루스 자세. (b) 환자에게 3분 동안 주먹 쥐었다 폈다를 반복하도록 한다.

- 이 자세에서 환자로 하여금 주먹 쥐었다 폈다를 천천히 반복하도록 한다(2-3초에 1회의 속도로).
- 이 검사를 3분간, 혹은 환자가 통증 때문에 더 이상 지속할 수 없을 때까지 하도록 한다[그림 10.18(b)].

Gillard 등(2001)에 따르면 루스 검사에서의 양성 반응은 팔, 어깨, 가슴, 목 등에서 통증이 재현되거나, 상지에서 저림(numbness)이나 찌릿함(tingling)이 재현되거나, 주먹 쥐었다 폈다를 계속해서 반복하지 못하는 경우이다. Roos(1996)에 따르면 가장 확실한 양성 반응은 통증 때문에 3분이 될 때까지 주먹 쥐었다 폈다를 지속하지 못하는 것이다.

경늑(Cervical Ribs)과 흉곽출구증후군(TOS)

늑골은 정상적으로는 첫 번째 흉추인 T1에서 시작되어 T12에서 끝난다. 그러므로 12쌍의 늑골이 있는 것이다. 그러나 만약 별도의 늑골이 존재한다면, 이 변형은 첫 번째 요추인 L1의 레벨 혹은 일곱 번째 경추인 C7의 레벨에서 관찰된다. 후자는 흉곽출구(thoracic outlet)에서 신경혈관 다발이 압박되는 하나의 원인으로 설명된 바 있다(그림 10.19). 경늑은 C7 횡돌기로부터 튀어나와 있는 부분으로, 작은 꼬리만 한 것에서부터 온전한 늑골까지 다양한 크기로 존재할 수 있으며, 섬유성 연골의 형성을 통해 첫 번째 흉추의 늑골과 이어지는 경우도 있다. 이러한 별도의 늑골 중 일부는 일반적인 X-ray로도 관찰된다. 그러나 이것이 모두 석회화되는 것은 아니기 때문에 X-ray상에 보이지 않는 것도 있으며, 이 경우에는 수술을 통해서만 확인될 수 있다.

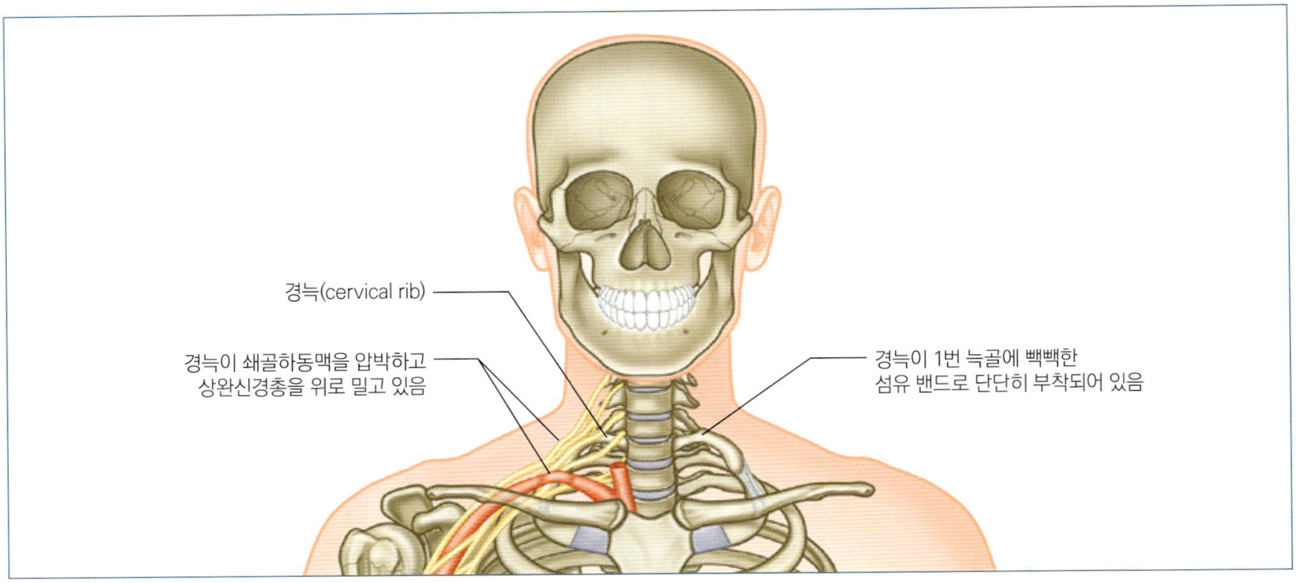

그림 10.19: 흉곽출구증후군(TOS)을 일으키는 경늑(cervical rib)

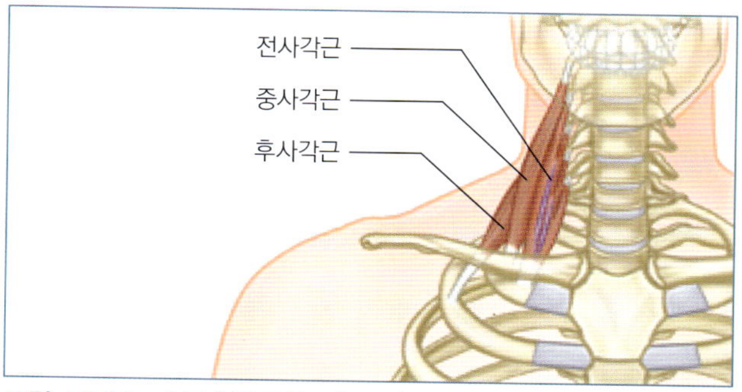

그림 10.20: 흉곽출구증후군(TOS)을 일으키는 전사각근증후군(scalene anticus syndrome)

전사각근증후군(Scalene Anticus Syndrome)과 흉곽출구증후군(TOS)

캘리포니아 대학교의 신경외과 과장이었던 Howard C. Naffziger (Naffziger and Grant 1938)는 경늑증후군(cervical rib syndrome) 환자에 있어 신경혈관 압박 장애를 일으키는 핵심은 전사각근이라고 생각하였고, 이에 전사각근증후군(scalene anticus syndrome)이라는 말을 처음 썼다(그림 10.20).

흉곽출구증후군은 전사각근의 경련(spasm) 및 단축(shortening) 때문에 발생하는데, 이러한 상태는 전사각근의 수축(contraction), 섬유화(fibrosis), 비대(hypertrophy)에서 비롯되는 것으로 생각된다.

Alfred Adson(Adson and Coffey 1927)은 메이오클리닉 신경학 서비스(neurological services at the Mayo Clinic)의 전직 센터장으로서, 경늑 진단을 받은 환자들에게 전사각근을 제거하는 수술을 시행하였다. 그는 압박은 위쪽(superiorly)에서부터 시작되어 신경다발 구조물이 아래쪽(below)으로 밀려 골성 구조물에 눌리게 되는 것이므로, 수술로 전사각근을 제거하는 것이 경늑을 절제하는 것보다 안전하다고 주장하였다.

문제는, 우리는 항상 사각근을 사용하고 있기 때문에, 본질적으로 사각근은 짧아지고(short) 팽팽해지기가(tight) 쉽다는 것이다. 예를 들어 만약 우리가 긴장을 하면, 횡격막을 사용하는 대신 가슴 위쪽으로 호흡하게 된다. 만약 앞으로 나온 머리(forward head posture)나 앞으로 동그랗게 말린 어깨(rounded shoulder) 등의 좋지 않은 자세를 가지고 있다면, 결국 짧아진 사각근에 트리거 포인트(trigger points)가 형성되어 흉곽출구가 좁아질 것이다.

늑쇄골압박증후군(Costoclavicular Compression Syndrome)과 흉곽출구증후군(TOS)

쇄골은 1번 늑골과 평행하게 위치하고 이 두 골성 구조물 사이에 형성된 공간은 좁다. 쇄골이 아래쪽의 늑골을 누르고 있는지를 검사하는 간편한 방법은, '군인 자세(military posture)'나 '열병식 중인 경찰의 자세(policeman on parade posture)'를 취하는 것이다(그림 10.21). 어깨는 뒤, 아래쪽으로 당기고 가슴은 앞으로 내밀고 양 팔꿈치는 신전시킨다. 이 과장된 자세는 신경혈관다발(neurovascular bundle)을 압박할 뿐 아니라 당겨지게 한다(그림 10.22).

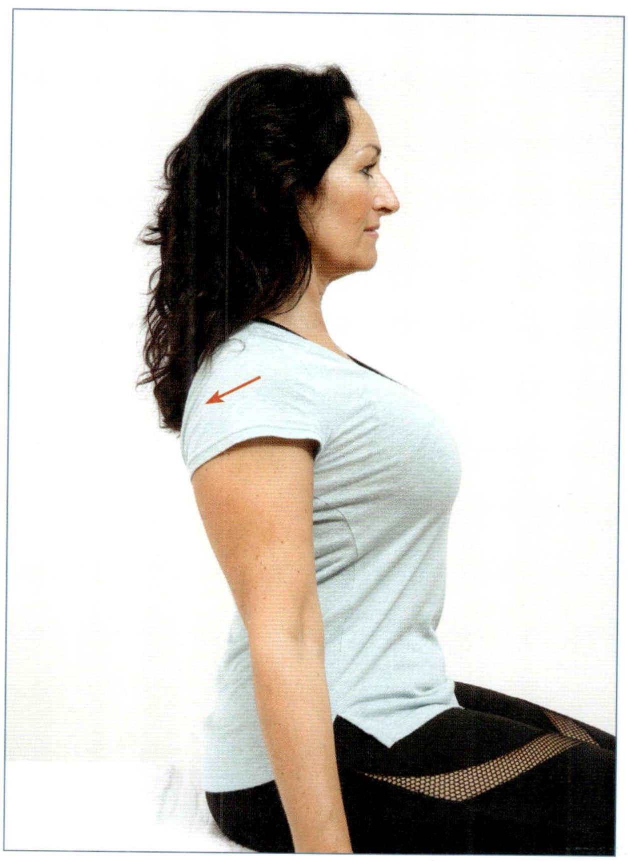

그림 10.21: 어깨를 뒤, 아래로 당기고 가슴을 앞으로 내민, 일명 군인 자세(military-type posture)

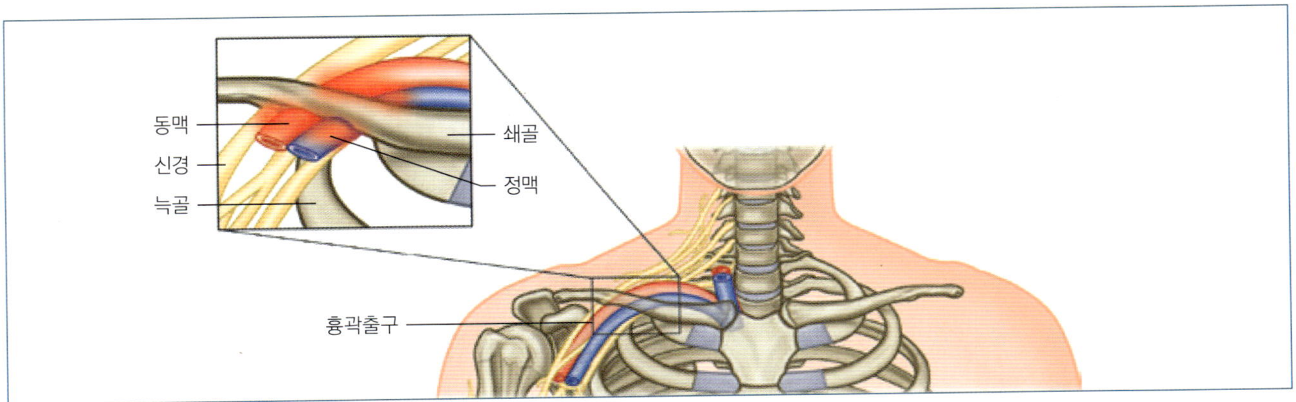

그림 10.22: 흉곽출구증후군을 일으키는 늑쇄골압박증후군(costoclavicular compression syndrome)

환자가 군인 자세를 취하는 동안, 치료사는 동시에 요골동맥(radial artery)의 맥박을 촉지할 수도 있다. 만약 이 군인 자세가 신경혈관다발을 압박하여 환자의 증상을 악화시킨다면, 쇄골이 첫 번째 늑골을 누르고 있는 것으로 결론 내릴 수 있다. 그러나 소흉근(pectoralis minor)이 압박에 관여하는 경우도 있다. 만약 환자가 과거에 쇄골 골절이 있었고, 수술 치료를 받지 않고 보존적으로 회복된 상태였다고 한다면, 추가적으로 형성된 가골(bone callus)이 흉곽출구증후군 증상을 일으키는 경우도 있다.

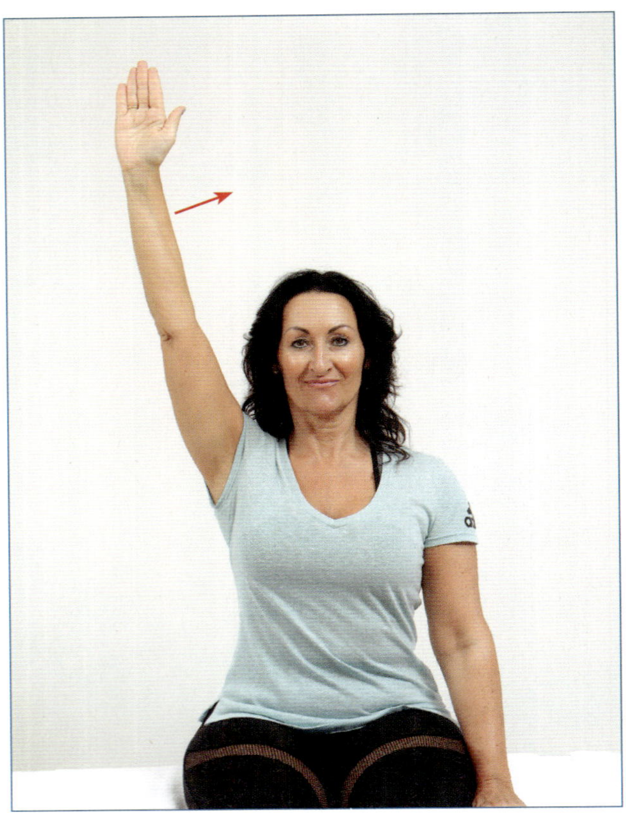

그림 10.23: 외전과 그 끝 범위에서의 굴곡은 신경혈관다발(neurovascular bundle)에 문제를 일으킨다.

1998년, Plewa and Delinger는 검사의 양성 소견이 다음과 같은 순서로 나타날 수 있다고 하였다. 요골동맥 맥박의 소실(loss of radial pulse)은 가장 덜 특이적인 소견(가장 양성으로 나오기가 쉬움. 심지어는 평소 증상이 없는 사람에게도 나타날 수 있음)이고, 이상 감각(paresthesia)이 나타나는 것은 좀 더 특이적인 소견이며, 상지에 통증(pain)이 나타나는 것이 가장 특이적인 소견이라고 하였다.

과외전(Hyperabduction)과 흉곽출구증후군(TOS)

견관절에서 외전과 그 범위 끝에서의 굴곡(그림 10.23)은 흉곽출구증후군과 밀접한 관련이 있을 수 있다. 이 자세는 환자가 평소 일을 할 때에 자주 취해야만 하는 자세일 수도 있는데, 반복되면 신경혈관다발(neurovascular bundle)에 문제를 야기할 수 있다.

매일, 그리고 종일 건축 현장에서 일하는 전기 기술자를 예로 들어보자. 그는 각 방을 다니며 천정에 전등을 설치하고 전선을 연결하는 일을 한다. 즉, 하루 중 많은 시간을 팔을 머리보다 위로 올린 채로 일한다. 이러한 자세의 반복이 증상을 일으키는 원인이 되며, 우리는 이 과외전 동작을 평가 방법으로 활용하여 흉곽출구증후군의 증상이 악화되는지를 관찰할 수 있다.

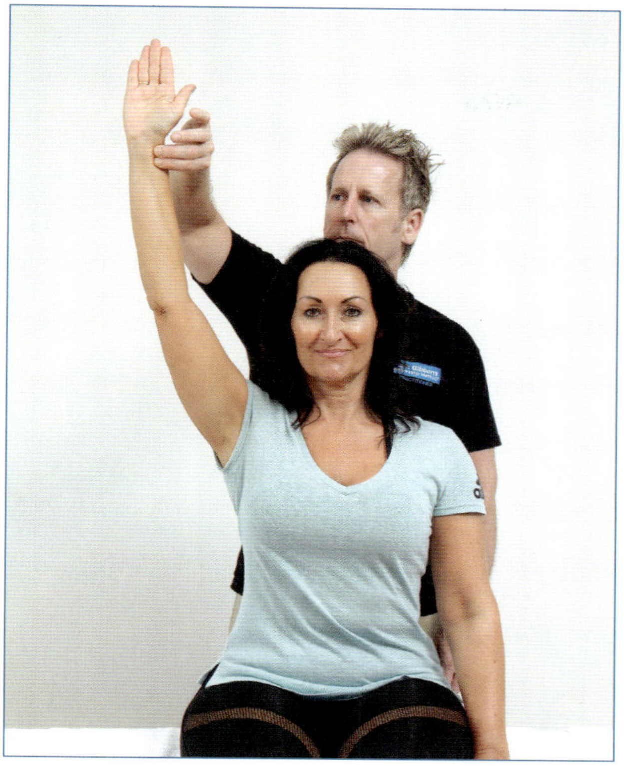

그림 10.24: 치료사는 환자의 요골맥박(radial pulse)을 모니터링하면서 환자로 하여금 팔을 과외전하도록 한다.

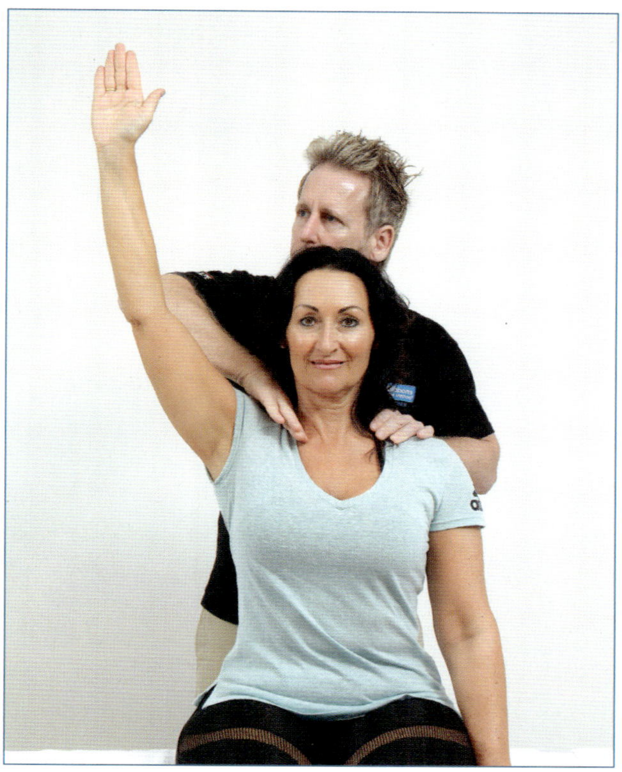

그림 10.25: 치료사는 환자의 상완신경총(brachial plexus)에 하방의 압박을 가한다.

이 외전 및 굴곡 자세에서 쇄골은 첫 번째 늑골과 가까워질 수 있고 신경혈관 구조가 소흉근 바로 밑과 늑골 바로 위를 지나기 때문에, 소흉근도 이 자세와 관련이 있다고 여겨진다. 이 자세는 해당 구조물들을 압박한다.

흉곽출구증후군

흉곽출구증후군(PowerPoint)

과외전 검사는 환자를 의자에 앉힌 상태에서 시행된다.

- 환자의 팔을 잡아 과외전 자세로 만들고, 환자의 요골동맥을 촉지한다(그림 10.24).
- 어떤 증상이든 느껴지면 알려달라고 하고, 동시에 치료사는 환자의 요골동맥 맥박의 변화를 모니터링한다.
- 환자로 하여금 이 자세를 유지하도록 하면서 (일반적으로) 최소 30초 동안 맥박을 모니터링한다.

팔을 외전한 채로 유지하면, 소흉근 건이 늘어나 액와동맥(axillary artery, 쇄골하동맥subclavian artery에서 이어짐)을 누를 수 있는데, 이는 요골동맥 맥박의 강도를 감소시켜 증상이 재현된다. Malanga 등(2006)은 이 검사가 늑쇄골공간(costoclavicular space)을 좁게 하여 신경혈관다발을 누른다고 주장하였다.

Novak 등(1996)에 따르면, 이 검사를 시행할 때 쇄골 바로 위의 사각근 근육들 사이를 손가락으로 눌러봄으로써 상완신경총을 아래로 직접 압박하면, 검사가 더 잘 수행된다고 하였다(그림 10.25).

11

케이스 스터디를 통한 근골격계 통증의 감별 진단

이 장에서는 여러분과 함께 몇 가지 케이스에 대해 얘기해 보고자 하니 관심 있게 읽어주길 바란다. 여기에 소개될 대부분의 환자들은 옥스퍼드대학교에 있는 내 클리닉에 내원했던 분들이다. 이들에 대해 토의하고자 하는 이유는 내가 지금까지 스포츠 의학 및 수기치료 분야의 강의를 수년 간 해오면서 느낀 바가 있어서다. 많은 치료사들은 안타깝게도 환자의 '통증 부위'만 치료하려고 했지, 이곳이 실제 '문제의 원인'이 있는 곳인지 아니면 단순히 '증상이 나타나는 부위' 인지를 구분하려고 하지 않았다. 전신의 질환에서 시작되어 신경계를 통해 근육과 관절에 연관(referral)되는 통증에 대한 잠재성은 이미 여러 의학 서적에서 입증된 바 있다. 이 연관의 패턴은 주로 허리(back)나 어깨(shoulder)에 영향을 주지만, 또한 가슴(chest), 흉곽(thorax), 고관절(hip), 서혜부(groin), 천장관절(sacroiliac joint)에도 나타날 수 있다.

치료사는 모든 환자에 대하여 병력 조사를 철저하게 시행해야 하고 의학적으로 병원으로의 이송이 필요할 수도 있는 질환을 감별해 내기 위해 주관적 및 객관적 소견들을 엮어낼 수 있어야 한다. 치료사는 오장육부(심장, 폐, 위장기관 등)에 대해 검토해야 하고 이로부터 발생할 수 있는 근골격계상의 여러 종류의 통증 및 통증 패턴, 각종 징후와 증상들에 대해 잘 알고 있어야 한다.

영광스럽게도, 옥스퍼드대학교의 내 클리닉에서의 상급 코스 강의를 수강하는 이들은 세계 각지에서 온 학생들로 다양하다. 이 강의 중에 나는 근골격계에서 나타나는 통증의 감별진단에 대해 자주 언급하는데, 환자가 현재 나타내는 증상의 근본적인 원인이 될 수 있는(혹은 적어도 일부 기여할 수 있는) 다른 인체 구조와 생명 기관(내장)에 대한 지식이 매우 부족한 치료사들이 많음을 보고는 실망을 느낄 때가 많다.

의학적으로 훈련받은 이들은 초기 훈련 기간이 더 길기 때문에 더 많은 지식을 가지고 있을 것이다. 바라건대 이 장(chapter)이 여러 독자들로 하여금, 신경계를 통해 인체의 다른 부위에 각종 증상 및 통증을 일으킬 수 있는 질환들에 대한 리마인더(reminder)로 작용하기를 바란다. 근골격계 질환 기원(musculoskeletal origin)의 통증을 내장기 질환 기원(visceral conditon)의 통증과 구분하는 것은 매우 중요하다. 왜냐? 이 두 유형의 통증은 증상이 발현되는 방식에 있어 서로를 쉽게 흉내 낼 수 있기 때문으로, 뒤에서 곧 설명할 것이다.

근골격계에서 이루어지는 모든 형태의 평가에 대해서 내가 개인적으로 가지고 있는 믿음은 오래 전 학생일 때 배웠던 방법론, 즉 KISS 원칙(Keep It Simple Stupid!, 9장 참고)과 그 맥락을 같이 한다. 다시 말해서, 증상에 대해 환자와 대화할 때는 일을 너무 복잡하게 만들지 말라는 것이다. 우리가 정확한 질문을 던지면 정확한 답이 올 것이다. 이 원칙은 주관적 평가에서도 마찬가지로 적용된다. 이 세상의 모든 검사를 이용하기보다는, 가능하다면 방법론적으로 적절한 검사 과정만을 시행하도록 하자.

앞에서 얘기한 것처럼 케이스 스터디 11.1부터 11.11까지는 주로 옥스퍼드의 내 클리닉에 실제로 방문했던 환자들에 대한 이야기다. 독자는 이 케이스들의 핵심이 무엇인지 심사숙고해 보길 바란다. 주관적 및 의학적 병력에 대한 단서가 제시될 것이다. 필자의 개인적 믿음에 기반한 가설 부분을 읽기 전에, 여러분이 생각하는 것이 통증의 실제 원인일 수도 있음을 명심했으면 좋겠다.

■ 음식물을 삼킬 때마다 이상 반응(Unusual Reaction)이 유발되다

케이스 스터디 11.1

내가 몇 년 전에 가르쳤던, 옥스퍼드셔(Oxfordshire) 지역 내에서 나와 가까운 곳에 사는 한 학생이, 지금까지 아무에게도 도움을 받지 못했던 그의 환자 한 명을 진찰해 달라고 요청했다. 나는 전에 이러한 환자를 본 적이 없었기 때문에 그 환자의 상태는 내게 생소한 것이었다. 요컨대 그 환자는 음식물을 삼킬 때마다 좌측 전완부에 통증을 느꼈던 것이다! 이 증상은 2년 넘게 지속되어 왔고 삼킬 때마다 번번이, 음식물의 종류에 관계없이 좌측 팔에 통증이 나타난다고 했다. 그는 여러 의료계 종사자들을 만났지만 그들은 모두 혼란스러워했고 왜 이러한 증상이 나타나는지를 설명하지 못했다. 그는 두 명의 의사에게 각각 인후부, 식도, 위장 내시경 검사를 받았지만 잘못된 것은 없어보였고 결국 증상의 원인을 밝힐 수 없었다. 두 의사가 하나같이 말하길, 정확히 어떤 구조물에 수술을 시행해야 할지에 대한 확신은 없지만 수술이 도움이 될 수도 있다고 했다.

나는 스스로를 '치료 탐정(therapy detective)'이라고 즐겨 칭하는데, 그가 처음에 내게 이메일을 보냈을 때 떠오른 생각은 그 문제가 경추에서 기원했을 수 있다는 것이었다. 나는 그의 통증이 전완부의 피부분절(dermatome)에 나타나는 것이라고 생각했다. 그게 맞다면, 아마도 C6 혹은 C7 신경근 레벨로부터 온 것일까? 그 환자는 몇 주 전 MRI 검사를 받았고 결과상 크게 문제되는 것이 없다고 들었단다. 그러나 확인해 보니 MRI상 C6/7 레벨의 디스크 팽윤이 좌측 추간공(intervertebral foramen) 쪽으로 돌출되어(protruding) 좌측 C7 신경근을 가볍게 누르고(light contact) 있었다.

가슴에 손을 얹고 말하건대 나는 이 질환을 한 번도 본 적이 없었다. 그 증상은 내게 완전히 새로운 것이었기 때문에 흥미로웠다. 조심스레 추측컨대 아마도 삼킴과 연관이 있는 것 같았고, 어떤 식으로든 삼킴이 디스크 팽윤(bulge)을 악화시켜 그 결과로 전완부의 C7의 피부분절에 증상을 일으키는 것 같았다.

평가상, 좌측과 우측 상지의 C5/6/7 반사는 정상(2++)이었고 C5-T1의 모든 곳에서의 근육분절의 근력도 정상(5등급)이었다. 이로써 나는 약간 혼란스러워지면서 거의 절망감이 들다시피 했는데, 뭔가 명확한 문제점을 찾아내고 싶었기 때문이었다. 그러나 촉진을 해보니 경추의 하부, C6/7 정도의 좌측에서 움직임 제한이 감지되었다. 나는 이어서 C6/7 부위에 척추 교정 기법을 시행했고, 툭 하는 소리가 들을 수 있었다.

환자는 며칠 뒤 나에게 문자를 보내, 증상이 약간 줄긴 했지만 여전히 많이 불편하다고 했다. 나는 그 이후로도 이 환자를 몇 차례 더 진료했는데, 전반적으로는 호전이 있었기 때문에 다행이라고 생각했다.

총 10만 건이 넘는 케이스를 맞닥뜨려 왔지만 케이스 스터디 11.1은 특히 기억에 남고 또 앞으로도 그럴 것 같다. 모든 환자는 각자 고유한 자기만의 이야기를 가지고 있다고 생각하며, 케이스 스터디 11.1의 환자가 내 치료 프로토콜을 통해 증상이 일부 호전되었다고 생각한다. 이 환자는 아직도 음식물을 삼킬 때마다 증상을 느끼기 때문에 여전히 치료를 받으러 클리닉에 방문하고 있다. 현재 진행 중인 치료를 통해 더 이상 클리닉에 오지 않아도 될 만큼 좋아지기를 바란다.

■ 팔을 외전하려면 어깨를 움츠려야(Shrugging) 하다

케이스 스터디 11.2

한 45세 남성 환자가 클리닉에 와서 말하길, 어깨를 움츠려 보상하지 않으면 좌측 팔을 옆으로 들어 올릴(외전) 수 없다고 하였다. 이 환자는 아침 기상 시마다 바닥에 엎드려 팔굽혀펴기(push-up)를 50회씩 해왔다. 내원하기 3주 전쯤 그는 평소처럼 팔굽혀펴기를 하고 있었는데, 네 번 시행했을 때 갑자기 어깨에 통증이 느껴졌고 팔이 너무 아파서 멈출 수밖에 없었다고 했다.

그를 평가하기 위해 어떤 동작이 안 되는지를 나에게 보여 달라고 했더니, 그는 어깨를 외전 및 굴곡하려고 했다. 삼각근(deltoid)은 능동적으로 수축하지 못하고 있었고 극상근(supraspinatus)과 대흉근(pectoralis major) 같은 근육들에서 과도한 보상이 일어나고 있었다. 삼각근에 수축이 일어나지 않는 것이 아마도 팔이 들어 올려지지 않는 이유일 것이었다. 환자는 또한 삼각근이 정지(insertion)하는 곳의 바로 윗부분(일명 '군복배지regimental badge' 영역)에 약간 이상한 느낌이 느껴진다고도 했다. 이 감각 변화란 것에 대한 예를 들어보자. 내가 이 부위를 (탈지면 조각이나 손가락 끝으로) 아주 살짝만 건드려도 환자는 뒤로 물러나면서 아프다고 얘기할 것이다.

이 환자에 대한 내 가설은, 뭔가(아마도 팔굽혀펴기)가 상완골두(humeral head)를 과도하게 움직이게 하여 그 결과로 액와신경(axillary nerve)이 손상되었다는 것이다. 삼각근(deltoid)과 소원근(teres minor)을 지배하고 '군복배지' 부위(10장을 떠올려보라)에 이상한 증상을 느끼게 하는 것, 이는 곧 액와신경과 관련이 있다. 치료로써 나는 그에게 몇 가지 가동술과 연부조직 기법을 적용하면서, 비록 회복되는 데에는 몇 달이 걸릴 수도 있지만(신경 재생은 하루에 대략 1 mm씩, 혹은 한 달에 2.5 cm씩 일어남을 기억하라) 최종적으로는 신경이 재생되기를 바란다고 얘기해 주었다. 그리고 다행스럽게도 네 달 후에 환자는 완전한 움직임과 근력을 회복했다.

케이스 스터디 11.2와 관련해서, 훌륭한 지식을 가진 치료사들은 견관절 외전에 위약을 일으킨 것은 C5 (C4 척추와 C5 척추 사이) 신경근이라고 말할 수도 있으며, 이것은 맞는 얘기일 수도 있다. 그러나 C5 근육분절은 주관절의 굴곡 움직임도 지배하나, 이 환자의 경우 검사상 상완이두근(biceps)의 수축력은 정상이었다. 게다가 극상근(supraspinatus)이나 극하근(infraspinatus)과 같이 C5와 관련된 다른 근육의 근력은 정상이었다. 그러므로 C5 신경근의 문제는 아닌 것이다.

군에 있을 때 자동차 전기 기사로 일했던 적이 있는데, 액와신경(axillary nerve)을 자동차에서의 보조등(sidelight)이나 표시등(indicator)에 비유할 수 있을 것 같다. 만약 전구가 나가거나 전선이 끊어지면 전등에는 불이 들어오지 않을 것이다. 액와신경의 경우, 만약 삼각근과 소원근을 공급하는 신경(전선)이 손상되면 결과적으로 근육 작용이 억제(전등이 나가거나 희미해짐)될 것이다. 그 결과로, 해당 근육은 약화될 것이고 급격히 위축되기 시작할 것이다. 그러나 인체(자동차)에서 나머지 모든 부분은 정상적으로 작동하기 때문에 처음에는 문제를 알아차리지 못할 수 있다. 그러나 오래지 않아 그 문제는 드러날 것이다.

■ 겨드랑이 통증 때문에 체육관 운동을 줄이다

케이스 스터디 11.3

한 49세 남성이 좌측 액와부(겨드랑이 부위)의 통증을 호소하며 내원했는데 좌측 앞가슴까지 방사된다고 했다. 발병일은 5주 전이었고 명백한 원인이 될 만한 일은 없다고 했다. 통증은 밤에 더 악화되었고 환자는 편한 자세를 찾기가 어렵다고 했다. 운동을 하면 액와부 통증이 악화된다고 생각했기 때문에 그는 체육관 활동을 줄였다. 경추와 견관절을 능동적으로 움직여 보도록 했는데 통증이나 움직임 제한 등 어떠한 징후도 발견되지 않았다.

병력

환자는 심전도(electrocardiogram, ECG)를 포함한 심장 관련 검사를 받았고 결과는 모두 정상이었다. 1년 전쯤 식도열공탈장(hiatus hernia)이 있었고 그 이후로 약을 복용 중이었다.

가능한 가설들:

- 회전근개 좌상?
- 경추 기원성 통증?
- 전거근(serratus anterior) 좌상?
- 동결견(frozen shoulder, 유착성 관절낭염adhesive capsulitis)?
- 폐, 늑골, 늑간근 문제?
- 림프절 비대?

내가 개인적으로 생각하는 가설에 대해 얘기하기 전에 우선 위에 나열된 가설들의 옳고 그름을 하나씩 판단해 보자. 환자의 병력에 대해 심사숙고하면서, 그의 경추나 어깨에 움직임 제한이 없고 이로 인해 통증이 발현되거나 증상이 악화되지 않았다는 사실에 주목할 필요가 있다. 외상이나 과사용이 없었기 때문에 근육의 원인은 배제할 수 있다. 숨들이마심, 기침, 재채기가 통증에 영향을 주지 않았기 때문에 추간판이나 폐, 늑골 등도 배제된다. 액와부의 명료한 부종이나 감염이 없었기 때문에 림프절의 염증은 어렵지 않게 배제할 수 있다.

명백한 근거는 그의 병력에서 확인할 수 있었다. 그는 밤에 통증을 느꼈고, 더 중요한 사실은 어떤 자세를 취해도 증상이 완화되지 않았다는 점이다. 이것은 일반적으로 위험 신호(red flag)라고 알려진 것으로 악성 종양(암)을 시사하는 것일 수 있기 때문에 추가적인 검사를 필요로 한다. 그러나 환자는 이 통증 외에는 특별한 증상 없이 건강했기 때문에, 이 단계에서 병원으로 보낼 필요는 없을 것이라고 생각했다.

진단에 대한 내 가설은 야간 통증의 원인이 식도열공탈장(hiatus hernia) 때문이라는 것인데, 이것이 교감신경계를 통해 중간 부분의 흉추에 영향을 줄 수 있기 때문이다(말초신경계에 대한 2장의 내용을 참고). 척추 분절이 촉진되어(facilitated) 흉추에 의해 액와부에 통증이 나타난 것이라 생각했다. 이것을 내장-체성 기능부전(visceral-somatic dysfunction, *viscera* = '장기'; *soma* = '인체')이라고 한다. 식단에 대한 교정과 함께 흉추 부위를 위주로 한 정골요법을 시행한 결과 성공적인 반응을 보였다.

■ 어깨 윗부분(Top)의 통증이 수면을 방해하다

케이스 스터디 11.4

40대 중반의 한 여성이 우측 어깨 윗부분의 통증으로 클리닉에 내원하였는데, 특히 상부승모근(upper trapezius) 부위가 아프다고 했다. 특별한 원인은 밝혀지지 않은 채 통증이 수개월간 지속되어 오고 있었다. 낮에는 아무렇지 않았으나 야간에는 자다 깰 정도로 우측 어깨에 심한 통증이 느껴졌고, 약을 복용해야 다시 잠을 이룰 수 있었다. 그녀는 또한 중간에서 아래 부위의 흉추가 뭔가 잘못된 것 같은 느낌이 든다고 했지만 어깨 통증이 더 시급하다고 말했다.

검진을 위해 나는 그녀로 하여금 어깨를 편안한 범위 내에서 최대한 외전(abduction)하도록 했는데, 의외로 최대 가동범위인 180도까지 쉽게 움직였다. 어깨를 굴곡(flexion)하도록 했을 때에도 마찬가지였다. 특별한 문제없이 180도까지 움직였다. 다음으로, 나는 그녀에게 팔을 앞뒤로 몇 번 돌려보도록 했는데 역시 통증이나 다른 증상 없이 움직임을 쉽게 수행할 수 있었다. 어깨를 최대 범위까지 외전 및 굴곡할 수 있었기 때문에 어깨 복합체(shoulder complex)와 직접 관련된 문제는 아니라고 판단했다.

다음의 한두 문장은 약간 이상하게 들릴지 모르겠지만, 나는 환자에게 다음과 같이 질문했다. "화장실에 가면 대변이 변기 바닥에 가라앉기보다는 수면 위로 둥둥 뜨나요?" 예상대로 그녀는 약간 당황한 듯 보였지만 어쨌든 대답했다. "그런 질문을 받으니 좀 민망하지만, 네, 그런 것 같아요."

이 케이스 스터디에 대한 이야기를 이어가기 전에, 왜 내가 이 민감한 부분에 대해 물었는지 스스로 답해보기 바란다. 내 머릿속에 어떤 생각이 들어 있었을까? 답을 말해주기 전에, 내가 정골요법을 공부할 적에 배웠던 것을 먼저 언급하고자 한다. 근골격계 통증의 감별진단에 관한 그 강의는 아주 흥미로웠고, 나는 원래도 그 주제에 대해 관심이 있었기 때문에 생생하게 기억하고 있다. 강사는 우측 어깨 통증이 있으면서도 놀랍게도 모든 움직임에서 통증 없이 완전한 가동범위를 보였던 한 여성 환자에 대해 얘기했다. 그 강사는 '네 개의 F (four Fs)'에 대한 얘기로 넘어갔는데, 즉 여성(female), 금발(fair hair), 뚱뚱한(fat), 40대(forty)였다. 여러분은 아마도 예스러운(outdated) 이 각각의 어구가 중년에 가까워지고 있는 금발을 가진 과체중인 여성을 표현하고 있다는 것을 예상할 수 있을 것이다. 내 환자가 바로 여기에 해당하는 사람이었다.

간단히 말해 그 강사의 요지는, 만약 환자가 오른쪽 어깨 통증으로 클리닉에 왔는데 '네 개의 F'의 기준에 들어맞는다면 담낭이 근본적인 원인일 수도 있음을 고려하라는 것이었다. 담낭에 발생하는 흔한 질환은 염증(담낭염cholecystitis)과 담석증(cholelisthiasis)이다.

이쯤 되면 여러분의 입맛은 충분히 돋워졌을 것이므로 이러한 주제에 대해 더 알고 싶어졌을 것이라고 생각한다. 이제 머릿속에서 다음의 질문에 대한 답을 알아내려고 애쓰고 있기를. '담낭이라는 장기는 어떻게 해서 우측 어깨에 통증을 일으키는가?'

연결고리는 횡격막신경(phrenic nerve)과 담낭의 밀접한 관계에 있다. 횡격막신경은 호흡근, 즉 횡격막(근육힘줄 조직이지 내장이 아님)의 가운데 부분(central component)을 지배한다. 이 신경은 경추의 C3, C4, C5 레벨에서 기시하는데, 이를 외우기 위한 간단한 기억방법은 'C3, 4, 5는 횡격막을 살아있게 한다(C3, C4, C5 keep the diaphragm alive)'이다(3장 참고). 이것은 척수 외상과도 관련된다. C5 레벨 아래의 척수가 손상된 경우에는 다른 도움 없이도 혼자서 숨을 쉴 수 있다. 그러나 C3보다 위 레벨의 척수가 손상된 경우에는 인공적인 호흡을 필요로 한다. 참고로 횡격막의 주변부(peripheral part)는 하부 여섯 개의 늑간신경(intercostal nerve)의 지배를 받기 때문에 어깨로 통증을 발생시키지 않는다.

담낭의 염증

이번에는 담낭에 염증이 일어나면 어떤 일이 발생하는지를 보자. 담낭은 횡격막과 횡격막신경에 아주 가까이에 위치하고 있기 때문에[그림 11.1(a)] 해당 신경을 흥분시켜 C3-5 경추 부위에 위치한 신경의 기시부로 신호를 전달할 수가 있다. 횡격막의 신경지배와 신경계 피부분절의 지도를 보면 C3-5는 상지, 그중에서도 특히 어깨 부위를 포함하고 있음을 알 수 있다[그림 11.1(b)].

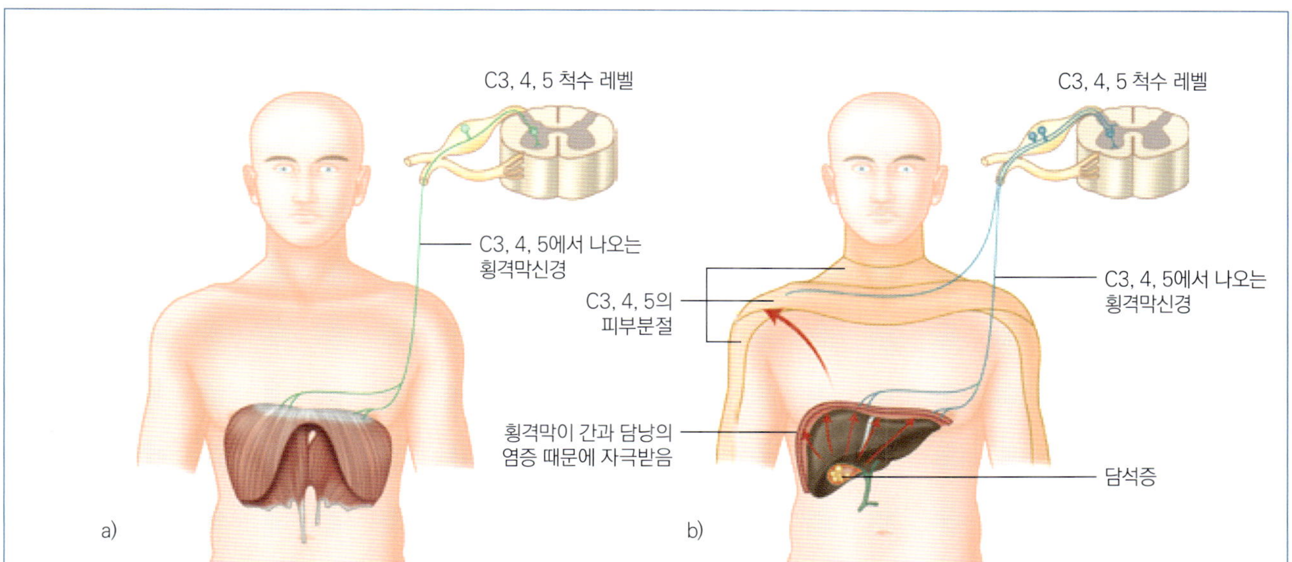

그림 11.1: (a) 횡격막신경(phrenic nerve). (b) 상지와 횡격막의 피부분절(dermatomes)

참고: C3, C4에서 기시하는 쇄골상신경(supraclavicular nerve)은 어깨 윗부분의 통증에 대해 책임이 있는데, 자극받는 것은 횡격막신경에 의해 지배받는 '복막(peritoneum, 내장을 싸고 있는 장막)'이다. 즉, 장기가 통증을 일으키는 것이 아니라, 내장을 감싸고 있고 체성신경의 지배를 받는 '복막'에 의해 통증이 나타나는 것이다.

횡격막으로부터 연관된(referred) 통증은 전형적으로 견갑골의 상각(superior angle) 부근과 견갑상와(suprascapular fossa), 상부승모근(upper trapezius) 등에 나타날 수 있다. 이 증상은 기침, 재채기를 하거나 깊은 숨을 들이마실 때 악화된다. 내가 얘기하고자 하는 바는 다음과 같다. 만약 담낭에 병이 있으면 우측 어깨에 통증이 발생할 확률이 높아지는데, 통증 신호가 거꾸로 경추로 전달되었다가 다음으로 감각 입력(sensory input)이 말초신경으로 전달되었다가 끝에 피부분절(dermatome)로 전달되기 때문이다.

이것을 통증의 연관 패턴(referred pattern of pain)이라고 한다. 한 가지 예를 들어보자. 누군가에게 심근경색(myocardial infarction, 심장마비heart attack)이 있다고 해보자. 이 사람은 주로 가슴 중앙부에 강렬한 통증을 느끼지만 등 가운데, 얼굴과 턱의 좌측, 좌측 팔과 손에도 통증이나 감각 증상을 느낄 수 있다.

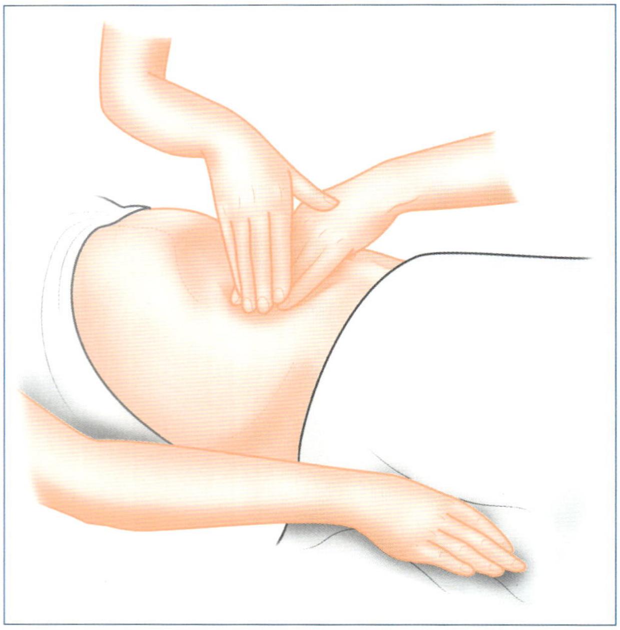

그림 11.2: 머피 징후(Murphy's sign) - 촉진 시 반발성 압통(rebound tenderness)의 출현은 담낭의 질환을 시사한다.

이번에는 비유를 통해 심장마비로 인한 연관통을 설명해보고자 한다. 월요일 아침의 혼잡한 시간대에 기차를 타고 런던으로, 이를테면 패딩턴 역(Paddington station)에 갔다고 상상해 보자. 수백 명의 사람들이 동시에 기차에서 내렸다. 안내원은 사람들을 우선 일반적인 출구로 안내해 줄 것이다(이곳으로 사람들이 움직이는 것을 흉통chest pain이라고 생각해 보라). 기차에서 너무 많은 사람들이 내렸다 보니 서서히 대기줄이 생길 것이고, 안내원은 승객 일부를 다른 출구(얼굴과 턱의 좌측 부위)로 안내할 것이다. 이 출구마저도 복잡해지면 또 다른 출구(좌측 팔과 손)로 승객들을 안내하게 되는데, 이곳을 통과하는 데에는 몇 분이 더 걸릴 수도 있다. 이해에 도움이 되었길 바란다.

간단히 말해서, 만약 담낭에 염증이 생기면 횡격막신경에 의해 통증이 우측 어깨에 나타날 수 있고, 중간 및 아래 부분의 등에도 나타날 수 있다. 이것은 교감신경의 복강신경절(celiac ganglia)이 담낭을 신경지배하기 때문이다. 이에 더하여 담낭은 복부와 가까이 있기 때문에 우측 늑골연(costal margin) 아래쪽에도 통증이 나타날 수 있으며, 이는 복부의 우상복부(right upper quadrant)에 해당한다.

우측 늑골연 아래에 있는 작은 부위를 (특히 환자가 숨을 들이마시는 중에) 촉진하면 반발성 압통(rebound tenderness)이 나타날 수 있다(그림 11.2). 이를 머피 징후(Murphy's sign)라고 하는데 담낭염에서 양성 소견을 보이며, 특히 복부의 좌측에서는 이러한 소견이 없다면 담낭염을 더욱 의심해볼 수 있다.

결론

케이스 스터디 11.4와 관련하여, 나는 그 여성 환자에게 우측 어깨 통증 및 중하부 흉추 부위의 불편의 원인은 담낭 때문인 것 같다고 얘기했다. 그녀에게 지방을 소화하는 측면에서의 담낭의 기능을 설명해 줬고, 이 장기가 올바르게 기능하지 않으면 대변이 둥둥 뜰 수 있다고 얘기해 줬다. 나는 또한 해부학 서적 및 여러 그림을 통해 담낭이 어떻게 해

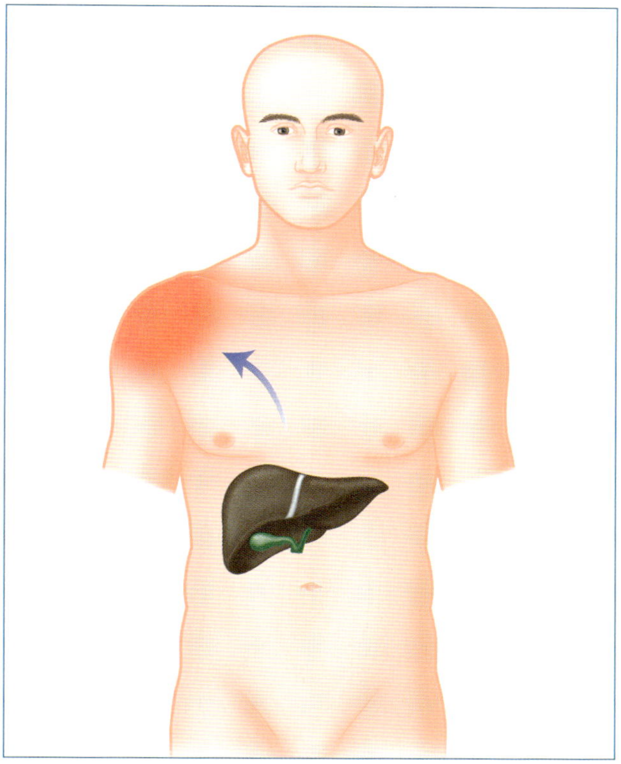

그림 11.3: 간(liver), 담낭(gallbladder), 총담관(common bile duct)에서 기인하는 통증의 위치

서 횡격막신경을 통해 우측 어깨에 통증을 일으키는지에 대해서도 설명해 줬다.

나는 환자의 주치의에게 내 소견을 담은 편지를 썼고 결국 환자는 위장관 전문의의 진료를 보게 되었으며, 담낭의 질환으로 진단받고 적절한 시기에 그 장기를 제거받았다. 그 환자는 수술 후 몇 주 지나 다시 내게 방문하였는데, 다행히도 어깨와 등의 통증은 사라져 있었다.

이러한 유형의 질환은 내장-체성 기능부전(visceral-somatic dysfunction)이라고 하는 것으로, 내장(장기)이 근본적인 원인이 되어 체성 부위에 통증을 일으키는데, 이 경우에는 그 부위가 우측 어깨에 해당한다.

담낭 질환을 가진 환자가 지방이 많이 함유된 음식을 섭취할 경우 우측 상복부에 통증이 발생할 수 있고 오심 및 구토도 동반될 수 있다. 황달(jaundice)이나 미열도 나타날 수 있으며, 특히 암이 있는 경우에는 체중 감소도 나타날 수 있다.

간(Liver)과 담낭(Gallbladder)의 관계

간에는 간경변, 종양, 간염과 같은 질환이 발생할 수 있는데, 이 장기는 담낭 및 총담관(common bile duct)과 관련이 있다. 이 장기들은 공통적으로 우상복부(right upper quadrant)뿐 아니라 우측 어깨와 상부승모근 부위에도 증상을 나타내는데, 간이 횡격막의 중앙 부분, 흉추, 견갑 사이 공간(그림 11.3)과 닿아 있기 때문이다. 간은 위, 폐, 췌장, 여성의 유방 등의 일차적인(primary) 암으로부터 (특히 50세 이상 남성에서) 가장 흔하게 이차적으로(secondary) 전이되는 부위이기도 하다.

간담도계의 교감신경 섬유는 흉추에서 기원하며, 내장신경총(splanchnic plexus)과 복강신경총(celiac plexus)을 통해 연결되어, 견갑 사이와 늑간부(intercostal)에 통증을 일으킬 수 있다. 내장신경(splanchnic nerve)은 횡격막신경(phrenic nerve)과 연접(synapse)되므로 우측 어깨 부위에 통증을 발생시킨다.

임상 현장에서 환자의 우측 어깨 문제를 가장 먼저 목격하게 되는 사람은 치료사일 것이다. 따라서 병력을 상세하게 청취하고 환자의 신체적 외양과 건강 상태, 피부 변화 등을 면밀히 관찰하는 것은 매우 중요하다. 치료사는 비뇨기계 및 위장관계와 관련된 적절한 비근골격계적 물음을 다각화하여 문진할 필요가 있다. 예를 들어, 간담도계의 기능 중 한 가지는 담즙(bile)에 빌리루빈(bilirubin)을 섞는 것이며, 이로 인해 정상적인 대변은 갈색을 띠게 된다. 만약 어떤 병변으로 인해 빌리루빈이 분비되지 않는다면, 대변은 정상적인 갈색이 아닌 더 옅은 색으로 바뀌게 되고 소변은 색이 어둡게 바뀌어 거의 콜라색이나 홍차색으로 나올 수 있다.

럭비 경기 중 태클을 당한 후에 어깨에 발생한 연관통(Referred Pain)

케이스 스터디 11.5

이 케이스 스터디의 주인공은 내 환자는 아니고 내 강의를 수강했던 학생 중 하나가 수업 중에 언급했던 환자이다. 아

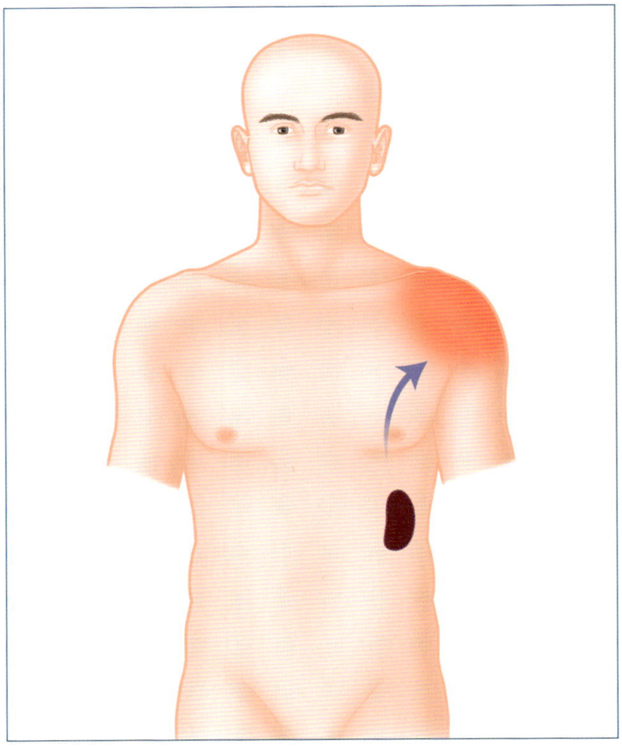

그림 11.4: 비장(spleen)에 의해 발생하는 통증의 위치

주 흥미로운 케이스라는 생각이 들어서 여기에 소개하는 것이며 여러분이 연관통의 다른 원인들을 이해하는 데에 도움을 줄 것이라고 확신한다.

문제의 환자는 젊은 남성이었는데, 어느 일요일 오후 럭비 도중 태클을 당해 몸의 좌측면으로 바닥에 세게 넘어진 후부터 숨찬 증상이 생겼다고 했다. 그날 경기의 의무 담당이었던 치료사가 그를 부축해 주었고, 경기장에서 내려와 쉬면 금방 괜찮아질 거라고 말했단다. 게임 후 그 선수는 좌측 어깨에 통증을 호소했는데, 치료사는 회전근개가 손상되었을 수 있다고 판단하고 회전근개 강화운동을 알려주었다.

밤 동안 잘 쉬었는데도 그는 다음날 아침 기상 시에 좌측 어깨에 심한 통증을 느꼈고, 그럭저럭 직장에 출근할 수는 있었다. 그러나 그는 사무실 책상에서 갑자기 쓰러져 응급실로 급히 옮겨졌고, 비장 파열(ruptured spleen)이라는 진단을 받았다.

횡격막신경(phrenic nerve)이 여러 장기와 매우 가까이 위치한다는 사실을 떠올려보자. 위의 케이스와 관련지어 보면 비장은 인체의 좌측에 위치하는데, 우측의 간, 담낭과 비슷한 높이이다. 비장이 손상되거나 파열되면 통증이 나타나는데, 이때에는 앞의 케이스 스터디 11.4에서 우측 어깨에 나타난 것과는 달리 좌측 어깨(그림 11.4)에 나타날 수 있다. 횡격막신경과의 관계 때문에 C3-5 피부분절은 이 경우에도 역시 관련이 되며, 이로 인해 좌측 어깨 부위에 연관 패턴이 동반된다.

특히 스포츠 분야에서 치료사는 매우 다양한 문제에 직면할 수 있으며, 운동선수가 어깨 통증을 호소할 때 치료사는 회전근개에 대한 진단을 떠올리기가 쉽다. 그러나 만약 치료사가 그 선수를 꼼꼼하게 평가했다면 아무런 통증 없이 어깨 복합체에서 완전한 외전과 굴곡의 운동범위가 나왔음을 발견할 수 있었을 것이다. 이것은 그 자체로 위험 신호

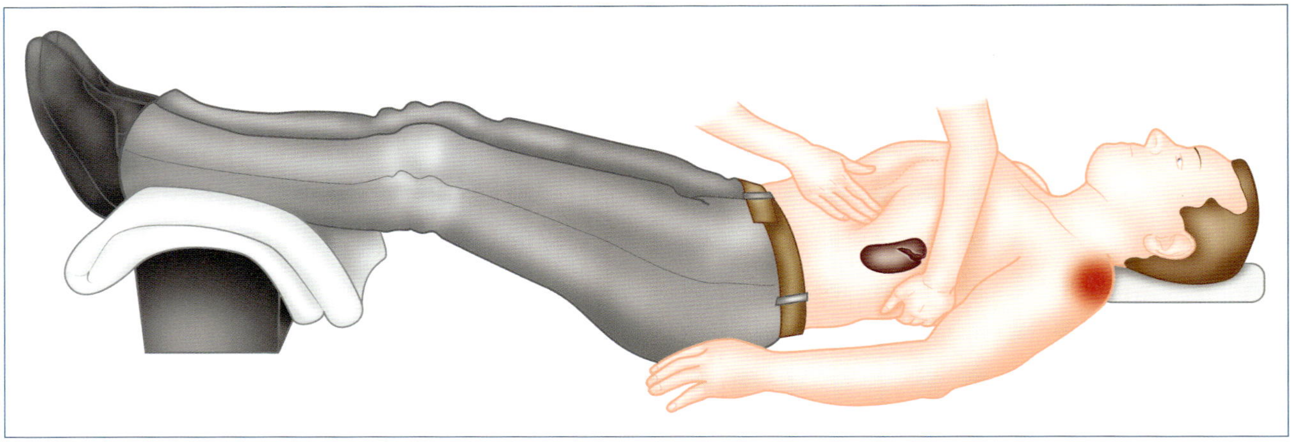

그림 11.5: 케르 징후(Kehr's sign)와 비장(spleen)

(red flag)로 받아들여져야 하며 그 환자는 병원으로 이송되었어야 한다.

게다가 이 환자의 경우 외상을 입으면서 갑작스레 증상이 발생하였으며, 특히 좌측 어깨에 통증이 있었다. 따라서 이 케이스에서 현병력을 알고 있었다면 도움이 될 것이었으며, 적어도 다른 의사의 소견을 들어보기 위해 즉각적으로 병원으로 이송시켰을 수도 있었을 것이다. 케르 징후(Kehr's sign)[1]라고 하는 것은 어깨의 견봉 부위에 나타나는 통증 (그림 11.5)과 관련이 있으며, 좌측 어깨에서 이러한 통증의 가장 흔한 원인은 비장 파열이다.

■ 만성 어깨 통증과 손재주(Dexterity)의 상실

케이스 스터디 11.6

만성 어깨 통증을 가진 한 68세 여성이 의사로부터 물리치료 클리닉에 가보라는 소견을 듣고 나에게 내원했다. 12주 전부터 그녀의 우측 어깨에는 심한 통증이 지속되어 왔다. 이 통증은 견갑골 아래로, 우측 액와부로, 흉곽의 우측으로 방사되었다. 그녀는 숨이 차고 통증이 점점 심해지고 가슴이 조여 온다고 호소했는데, 특히 심호흡을 할 때 그렇다고 했다. 짧은 거리를 걷는 것뿐만 아니라 앉아 있는 것, 심지어는 침대에서 돌아눕는 것도 통증을 악화시켰다. 추가적으로 물어보니, 그녀는 최근 식욕이 떨어졌고, 어딘가 불편해서 잠을 잘 못 자고, 장기간 동안 다량의 흡연을 해왔다고 알려주었다.

검진을 해보니 이 환자는 가동범위의 측면에서는 '정상적인' 어깨를 가지고 있었지만, 경추와 흉추의 움직임에서 일부 제한 및 통증이 확인되었다. 이는 노화와 관련된 퇴행성 변화 때문인 것 같았다. 팔에 통증이나 이상 감각은 없었다. 그러나 오른손을 쥐는 힘이 약해졌고 손재주가 없어졌으며 팔이 마치 '그녀의 것이 아닌' 느낌이 든다고 했다. 그러나 상지에 대한 신경학적 검진상 C5-7 근육분절에 대한 반사의 저하나 근육의 약화는 없었다.

그 환자는 개인 건강보험을 가지고 있었고, 증상이 걱정되어 일반 X-ray보다는 가능한 한 빨리 MRI를 찍고 싶어 했다. 검사 결과 커다란 팬코스트 종양(Pancoast tumor)[2]이 발견되었다(아마도 이 종양에 의해 상완신경총의 아랫부분인 C8, T1의 척골신경이 눌려서 손재주가 상실되었던 것으로 보인다). 종양의 크기 때문에 안타깝게도 수술은 불가능했고, 환자에게는 완화치료(palliative care)가 시행되었다. 그 여성은 몇 달 뒤 세상을 떠났다. 이 환자의 경우 호너 증후군(Horner's syndrome)은 나타나지 않았는데, 종양이 척추 주위의 교감신경을 누를 정도로 커지지는 않았기 때문이었다.

■ 우측 어깨 통증과 기침(Coughing)

케이스 스터디 11.7

한 42세 이웃이 그의 아내 소개로 나를 보러 왔다. 그 아내는 그가 우측 어깨, 특히 승모근 부위가 아프다고 계속 호소하면서도 아무런 치료도 안 받는 것을 보다 못해 나에게 보낸 것이었다. 이 증상은 몇 달 정도 지속된 것이었고 이전에 가끔씩 목이 아프다고 한 적이 있었기 때문에, 그녀는 목(neck)에 문제가 있는 게 아닌지 의심했다. 내가 가까이에 거주하고 있었기 때문에 나에게 보낸 것이었지만, 나는 당시 강의차 해외에 나가 있었기 때문에 돌아오면 그를 보겠다고 했다.

한 주 남짓 지나 그의 아내는 내게 이메일을 보내왔고, 남편이 이제는 통증이 동반되는 기침을 계속해서 하고 있다며 내 의견을 물어왔다. 나는 즉시 답장하기를, 당장 병원에 방문하여 검사를 받아보라고 했는데, 불길한 질환을 배제하기 위해서는 폐 X-ray가 필수라고 생각했기 때문이었다. 특히 이번에 나타난 새로운 증상과, 그가 이전에 흡연자였다는 사실이 맘에 걸렸다.

안타깝게도 내 가설은 들어맞았고, 환자는 팬코스트 종양

1. 역자 주: 환자를 앙와위로 눕혀 다리를 올렸을 때 좌측 어깨의 견봉 부위에 통증이 나타나면 양성이다.

2. 역자 주: 폐첨부(폐의 가장 윗부분)를 침범하는 악성 종양

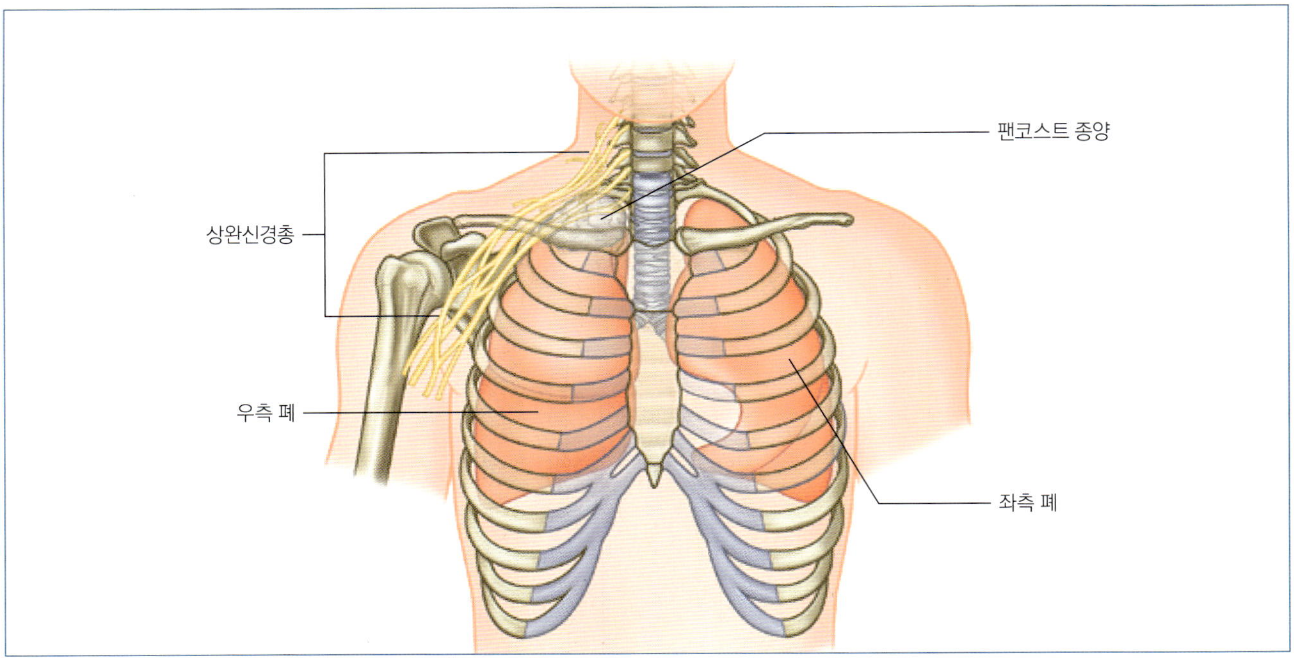

그림 11.6: 팬코스트 종양(Pancoast tumor)

3기로 진단받았다. 진단 이후로 그는 화학요법과 방사선요법을 받았고, 여러 달이 지난 뒤 다행히도 깨끗해졌다는 소견을 들었다. 그러나 환자의 인생은 완전히 바뀌어 있었다(어떤 면에서는 더 좋아졌다). 인생은 아주 짧고 언제든 갑자기 사라져 버릴 수 있다는 것을 깨달았기 때문에, 그는 더 이상 아무 것도 당연하게 여기지 않게 되었던 것이다.

케이스 스터디 11.7에 대해 잠시 생각해 보건대, 나는 내 모든 학생들에게 다음과 같은 얘기를 꼭 들려준다. 언뜻 보면 이 케이스는 그가 증상을 호소했던 상부승모근과 목을 평가하고 치료하는 측면에서는 쉬워 보인다. 만약 뭔가 불길한 것이 그 통증을 일으킨 것임을 내가 알지 못했다면 내 방식도 크게 다르지 않았을 것이고 아마도 같은 근육을 치료했을 것이었다. 그러나 그가 통증을 동반한 지속적인 기침에 대해 언급하자마자 나는 상황을 다르게 판단했는데, 이것은 분명 위험 신호로서 꼭 병원으로 보내야 한다는 신호라고 생각했기 때문이었다.

폐암(Lung Carcinoma, 팬코스트 종양Pancoast Tumor)

Henry Pancoast라고 하는 미국의 방사선과 의사가 팬코스트 종양(Pancoast tumor)이라고 하는 폐암의 한 유형에 대해 처음으로 묘사했는데, 폐암이 한쪽 폐의 가장 첨부(위쪽)에 위치하는 것으로 정의된다(그림 11.6). 내가 폐암과 어깨에 대해 쓰고 있는 이유는 이것이 상완신경총의 아래쪽 신경근 및 쇄골하동맥(subclavian artery)과 관련되어 있기 때문이다. 팬코스트 종양이 진행하여 커지게 되면 신경과 혈관이 영향을 받아 흉곽출구증후군(TOS)처럼 나타날 수 있게 된다. 그래서 환자는 어깨, 액와, 견갑, 팔, 손 부위에 통증을 느낄 수 있고 손과 팔 근육에 위축/위약이 나타날 수 있는 것이다. 폐첨부라는 이 종양의 위치 때문에, 폐암에서 보이는 전형적인 증상, 이를테면 숨이 찬다든가 기침이 계속된다든가 객혈을 하는 증상은 덜 나타나는 경향이 있다.

후기 단계의 팬코스트 종양은 전형적으로 호너증후군(Horner's syndrome)을 일으키는데(그림 11.7), 교감신경 신경절의 압박 때문이다. 팬코스트 종양은 심한 경우에 안검하수(ptosis), 동공수축(miosis), 얼굴 한쪽의 발한 감소

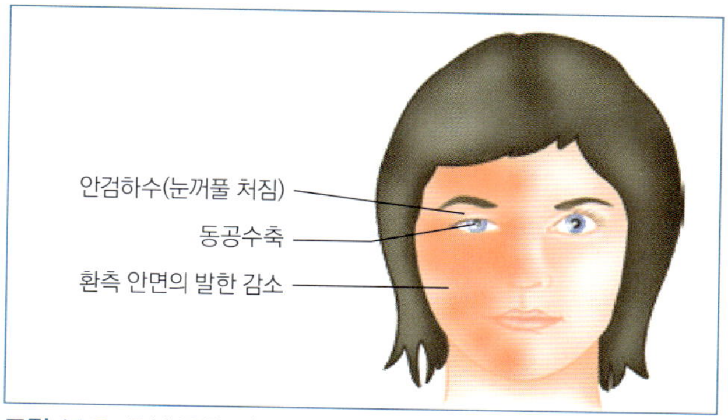

그림 11.7: 호너 증후군(Horner's syndrome)

(anhidrosis)의 증상을 일으킨다. 동반될 수 있는 증상으로는 체중감소, 식욕 감소, 피로, 수면장애, 가슴 조임, 팔과 손의 위약, 혈관수축의 감소로 인해 빨개진 얼굴(flushed face) 등이 있다.

■ 맥주와 카레를 섭취한 후 등 상부(Upper Back)의 통증이 악화되다

케이스 스터디 11.8

20대 중반의 한 남성이 중하부 흉추 부위의 통증을 주소로 클리닉에 내원했다. 그는 또한 우측 어깨에 뭔가가 잘못된 느낌이 든다고도 했는데, 정확히 무엇인지를 설명하지는 못했다. 이 증상들은 여러 달 동안 지속되어 왔고 앞으로도 빨리 없어질 것 같지가 않았다고 했다.

검진 중에 나는 그에게 어떻게 하면 증상이 악화되는지를 물었더니, 그가 웃으면서 대답하길 '맥주와 카레'를 먹으면 그런 것 같다고 했다. 나는 그에게 얼마나 자주 그것들을 먹는지 물었고, 그는 맥주 한두 잔은 매일 저녁마다 마시고 매운 카레는 자주 먹는다고 했다.

그 환자를 평가할 때 처음에는 흉추 부위에 초점을 맞추었고, 4-9번 흉추 부위에서 명백한 움직임 제한과 압통을 발견했다. 또한, 그 부위의 흉추를 덮고 있는 피부를 살짝만 촉진해 봐도 영양성 변화(trophic change, 피부가 건조하며 비늘과 같고, 여드름 같은 것이 난 것)와 충혈(혈액이 과도해져 피부가 빨개지는 것)을 확인할 수 있었다. 해당 흉추 부위를 덮고 있는 근육은 단단했으므로, 과긴장(hypertonic)되어 있다고 판단했다. 나는 그가 궤양을 가지고 있을 가능성이 있고 이 궤양이 그의 현재 증상을 일으켰다고 생각했기 때문에, 일반의(general practitioner)에게 진료를 보라고 했다(그림 11.8). 또한 이러한 경우에 물리치료는 별 도움이 되지 못할 것이라고도 말했다. 몇 주 뒤 그 환자는 내게 전화를 걸어 내가 위궤양이라고 예측했던 진단을 확인해 주었고, 헬리코박터 파일로리(Helicobacter pylori, 줄여서 H. pylori)라고 하는 세균의 감염이 그 원인이라고 했다. 그는 감염에 대한 약을 복용했고, 다행히도 알코올과 카레의 섭취도 줄였다고 했다. 나는 그가 곧 완전히 회복되기를 바라고 있다.

케이스 스터디 11.8에서 환자의 흉추 부위의 영양성 변화는 위장과 소장에서 나온 교감신경이 과자극되어(overstimulated) 나타난 것인데, 이 질환을 교감신경긴장증(sympathetictonia)이라고 한다. 이 질환은 위(stomach)를 덮고 있는(overlying) 근육의 긴장도를 변화시키고 피지

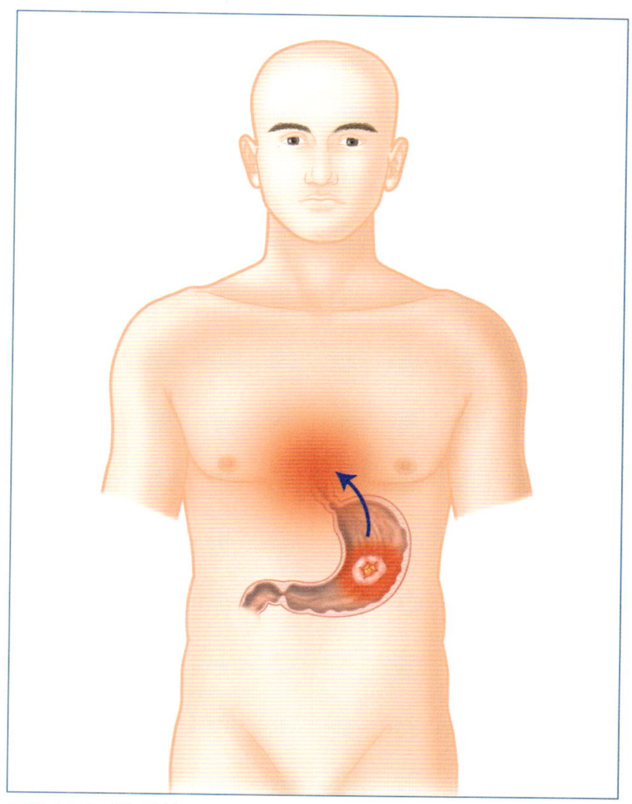

그림 11.8: 위궤양(stomach ulcer)과 등 통증(thoracic pain)

선(sebaceous gland)과 모낭(hair follicle)의 기능에 영향을 준다. 나는 내 의학기록 노트에 그에 대해 내장-체성기능부전(vesceral-somatic dysfunction)을 가지고 있어서 통증이 발생한 것이라고 적었던 기억이 나며, 근본적인 원인이 단순히 위궤양이었던 것은 아니었다.

위와 소장(십이지장)은 모두 우측 어깨 부위, 즉 견갑상(suprascapular) 부위와 상부승모근뿐 아니라 특히 견갑의 상각(superior angle)과 같은 곳의 통증의 원인이 될 수 있다. 헬리코박터 감염은 특히 위나 십이지장 궤양과 관련된 복부 질환의 주요 원인으로 여겨진다. 궤양의 대략 10%는 이부프로펜(ibuprofen), 나프록센(naproxen), 아스피린(aspirin)과 같은 비스테로이드 항염제(nonsteroidal anti-inflammatory drugs, NSAIDs)의 장기간 사용으로 인해 발생하는데, 이 약제들은 관절염과 같은 의학적 질환이 있을 때에 흔히 장복된다.

치료사는 계속 다른 징후와 증상들에 대해서도 파악하고 있어야 하는데, 왜냐하면 우측 어깨의 통증뿐 아니라 상복부 정중선의 통증은 위장이나 소장 외에도 담낭이나 간 때문에 발생할 수 있기 때문이다. 위에 언급된 장기와 관련된 징후나 증상이 거의 반드시 동반되기 때문에, 초진 시의 병력 조사 동안 정확한 문진을 통해 직관적으로 접근하는 것은 매우 중요하다 하겠다. 예를 들어, '통증이 음식물 섭취 같은 특정 상황에서 바뀌나요?' 혹은 '대변이 완전히 새까매졌나요?'(대변이 까매지는 것을 흑변melena이라고 하며, 상부 소화관, 위, 소장의 출혈과 관련이 있음)와 같은 질문을 하는 것이다.

■ 좌측 쇄골 위의 부종(Swelling)

케이스 스터디 11.9

나에게는 십 년 넘게 알고 지낸 좋은 친구 하나가 있는데, 그를 마크(Mark)라고 부르기로 하자(그의 신상을 드러내지 않기 위해 가명을 쓰겠음). 마크는 웨일즈(Wales)에 거주하는 물리치료사로, 60대가 되었을 무렵 그는 대장암 검사를 받았다. 검사 결과 불행히도 양성이었다. 이후 몇 달간 그는 대장의 대부분을 절제받았고 화학요법과 방사선요법을 지속적으로 받았다. 진단을 받은 지 1년 남짓 후에 그를 만나보았더니 그는 다른 사람이 되어 있었다. 26 kg이 넘게 몸무게가 줄어 있음이 틀림없었다. 그렇게 또 몇 달이 지났고 모든 일은 순탄해 보였다.

그해 11월 옥스퍼드에서 열린 강의에 마크가 나와 함께 참석했을 때, 그는 좌측 쇄골 위(쇄골상와supraclavicular fossa)에 부종이 있다고 했고, 좌측 어깨와 팔의 불편을 호소했다. 의사는 그에게 약을 처방했고, 그는 그 약 때문에 햇볕을 쬐며 돌아다닐 수 없었다. 그 의사는 마크의 좌측 폐에서 뭔가를 발견했지만 그게 무엇인지에 대해서는 말하지는 않았고, 단지 추가적인 검사가 필요하다고만 하였다.

나는 혼자, 아마도 이번이 내가 이 친구를 만나는 마지막이 될 것만 같다고 생각을 했고, 결국 이것은 사실이 되었다. 12월 말, 그는 세상을 떠났다. 진단은 위암(stomach carcinoma)이었는데, 앞의 일차적인 대장암과 관련이 있는 것 같았다. 대장암이 어딘가에 이차적인 암을 일으켰고 이것이 위와 폐로 전이된 것 같았다. 그의 좌측 쇄골상와에 나타났던 부종은 아마도 위암으로부터 전이된 림프절이 비대해지면서 나타났던 것 같다.

피르호 결절(Virchow's Node)

좌측 쇄골상와의 부종은 위암의 첫 번째 징후일 수 있다는 것과 위암은 무증상일 수 있어 어떤 증상을 나타내기도 전에 이미 진행된 단계일 수 있다는 것은 이미 잘 알려진 사실이다. 이와 관련된 좌측의 림프절을 피르호 결절(Virchow's node, 1848년, 독일의 병리학자인 Rudolf Virchow의 이름을 따서 붙여짐)이라고 하며, 명백한 이유로 악마의 림프절(devil's lymph node)이라는 무서운 별명도 가지고 있다.

그림 11.9에서 보듯 (좌측의) 흉관(thoracic duct)은 림프계와의 관계 속에서 (우측의 흉관과 달리) 저장소와도 같은 역할을 한다. 좌측 흉관은 림프액이 정맥계의 쇄골하정맥(subclavian vein)으로 들어가기 전에 인체 대부분으로 흘

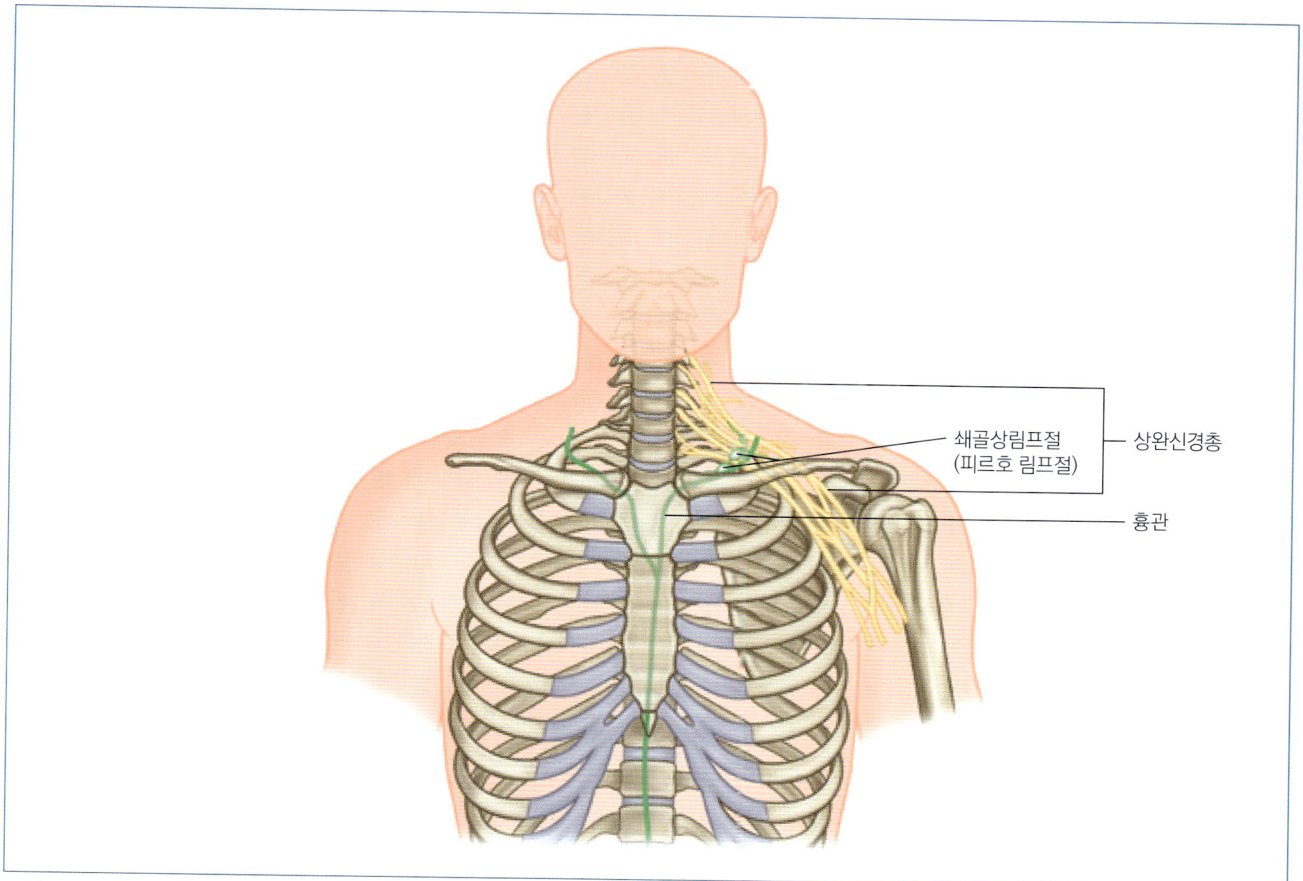

그림 11.9: 흉관(thoracic lymph duct)과 피르호 림프절(Virchow's lymph node)

러나가도록 해준다. 만약 암의 전이가 일어났다면 흉관이 막힐 수 있는데, 그렇게 되면 림프액이 피르호 림프절로 역류된다(그림 11.9).

■ 좌측 어깨, 복부, 허리의 통증

케이스 스터디 11.10

나에게 배웠던 한 치료사가 내게 이메일을 보내와 좌측 어깨, 복부, 허리에 통증을 가진 한 환자에 대해 질문했다. 그 환자는 또한 짧은 시간 사이에 체중이 많이 빠졌다고도 했다. 담당 의사는 소화기의 문제라며 대수롭지 않게 환자를 집으로 돌려보냈다.

그러나 그 치료사는 단순 소화 문제 이상의 뭔가가 있을까 염려되어 다음 날 그 환자를 다시 의사에게 보냈다. 추가적인 검사 이후 그 환자는 췌장암으로 진단받았고, 안타깝게도 확진된 지 얼마 지나지 않아 세상을 떠났다.

그 치료사는 한 주 뒤 내게 문자를 보내, 비슷한 증상을 가진 또 다른 환자에 대해 얘기했다. 이 환자는 50대 남성으로 주 4회씩 배드민턴을 치고 사이클을 수시로 타는 환자였는데, 좌측 서혜부의 증상을 주소로 그녀의 클리닉에 왔으며 그 증상은 컬업운동(curl up)[3]을 하면 완화된다고 했다. 그는 또한 좌측 어깨와 복부의 증상도 호소했다. 치료사는 그를 의사에게 보냈고, 안타깝게도 췌장암 진단을 받고 몇 주 뒤 세상을 떠났다.

3. 역자 주: 복근 운동의 하나로, 누워서 윗몸일으키기 동작을 시행하되 목과 어깨를 체간이 땅에서 들어올려지기 전까지만 하는 것이다.

췌장(Pancreas)

일반적으로 췌장에서 나타나는 징후와 증상은 비특이적이면서 아주 모호할 수 있는데, 특히 췌장염(pancreatitis)보다는 췌장암(pancreatic carcinoma)의 경우에 더욱 그러하다(그림 11.10). 임상적으로는 요통(lower back pain)만이 환자가 호소하는 유일한 증상인 경우도 있다. 만약 환자가 요통으로 클리닉에 내원하면 분명 대부분의 치료사 및 의사는 췌장암을 의심하지 않은 채 허리 통증에 대한 다른 근골격계 원인을 고려할 것이다. 그러나 다음의 징후나 증상이 동반된 경우에는 반드시 췌장의 질환을 의심해 보아야 한다.

- 허리로 뻗어나가는 상복부의 통증
- 설명되지 않는 체중 감소 및 식욕 감소
- 연한 색의 대변
- 어두운 색의 소변
- 변비
- 오심이나 구토
- 좌측 어깨 통증
- 황달

췌장 질환을 가진 환자들은 몸을 앞으로 숙이고 무릎을 가슴팍 가까이에 대면(컬업 동작) 증상이 완화되는 경향을 보이고, 반면 음주, 음식 섭취, 걷기, 다리를 편 채로(앙와위로) 일자로 눕기 등의 경우에는 증상이 악화될 수 있다.

지난 몇 년간 나는 세계 각지에서 수천 명의 치료사들에게 강의를 해왔다. 그동안은 강의에서 췌장이 신경계를 통해 어깨, 허리, 서혜부에 통증을 일으킬 수 있다는 것에 대해 얘기한 적이 거의 없었다. 그 이유는, 정해진 시간 안에 다뤄야 하는 내용들이 너무도 많아서, 치료사가 임상에서 볼 가능성이 조금이라도 있는 모든 것들을 다 포함시키기는 어려웠기 때문이었다. 그렇게 하면 강의는 결국 하루가 아닌 닷새로 늘어날 것이었다. 그러나 앞으로 상급 코스 강의에서는 항상 췌장에 대해 얘기할 것을 여러분 앞에서 다짐하고자 한다. 한 수강생이 내 강의를 듣고 실제 필요한 상황에서 어깨 통증과 암과의 연관성에 대한 내용을 기억해 냈다고 이메일을 보내왔을 때 나는 큰 보람을 느꼈다. 일부분일지라도 내가 전달하는 지식이 가치 있을 수 있음에 나는 매우 기쁘게 생각한다.

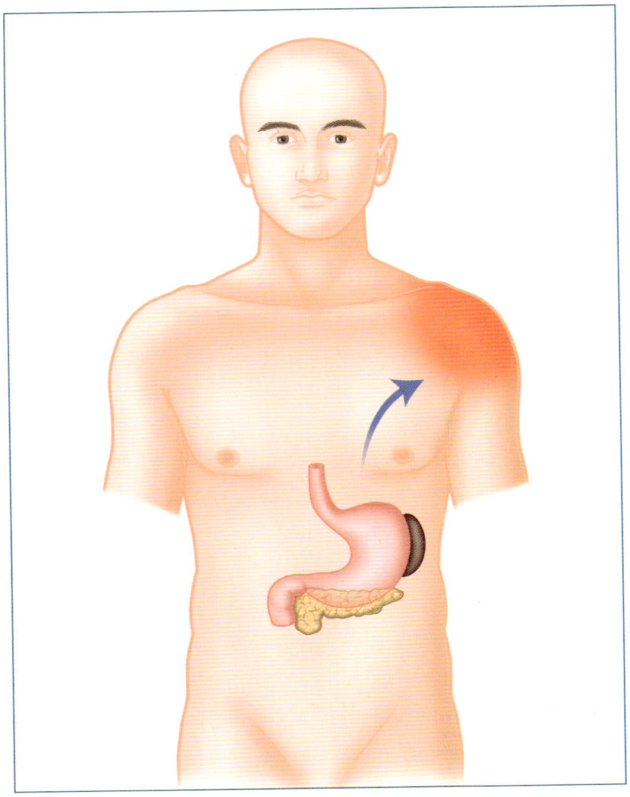

그림 11.10: 췌장(pancreas)으로 인한 통증의 전형적인 부위

신장(Kidney)

개인적으로 수천 명의 환자를 보아왔지만, 신장 질환과 직접적으로 관련된 상지 통증을 가진 환자를 만난 적은 없었다. 아마도 내가 훈련받은 지 얼마 안 된 초창기였다면 나는 어깨 증상의 기저에 깔린 이 요인을 놓칠 수도 있었을 것이다.

신장이 횡격막에 닿아 압박이 가해진 경우(신장 질환에서 드문 상황이긴 하지만)에는 동측 어깨 통증을 일으킬 수 있는데, 우리는 이와 관련하여 횡격막신경(phrenic nerve)과의 관계에 대해서 이미 배운 바 있다(3장, 10장, 케이스 스터디 11.4 참고).

신장 및 비뇨기계와 관련이 있는 모든 의학적 질환 하나하나를 공부하는 것은 이 책의 범위를 넘어서는 것이다. 그러나 이와 관련된 징후와 증상 중 일부는 치료사에게 중요하게 작용할 수 있다. 신장 문제로 인한 통증은 보통 후방의 늑골하부(subcostal)와 늑골척추(costovertebral) 부위에 나타난다(그림 11.11). 통증은 옆구리 주변이나 하복부에 나타날 수도 있으며, 경우에 따라서는 고환/외음부 부위까지 퍼질 수도 있다. 그림 11.11에서와 같이 요통이나 동측의 어깨 통증 또한 나타날 수 있다.

■ 짧은 거리를 걸은 후에 악화되는 좌골신경통 유형(Sciatica-type)의 통증

케이스 스터디 11.11

수년 전 마른 체형의 한 60세 남성이 좌골신경통 유형의 증상으로 클리닉에 내원했는데, 통증이 우측 종아리에서 시작되어 다리를 타로 올라가 허리의 우측 아래 부분에서 느껴진다고 했다. 증상은 최근 2년간 점점 악화되어 왔는데, 다리와 허리의 통증은 200-300 m만 걸어도 심해지고, 일정 시점이 되면 (주로 종아리의) 통증 때문에 걸음을 멈춰야만 한다고 했다.

병력

이 환자는 지난 40년간 매일 세 갑의 담배를 피워왔다. 그의 혈압은 180/120으로 측정되었다. 그의 우측 다리는 특히 털이 적고 차가워 보였고, 원위부 동맥 맥박(후경골동맥 poster or tibial artery과 족배동맥dorsalis pedis artery)이 감소되어 있었다.

내가 케이스를 가지고 학생들과 토론한 결과, 증상의 원인으로 지목 가능한 의학적 상태는 다음과 같이 정리될 수 있었다.

- L5나 S1으로부터의 (디스크에 의한discogenic) 방사통

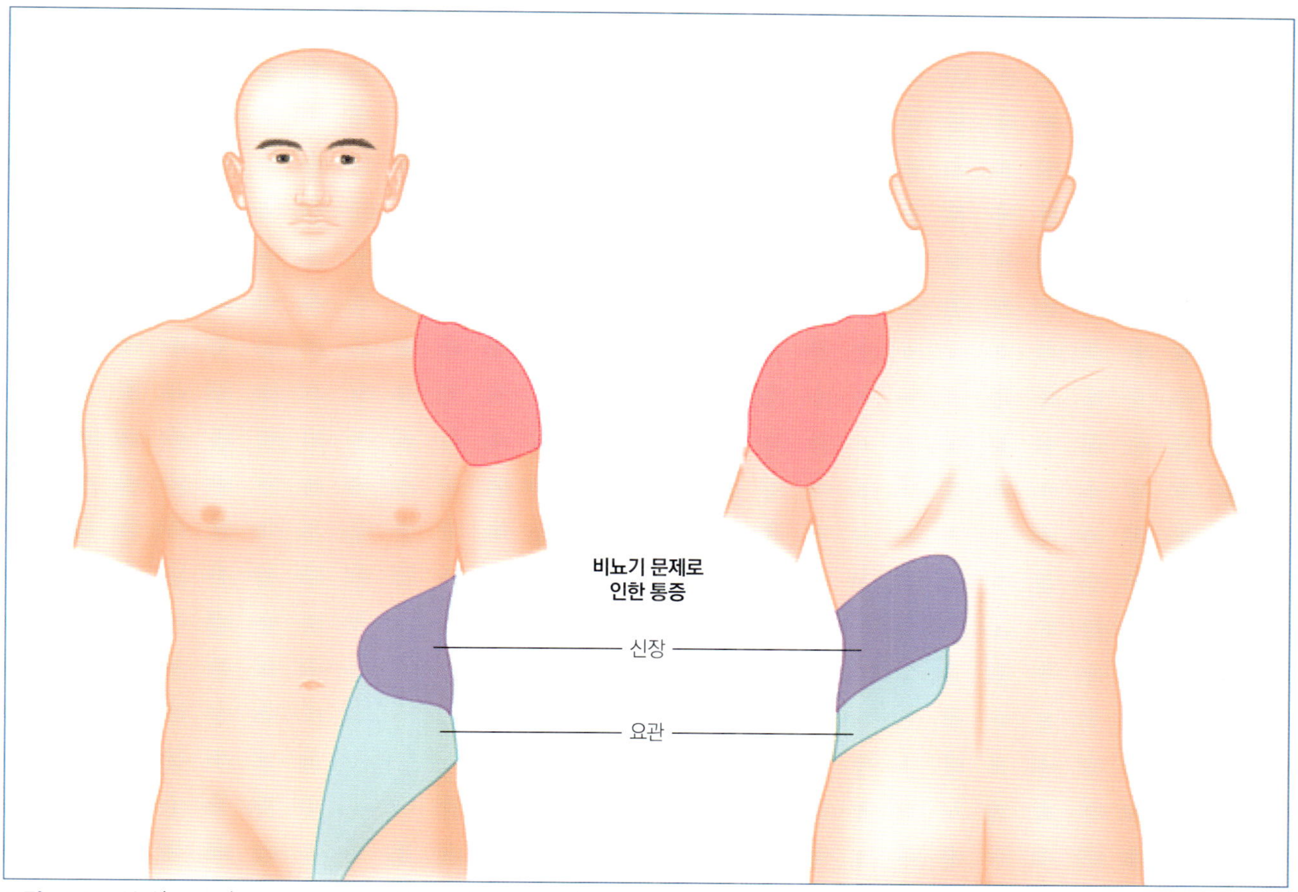

그림 11.11: 신장(kidney) 등과 비뇨기의 문제로 인한 통증의 전형적인 부위

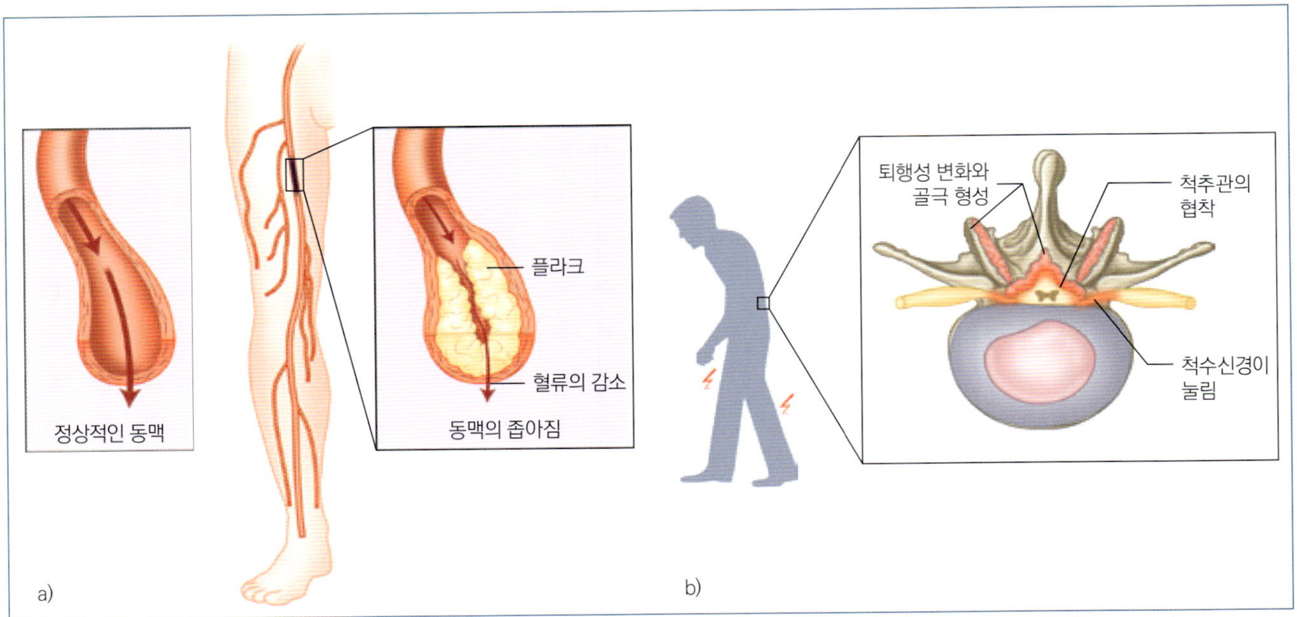

그림 11.12: (a) 동맥경화(arteriosclerosis)와 (b) 척추관협착증(spinal stenosis)은 다리에 간헐적 파행(intermittent claudication)을 일으킨다.

- 천장관절(sacroiliac joint)로부터의 연관통
- 요추의 후관절(facet joint)
- 이상근증후군(piriformis syndrome)
- 좌골신경통(sciatica)
- 심부정맥혈전증(deep vein thrombosis, DVT)

이번에도 이 환자에 대한 가설들을 하나씩 짚어보자. 이 환자에게는 허리 및 둔부 통증이 없었고, 요추 상태를 악화시킬 수 있는 굽힘(bending)/뒤틂(twisting) 동작을 특별나게 한 적도 없었다. 종아리에 부종(swelling)이나 열감(heat)은 없었기에 혈전증(thrombosis)은 배제할 수 있다.

이 환자의 진단에 대한 내 생각은, 200-300 m를 걸은 후에 통증이 (처음에는) 그의 종아리에만 발생하는 것은 다리 근육에서 산소 수요의 증가를 의미한다는 것이다. 하지만 이수요를 충족시키는 데에 어려움이 있었던 것으로 보이며, 이로 인해 허혈성 반응(ischemic response, 조직으로의 혈액 공급의 부족)이 일어나고, 그 결과로 해당 연부조직에 통증이 발생했던 것이다.

여기에서 기저에 깔린 원인에 대해 생각해보자. 내 개인적인 생각의 흐름은 다음과 같다. 복부대동맥(abdominal aorta)이 장골동맥(iliac artery)으로 갈라지고 이것은 대퇴동맥(femoral artery)이 되는데, 대퇴동맥은 대퇴삼각(femoral triangle)을 통해 다리로 내려간다. 내 생각에는, 그의 우측 장골동맥이 폐색되어 말단부, 특히 하퇴로 가는 혈액의 양이 부족해졌던 것으로 보인다. 이것은 간헐성 파행(intermittent claudication)이라고 불리는 것으로, 의학적으로는 말초혈관질환(peripheral vascular disease, PVD)이라고도 불린다. 이는 주로 동맥이 두꺼워져서 발생하며, 흔히 동맥경화(arteriosclerosis)라고 불린다[그림 11.12(a)].

나는 이 환자에게 의사의 진료를 보라고 권유하였고, 의사는 그를 전문의에게 보냈다. 그 결과 동맥조영술(arteriography)이 시행되었다. 그 전문의는 우측 장골동맥의 폐색으로 진단했고 결국 수술을 시행했다. 이후 그 환자는 담배를 끊었고 혈압을 지속적으로 관리해 오고 있다.

간헐성 파행(Intermittent Claudication)

케이스 스터디 11.11(다리 통증)의 간헐성 파행과 비슷한 증상을 나타내는 질환으로 척추관협착증(spinal stenosis)이 있는데, 이는 척추관이 좁아져 발생하는 것으로[그림

11.12(b)], 신경인성 파행(neurological claudication)으로 분류된다. 그러나 케이스 스터디 11.11에서의 진단은 동맥이 두꺼워져 발생하는 혈관성 파행(vascular claudication)이었다[그림 11.12(a)]. 주요 차이점은, 신경인성 파행에서는 압박을 줄이려면 척추를 구부려 척추관을 넓혀야 하고, 그러면 증상이 줄어들어 걸음을 멈추지 않아도 된다는 것이다.

다음의 상황을 상상해 보자. Malcolm과 Doris는 둘 다 80세의 노인으로, 마트에 가기 위해 300 m 정도를 걸은 후에는 다리의 통증 때문에 반드시 멈춰 서야만 한다. Doris는 혈관성 파행을 가지고 있기 때문에 다리의 통증을 줄이기 위해서는 단지 멈춰 서기만 하면 된다. 반면 Malcolm은 신경인성 파행을 가지고 있기 때문에 다리의 증상을 경감시키려면 몸을 앞으로 구부려 척추를 굴곡시켜야만 하는데, 이는 척추관협착증 때문이다.

담낭, 폐암, 피르호 결절

■ 결론

바라건대 여러분이 이 장의 케이스 스터디에서 다뤄진 의학적 질환들을 공부함으로써 내가 바라는 목표가 이루어졌으면 좋겠다. 즉, 환자들로 하여금 이른바 '근골격계에 나타나는 증상들', 특히 목, 어깨, 흉곽, 허리, 다리 부위에 통증을 일으키는 질환들에 대해 여러분이 더 많이 알게 되었기를 바란다. 내가 다루었던 질환에서 기인한 증상들 중에는 위험신호(red flag)로 분류되어 추가 검사가 필요한 경우도 있었다

환자들이 자신의 통증을 치료받기 위해, 일차 진료 의사를 만나기 전에 우선적으로 치료사에게 오는 경우가 많음을 명심하자. 우리는 치료사로서 우리 클리닉에 내원하는 모든 환자들의 전반적인 몸 상태를 돌볼 의무가 있다. 우리는 치료를 시행해야 할 때를 알 필요가 있고, 더 중요하게는 치료하지 말아야 할 때를 알아야 하고, 그보다도 더 중요하게는 의료진에게 보내야 할 때를 알아야 한다. '보내야 할 때(when to refer)'라는 말은 무엇보다도 우선시되어야 하는데, 이로써 삶과 죽음이 좌우될 수 있기 때문이다. 상황에 맞닥뜨렸을 때에 여러분이 이것을 명심하고 있길 바란다.

물론, 신경계를 통해 통증이 발생되어 근골격계 증상으로 나타나는, 내가 이 책에서 언급하지 못한 수많은 다른 질환들도 존재한다. 그러나 나는 일부 장기가 어떤 원리로 근골격계상의 구조에 통증을 일으키는지를 알려주는 데에 중점을 두고 싶었다. 초진 시의 정확한 문진과 적절한 정형의학적 검진 프로토콜을 통해, 특히 검진 중에 증상이 재현되지 않는 경우, 임상가는 환자가 나타내는 증상의 '근골격계적' 원인을 배제할 수 있다. 그렇다면 환자가 나타내는 증상이 단순 근골격계 원인보다는, 실제로 내장의 기저질환으로부터 신경계를 통해 연관되었을(referred) 가능성에 대해 고려해 보아야 한다.

12

신경긴장검사(Nerve Tension Testing)

이 장에서 다루게 될 검사는, 임상 현장에서 가장 유명하고 자주 사용되는 신경('신경역동학적neurodynamic'이라고도 함) 검진 과정이라고 생각한다. 여기에서 설명할 모든 신경긴장검사(nerve tension test, NTT)는 구사하기가 매우 쉽고 효율적으로 사용될 수 있다. 검사는 환자의 증상이 신경에 의한 것인지를 진단적으로(diagnostically) 확인하기 위해 사용될 뿐만 아니라, 치료 방법에 이 검사를 포함시킴으로써 치료적으로도(therapeutically) 사용될 수 있다. 내가 지금 설명하려고 하는 모든 것들은 치료사가 즉각 활용할 수 있는 것들이다.

신경긴장검사(NTT)는 신경역동학적(neurodynamic) 검사로 분류되며, 환자의 현 상태에 신경이 관여되어 있는지를 확인하는 데 큰 도움을 준다. 만약 검사 결과 환자의 증상 악화가 관찰된다면(양성) 그 증상은 신경계와 일정 부분 관련이 있는 것으로 확인되는 것이다. 다시 말해 신경긴장검사라는 것은 상지 및 하지의 말초 신경에 스트레스를 가하도록 고안된 검사이다.

신경긴장검사는 환측에 시행하기 전에 건측(증상이 없는 쪽)에 우선적으로 시행하여 증상/반응을 유발해 보아야 한다. 검사에 대한 각각의 과정은 점진적으로 수행하게 되고, 환자의 증상이 재현될 때까지(혹은 케이스에 따라서는 재현되지 않을 때까지) 각 구성부분이 체계적으로 추가된다. 이는 일반적으로 진단적 검사로 분류되지만, 치료사는 검사 과정을 변형시켜 치료 과정의 일부로 사용할 수도 있는데, 이것은 해당 신경의 민감성을 낮춰주어 궁극적으로는 증상이 감소되게 한다.

주의사항: 다음에 나올 검사들을 시행할 때는 매우 주의해야 하며, 특히 클리닉에 상담차 내원한 환자들에 대해 적용할 때에 그러하다. 그 이유는, 이 검사를 해본 경험이 별로 없는 일부 치료사들은 증상을 너무 급하게 발생(양성 반응)시키기 때문이다. 이 검사는 상대적으로 조직을 과신장시킬(overstretch) 수 있기 때문에 극도로 주의해야 한다. 신경 구조는 민감하기 때문에 자극되면 매우 격렬한 반응을 일으킬 수 있기 때문이다. 나는 검사 후 증상이 훨씬 악화되는 경우들을 봐왔는데, 이는 치료사의 경험 부족 때문인 것으로 생각된다.

정리하자면, 만약 검사 동작의 어떤 부분에서든 통증이나 감각 변화(찌릿함tingling, 저림numbness 등)가 느껴진다면(그리고 이것은 검사의 민감성 증대를 위한 미세 조정 기법을 포함하는데, 곧 뒤에서 설명할 것이다), 검사상 양성으로 판정된다. 감각 변화는 전형적으로 목, 어깨, 팔, 손, 손가락(상지 검사 시), 그리고 종아리, 발, 발가락(하지 검사 시) 등의 부위에서 느껴질 것이다.

내가 설명할 검사는 다음과 같다.

1. (좌골신경sciatic nerve을 확인하기 위한) 하지직거상 검사(straight leg raise test, SLR test) - 라세그 징후(Lasegue's sign)
2. (대퇴신경femoral nerve을 확인하기 위한) 대퇴신경 신장 검사(femoral nerve stretch) - 역라세그 징후(reverse Lasegue's sign)
3. (좌골신경통 증상sciatic symptoms을 확인하기 위한) 반대 하지직거상 검사(opposite SLR test)
4. 슬럼프 검사(slump test)
5. 상지 긴장 검사(upper limb tension test, ULTT) - 정중신경, 척골신경, 요골신경

■ 1. 하지직거상 검사(SLR Test) - 라세그 징후(Lasegue's Sign)

대부분의 치료사들이 라세그 징후에 대해 익숙할 것이라고 생각하는데, 이 신경긴장검사는 디스크 탈출이 의심되면서 좌골신경 유형의 증상(좌골신경통)을 나타내는 환자들에게 자주 사용된다. 이 검사는 찰스 라세그(Charles Lasegue)의 이름을 따서 명명되었는데, 그는 1864년에, 쭉 펴진 다리가 공중으로 들어 올려질 때 요통이 심해지는 모습으로 처음 이 검사를 묘사했다.

환자는 전형적으로 수동 고관절 굴곡 30-70도 범위에서 허리와 다리에 좌골신경 유형의 증상을 느끼게 된다. 이것은 요추디스크 질환을 시사하는 것으로, 보통 L4부터 S1 레벨 사이의 신경근(nerve root)이 문제가 되어 발생한다. 만약 통증이 30도 이하에서 느껴진다면 이는 급성 척추 증상을 뜻하는 것이며, 급성 척추전방전위증(acute spondylolisthesis)이나 종양(tumor)과 같은 척추 질환과 관련이 있을 수 있다. 70도 이상의 굴곡에서의 통증은 햄스트링(hamstring) 근육의 단축으로 인한 것일 수 있다.

기법

- 환자를 앙와위(supine position)로 눕힌다.
- 각각의 다리를 검사하되, 정상(증상이 없는) 다리를 먼저 시행한다.
- 환자의 하지를 잡아 움직인다.
- 천천히 환자의 다리를 내회전시키고(internally rotate), 다음으로 다리를 들어올려 고관절을 굴곡시킨다.
- 만약 환자가 30-70도에서 다리나 허리의 통증을 호소하면, 검사상 양성(positive)으로 분류한다(그림 12.1).

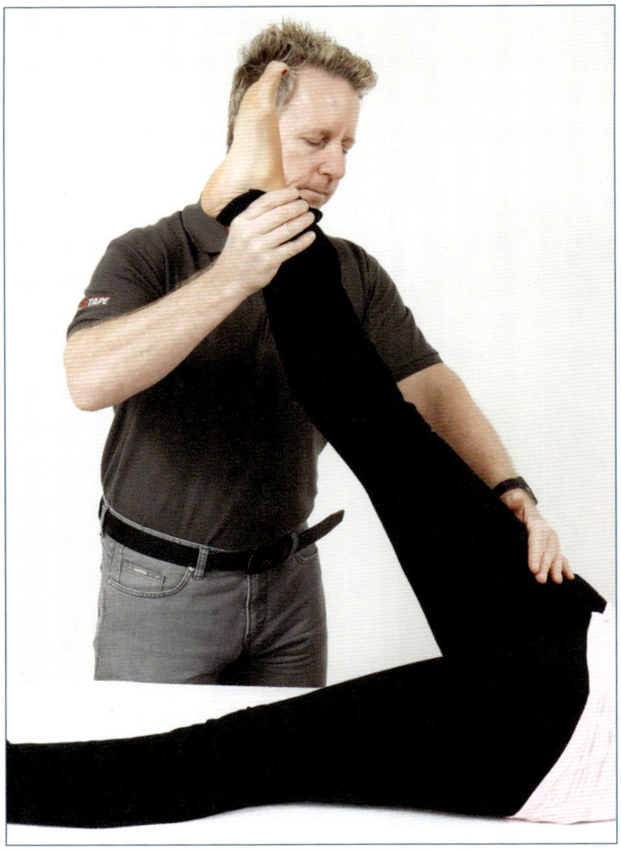

그림 12.1: 하지직거상 검사(SLR test): 고관절 50도 굴곡에서 다리 뒤쪽으로 통증이 나타난다.

라세그 징후에 대한 검사의 요약:

1. 환자 앙와위
2. 고관절 내회전
3. 고관절 30-70도 굴곡

하지직거상 검사의 변형 기법들(Variations of the SLR Test)

표준적인 하지직거상 검사에 몇 가지 미세 조절 변형 기법

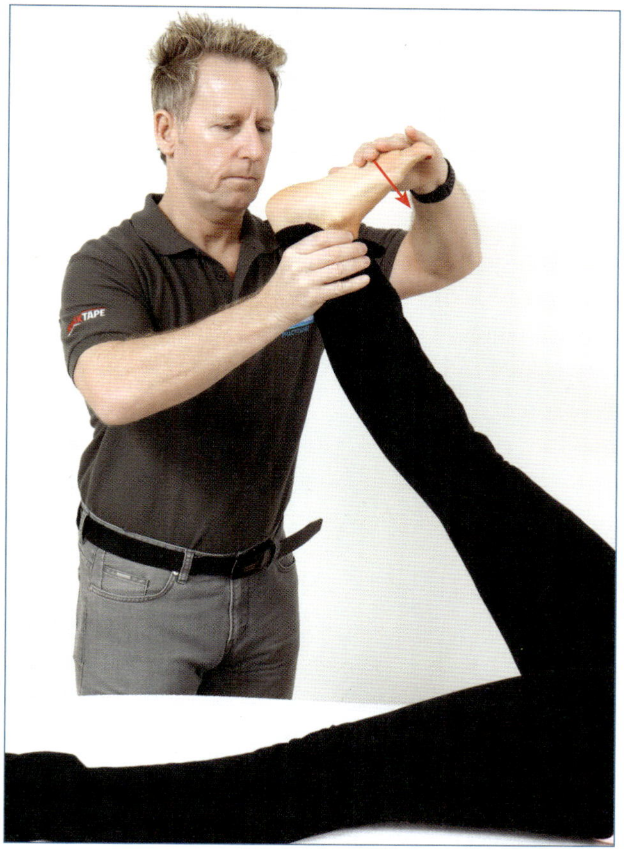

그림 12.2: 하지직거상 검사(SLR test)에 발목의 족배굴곡(dorsiflexion)을 결합

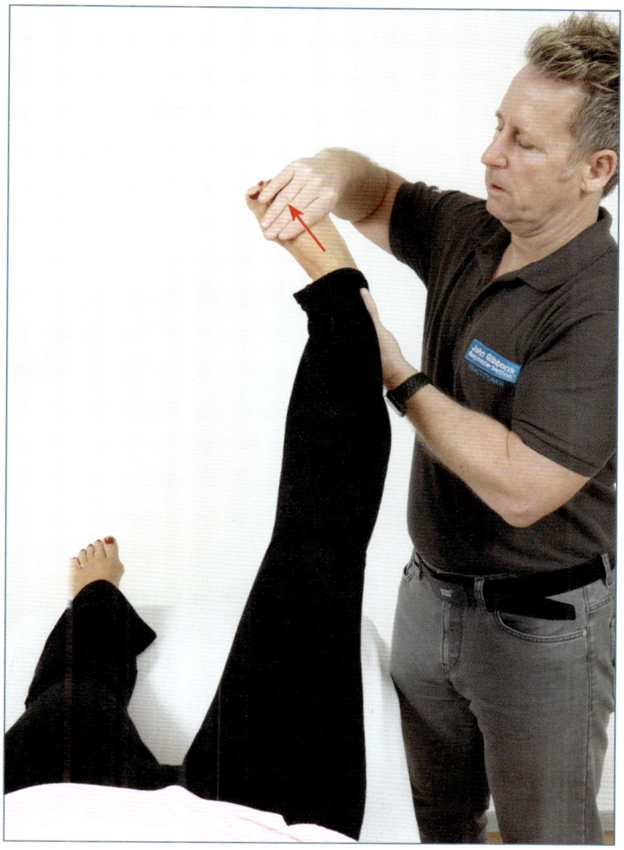

그림 12.3: 하지직거상 검사(SLR test)에 발목의 족저굴곡(plantar flexion)과 내번(inversion)을 결합

을 추가하여 검사의 민감성을 높일 수 있다. 이 변형 기법들은 검사되는 신경 구조들에 대한 특이도를 높여주기 때문에 기존 검사보다 더 효과적이다.

하지직거상 검사에 발목의 족배굴곡(dorsiflexion)을 결합시키는 첫 번째 변형 검사를 시행하기 위해서는, 우선은 표준 하지직거상 검사를 시행하여 환자의 신경학적 증상이 심화되는지를 확인해야 하는데, 특히 하퇴의 뒤쪽 부분과 발에 대해 확인한다. 그 다음, 치료사는 발목 관절을 수동적으로 천천히 족배굴곡시키면서 표준 하지직거상 검사 자세에서 천천히 변형을 가하는데, 이 동작은 좌골신경(sciatic nerve)의 경골신경 부분(tibial component)을 늘리는 것이다(그림 12.2).

하지직거상 검사에 발목의 족저굴곡(Plantar Flexion)과 내번(Inversion)을 결합

두 번째 변형 기법은 첫 번째 것과 비슷하기는 한데, 이번에는 특히 환자가 하퇴의 앞쪽 표면과 발등에 증상을 느끼는 경우에 시행하며, 천천히 발목 관절을 족저굴곡시키고 다음으로 내번시키면서 표준 하지직거상 검사 자세로부터 천천히 변형을 가하는 것으로, 이것은 좌골신경(sciatic nerve) 중 총비골신경 부분(common fibular component)을 늘리는 것이다(그림 12.3).

하지직거상 검사에 경추의 굴곡(Flexion)을 결합

세 번째 옵션도 라세그 자세(Lasegue position)로부터 시작하는데, 이번에는 환자가 다리 증상을 느끼는 동안 턱을 천천히 자신의 가슴 쪽으로 당기도록 한다. 만약 경추를 굴곡하는 것이 다리의 증상을 악화시킨다면 이것은 디스크 질환에 대한 또 다른 양성 반응이 되는데, 경추 굴곡은 척수의 경막(dura mater)을 늘리기 때문이다(그림 12.4).

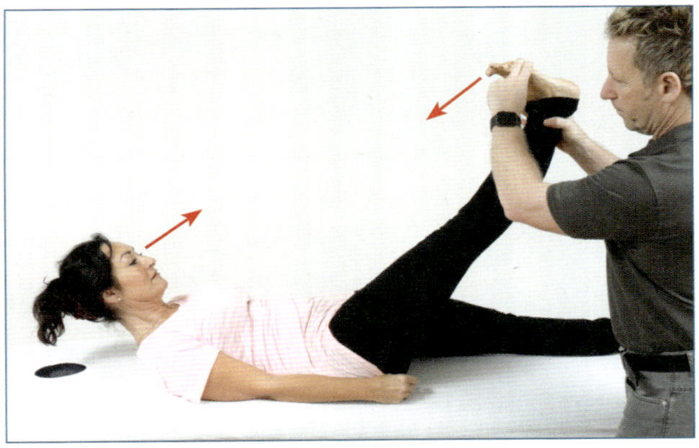

그림 12.4: 하지직거상 검사(SLR test)에 경추의 굴곡(flexion)을 결합

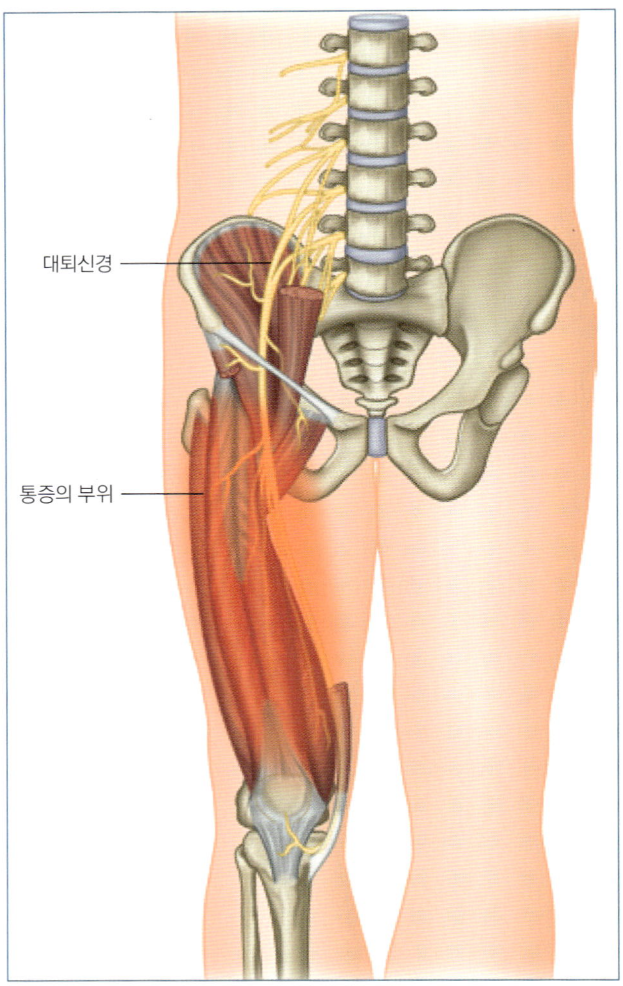

그림 12.5: 허벅지 앞쪽에서 느껴지는 대퇴신경 통증(femoral nerve pain)

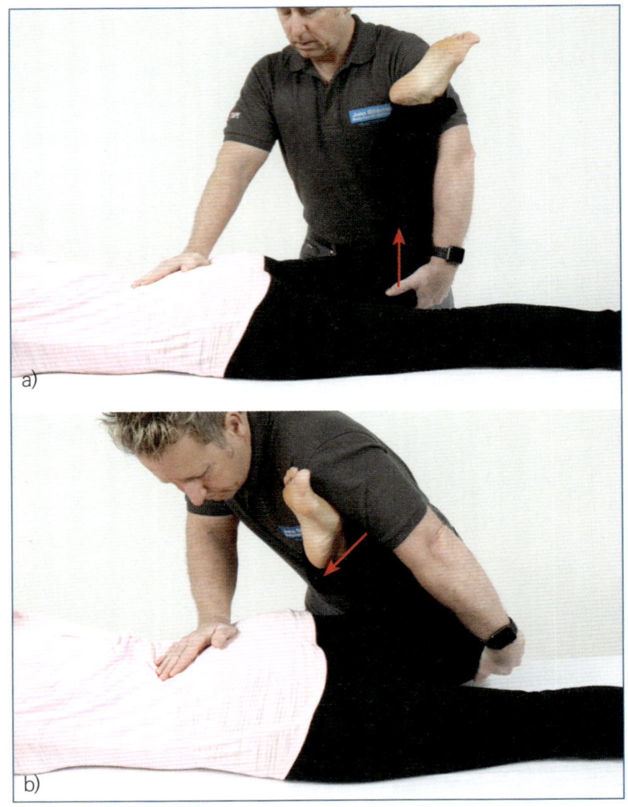

그림 12.6: 역라세그 징후(reverse Lasegue's sign): (a) 대퇴신경 스트레칭. (b) 슬관절 굴곡과 고관절 신전의 결합

하지직거상 검사

■ 2. 대퇴신경 신장 검사(Femoral Nerve Stretch Test) – 역라세그 징후(Reverse Lasegue's Sign)

역라세그 징후는 대퇴신경(femoral nerve)의 문제를 확인하는 데에 유용하며, 전형적으로 환자는 대퇴사두근 앞쪽의 허벅지 부위에 신경학적 증상을 느끼게 된다(그림 12.5).

기법

- 환자로 하여금 복와위(prone position)를 취하도록 한다.
- 우선, 그림 12.6(a)에서와 같이 슬관절을 굴곡함으로써 환자의 대퇴사두근에 간단한 스트레칭이 일어나도록 한다.
- 다음으로, 슬관절 굴곡의 자세를 유지한 채로, 천천히 환자의 고관절을 신전시킨다.
- 만약 이 기법이 환자의 증상을 악화시킨다면, 이것은 대퇴신경 통증(femoral nerve pain)에 대한 양성 소견을 의미한다[그림 12.6(b)].

역라세그 징후에 대한 검사의 요약

1. 환자 복와위
2. 슬관절 굴곡
3. 고관절 신전

대퇴신경 검사

3. 반대 하지직거상 검사(Opposite SLR Test) - 좌골신경통의 증상(Sciatic Symptoms)

치료사들 사이에서 자주 사용되는 검사는 아니지만, 나는 반대 하지직거상 검사가 디스크 질환을 탐지하는 데에 효과적이라고 생각한다. 환자가 좌측 다리의 뒤쪽에 신경학적인 것으로 의심되는 통증을 가지고 있다고 가정해 보자. 만약 환자의 우측 다리에 대해서 하지직거상 검사를 수행하면(그림 12.7), 혹은 단순한 햄스트링 스트레칭을 수행하면, 환자는 반대쪽(좌측) 다리의 증상이 심해지는 것을 느끼게 된다. 이 검사는 하부 요추의 디스크 질환을 시사하는 것으로 알려져 있다.

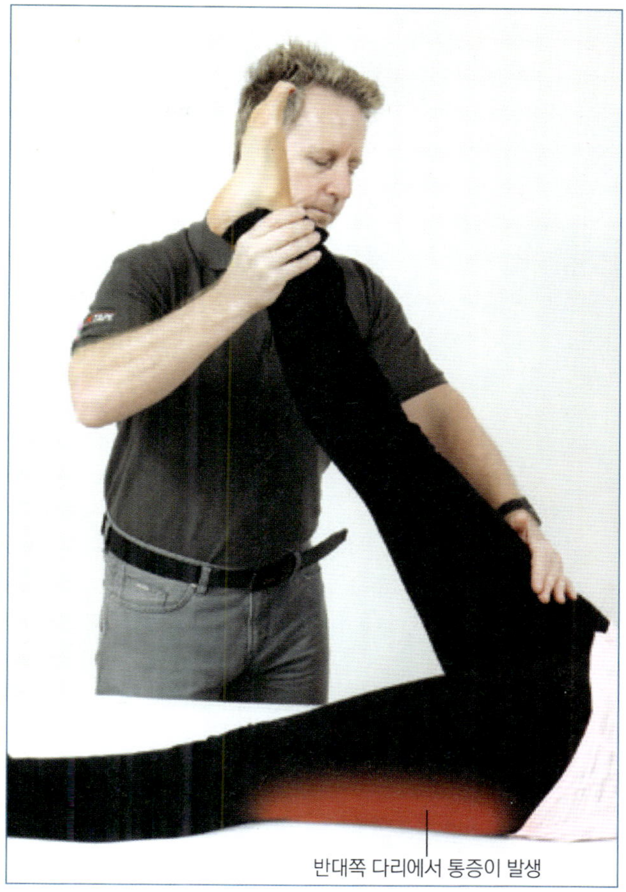

그림 12.7: 반대 하지직거상 검사(opposite SLR test) - 통증은 반대쪽(좌측) 다리의 뒤쪽에서 느껴진다.

4. 슬럼프 검사(Slump Test)

슬럼프 검사는 아마도 좌골신경 통증(sciatic nerve pain)을 확인하는 데 있어 가장 널리 알려진 검사일 것이다. 이 검사는 단계별로 시행해야 하는데(아래를 참고), 나는 개인적으로 그 과정을 일부 수정했다. 왜냐하면 이 검사의 모든 구성요소가 하나의 간단한 기법으로 한 번에 해결될 수 있기 때문이다.

기법

- 환자로 하여금 의자에 바르게 앉게 하고, 손은 허리 뒤에 놓고 다리는 의자 끝에 매달려 있도록 한다[그림 12.8(a)–(d)].
- 만약 통증이 환자의 우측 다리에 있다면, 증상이 없는

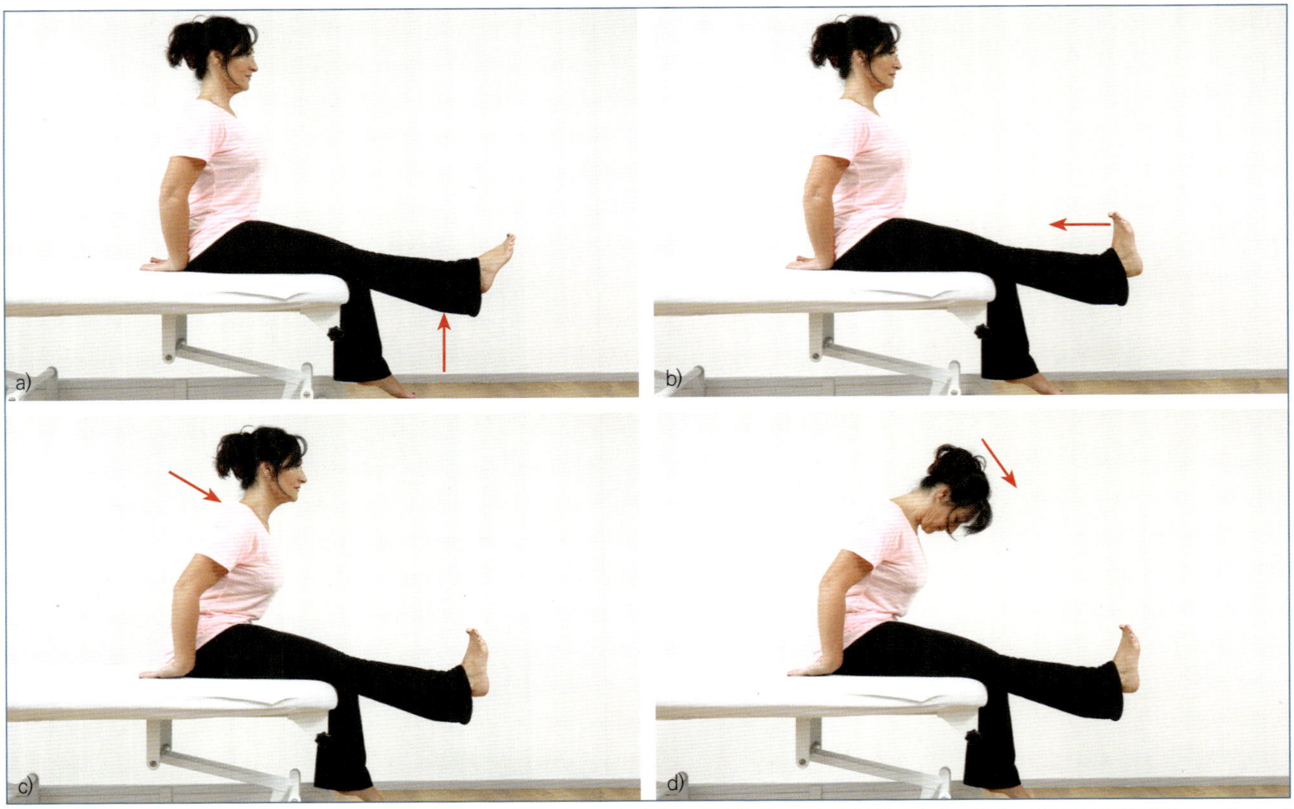

그림 12.8: 슬럼프 검사(slump test): (a) 환자는 손을 허리 뒤에 놓고 슬관절은 신전한 채로 의자에 앉는다. (b) 환자는 발목을 족배굴곡(dorsiflexion) 한다. (c) 흉추 굴곡을 추가한다. (d) 마지막 구성요소인 경추 굴곡을 추가한다.

좌측을 먼저 검사한다. 환자에게 좌측 슬관절을 펴도록 하고, 여기에 추가적으로 좌측 발목을 족배굴곡(dorsiflexion)하도록 한다.

- 환자에게 몸을 앞으로 기울이도록 하고(흉추 굴곡), 마지막으로 턱을 가슴 쪽으로 가져오게 하여 몸을 구부정하게 만든다.
- 이 과정을 환자의 환측에도 똑같이 시행한다.
- 만약 더해진 동작들이 환자의 증상을 가중시킨다면, 환자에게 진성 좌골신경 통증(true sciatic pain)이 있는 것이다.

슬럼프 검사의 요약:

1. 환자 좌위, 손은 허리 뒤로
2. 슬관절 신전
3. 발목관절 족배굴곡
4. 흉추 굴곡
5. 경추 굴곡

슬럼프 검사

5. 상지 긴장 검사(Upper Limb Tension Tests)

좀 이상하게 들릴지도 모르겠지만, 다음으로 소개될 기법들은 5년 동안의 정골요법 과정에서 배운 것은 아니다. 내가 트레이닝을 받은 것은 오래전이었으나 나는 그 이래로 많은 다른 기법들을 학습해 왔기 때문에, 이제 내가 설명하려고 하는 기법에 대해 스스로 능숙하다고 말할 수 있을 정도가 된다.

우리는 기본적으로는 경추에서 뻗어나온 병증에 대해 확인하고자 하는 것이므로, 가급적이면 상완신경총에서 나오는

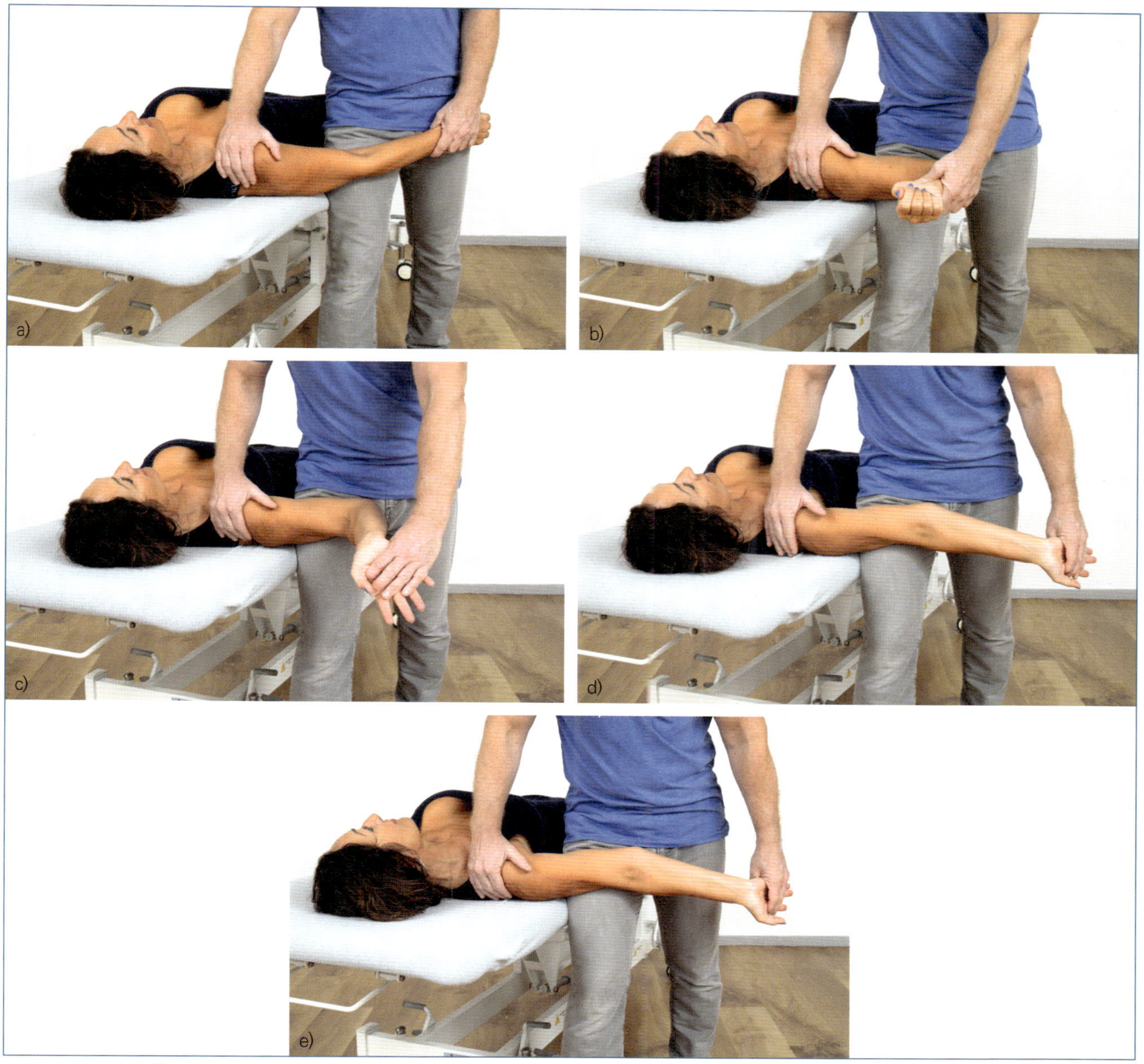

그림 12.9: 정중신경(median nerve)에 대한 상지 긴장 검사(ULTT): (a) 견갑대 하강. (b) 견관절 외회전 및 90도 외전. (c) 손목과 손가락 신전. (d) 주관절 신전. (e) 경추의 대측 측굴

각각의 말초신경에 대한 검사들에 관해 설명하고자 한다.

이 글에서 설명하고자 하는 신경은 정중신경(median nerve), 척골신경(ulnar nerve), 요골신경(radial nerve)이다. 이 검사들은 엘비(Elvey, 1994)에 의해 처음으로 설명되었기 때문에 엘비 검사(Elvey test)라고 불리울 것임은 굳이 설명하지 않아도 알 수 있을 것이다. 이것들은 상완신경총 긴장 검사(brachial plexus tension test)라고 알려져 있기도 하나 임상 현장에서 가장 흔하게 사용되는 명칭은 '상지 긴장 검사(upper limb tension test, ULTT)'이다.

검사하고자 하는 신경이 무엇인지는 검사의 이름을 통해 확인할 수 있을 것이다. 만약 양성이 나올 경우, 이 검사 과정을 치료로써 이용하여 포착된(entrapped) 신경을 가동시킬 수 있다.

상지 긴장 검사(ULTT) – 정중신경(Median Nerve)

- 환자로 하여금 앙와위(supine position)를 취하도록 한다.
- 우선, 환자의 견갑대를 하강시키고, 이후에 견관절을 외회전 및 90도 외전시킨다[그림 12.9(a)–(b)].
- 다음으로, 손목과 손가락 신전을 더한다[그림 12.9(c)].
- 이 자세에서 전완의 회외(supination)를 유지한 채로, 천천히 환자의 주관절을 신전시킨다[그림 12.9(d)].
- 마지막으로, 환자로 하여금 목을 반대쪽으로 측굴하도록 한다[그림 12.9(e)].
- 만약 팔의 증상이 악화된다면, 정중신경에 문제가 있는 것으로 판단할 수 있다.

정중신경에 대한 상지 긴장 검사의 요약:

1. 환자 앙와위
2. 견갑대 하강
3. 견관절 외회전
4. 견관절 90도 외전
5. 손목과 손가락 신전
6. 주관절 신전
7. 경추의 대측 측굴

상지 긴장 검사 – 정중신경

상지 긴장 검사(ULTT) - 척골신경(Ulnar Nerve)

- 환자로 하여금 앙와위(supine position)를 취하도록 한다.
- 우선, 환자의 견갑대를 하강시키고, 견관절을 외회전시킨 다음, 천천히 주관절을 굴곡시키면서 견관절을 90도로 외전시킨다[그림 12.10(a)–(c)].
- 다음으로, 천천히 환자의 손목과 손가락을 펴고, 다음으로 전완 회내(pronation)를 추가한다[그림 12.9(d)–(e)].
- 이 자세에서 천천히 주관절을 굴곡시키고, 견관절을 90도 이상 외전시킨다[그림 12.9(f)].
- 마지막으로, 환자로 하여금 목을 반대쪽으로 측굴하도록 한다[그림 12.10(g)].
- 만약 팔의 증상이 악화된다면, 척골신경에 문제가 있는 것으로 판단할 수 있다.

척골신경에 대한 상지 긴장 검사의 요약:

1. 환자 앙와위
2. 견갑대 하강
3. 견관절 외회전
4. 주관절 굴곡과 견관절 90도 외전
5. 손목과 손가락 신전
6. 전완의 회내
7. 주관절 90도 이상 굴곡
8. 견관절 90도 이상 외전
9. 경추의 대측 측굴

상지 긴장 검사 – 척골신경

상지 긴장 검사(ULTT) - 요골신경(Radial Nerve)

- 환자로 하여금 앙와위(supine position)를 취하도록 한다.
- 우선, 환자의 견갑대를 하강시키고, 다음으로 환자의 팔을 최대한 내회전시킨다[그림 12.11(a)–(b)].
- 다음으로, 천천히 환자의 손목과 손가락, 마지막으로 엄지손가락을 굴곡시키고, 손목에 척골 편위(ulnar deviation)를 가한다[그림 12.11(c)–(d)].
- 이 자세에서, 환자의 견관절을 70-90도로 외전시킨다[그림 12.11(e)].
- 마지막으로, 환자로 하여금 목을 반대쪽으로 측굴하도록 한다[그림 12.11(f)].

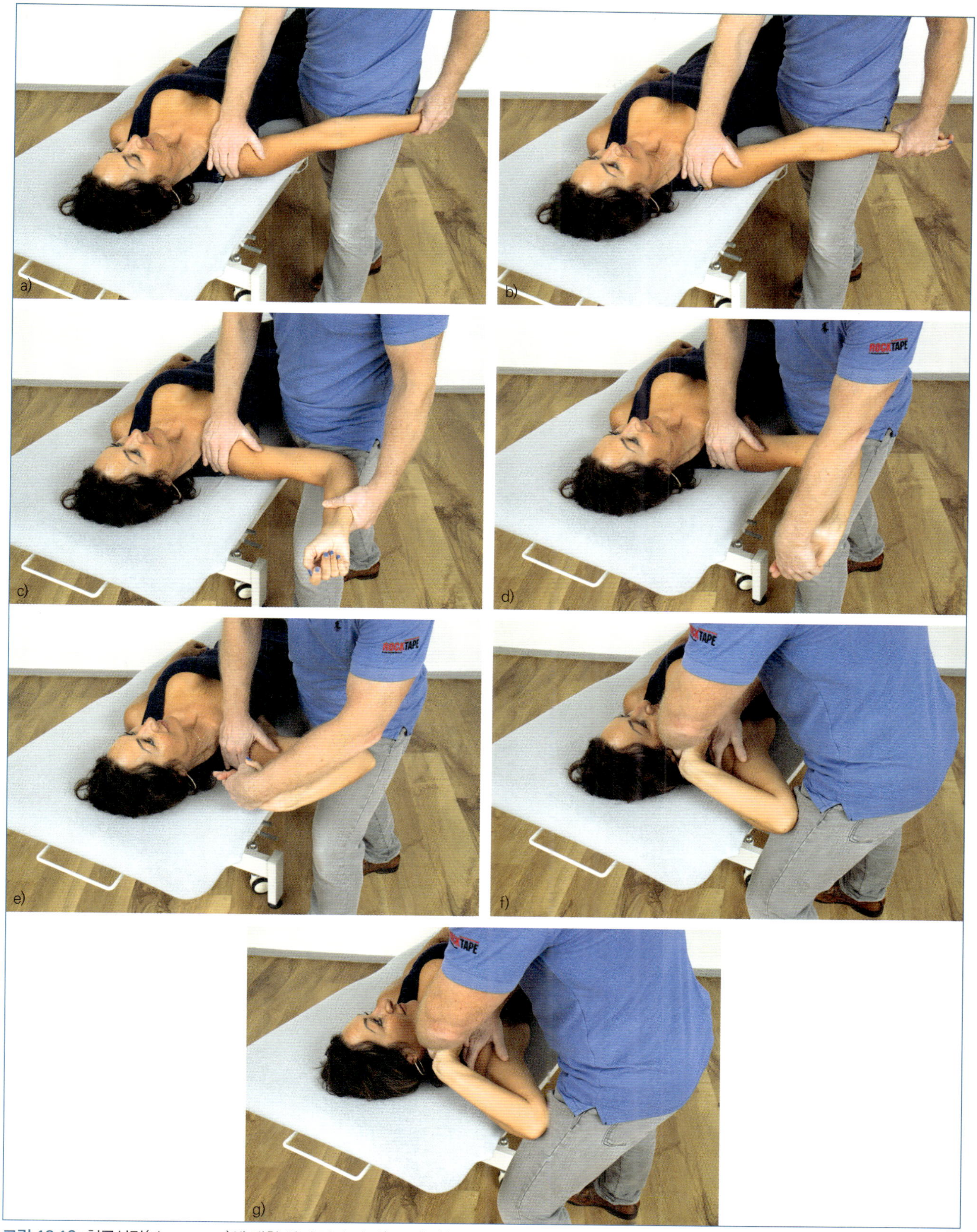

그림 12.10: 척골신경(ulnar nerve)에 대한 상지 긴장 검사(ULTT): (a) 견갑대 하강. (b) 견관절 외회전. (c) 주관절 굴곡과 견관절 90도 외전. (d) 손목과 손가락 신전. (e) 전완의 회내. (f) 주관절 굴곡과 견관절 90도 이상 외전. (g) 경추의 대측 측굴

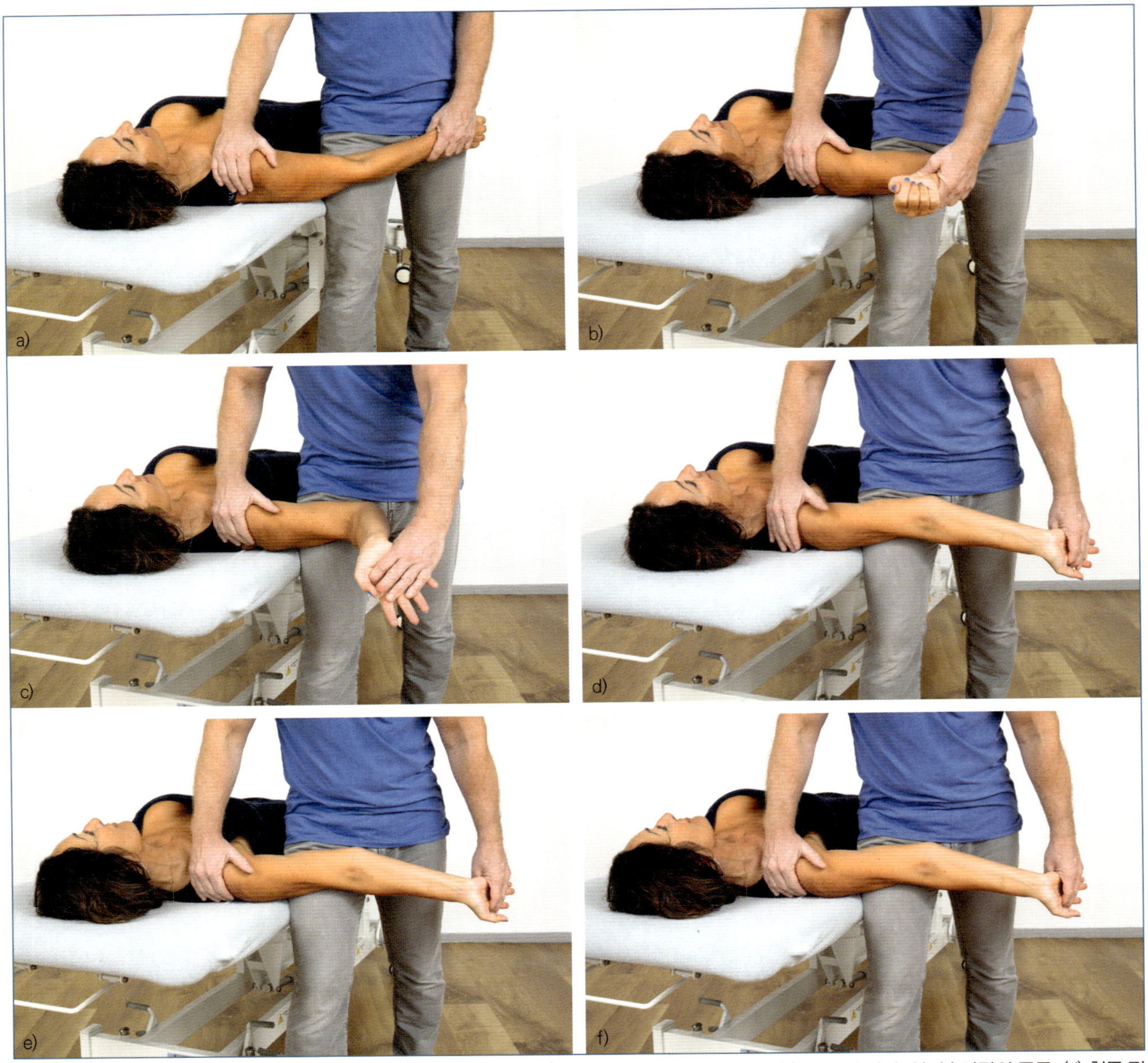

그림 12.11: 요골신경(ulnar nerve)에 대한 상지 긴장 검사(ULTT): (a) 견갑대 하강. (b) 팔의 내회전. (c) 손목, 손가락, 엄지손가락의 굴곡. (d) 척골 편위. (e) 견관절 70-90도 외전. (f) 경추의 대측 측굴

- 만약 팔의 증상이 악화된다면, 요골신경에 문제가 있는 것으로 판단할 수 있다.

요골신경에 대한 상지 긴장 검사의 요약:

1. 환자 앙와위
2. 견갑대 하강
3. 팔의 내회전
4. 손목, 손가락, 엄지손가락의 굴곡
5. 손목의 척골 편위
6. 견관절 70-90도 외전
7. 경추의 대측 측굴

상지 긴장 검사 - 요골신경

결론

나는 개인적으로, 환자를 평가하고 치료하는 모든 치료사는 적어도 기본적인 기술과 더불어 말초신경계가 제대로 기능하고 있는지를 적절하게 확인할 수 있는 이해력을 가지고 있어야 한다고 믿는다.

예를 들어보겠다. 많은 연부조직(soft-tissue, massage) 치료사들은 신경계와 관련하여 아무것도 배우지 못했을 것이다(특히 영국에서는 그러하다). 이것은 주로 트레이닝 교과 과정상의 맹점 때문인데, 부끄럽기는 해도 상대적으로 흔한 일이며, 특히 단기간의 집중 코스에서 더욱 그러한 경향이 있다. 그러나 이들 치료사들 중 누군가는 어깨와 팔 통증을 가진 환자를 만나는 때가 올 것이고, 그 환자는 팔에 위약(weakness) 증상을 가지고 있을 수도 있을 것이다. 치료사는 어떤 구조가 실제적으로 환자의 증상을 일으켰는지를 찾으려고 노력하기보다는 그저 통증(증상) 부위를 치료하려 할 것이다.

여러분이 이 책을 읽은 후에는 위의 환자의 경우 돌출된 경추디스크를 가지고 있고 그것이 C5 신경근을 압박하여, 이로 인해 환자가 팔을 드는 데에 위약이 있고 어깨 부위에 통증이 발생한 것임을 설명할 수 있게 되기를 바란다. 초진 시에 필수적인 특수 문진을 잊지 않으면서, 이를테면 간단한 반사 해머와 근력 검사(근육분절myotome 검사), 피부분절(dermatome)을 이용한 감각 검사의 사용을 통해 종합적인 평가 과정을 따르며, 환자가 고통스러워하는 증상을 일으키는 것이 무엇인지에 대한 현실적인 가설을 생각해 낼 수 있을 것이라고 믿는다.

일단 치료사로서 이 모든 지식을 갖췄다면 최선의 행동 방침을 결정할 수 있을 것이며, MRI 등의 추가적인 검사를 위해 의사에게 환자를 의뢰할 수도 있을 것이다. 그러나 만약 치료사가 자신감과 능력을 모두 겸비하고 있다면 환자를 의뢰하기 전에 자체적으로 치료를 시행해볼 수도 있을 것이다. 단순히 아픈 곳(예를 들면 어깨나 팔)을 무작정 치료하기보다는 적어도 통증의 원인이 어디에 있는지(예를 들면 경추)를 잘 이해하고 있을 것이다. 그리고 정밀한 치료를 통해 환자의 증상을 호전시킬 수 있을 것이다. 물론 그래도 증상이 지속된다면 다른 곳으로 의뢰하는 것이 바람직한 행동 방침이 될 것이다.

내 목표는 신경(nerves)에 대해 뭔가 다른 형태의 책을 쓰는 것이었다. 치료사들이 내용을 실제로 이해하도록 하고, 더 중요하게는, 그들이 읽은 내용을 즐기고 읽은 것의 일부를 기억해 낼 수 있도록 하는 것이었다. 나는 독자를 위해 내용을 재밌게 풀어낼 자신이 있었다. 이것이 내가 저술하는 모든 책에서의 나의 사명이다. 나는 사람들이 내 글을 읽음으로써 설렘과 기대감을 느끼길 바라고 내가 쓴 내용으로부터 기쁨을 느끼길 바란다. 만약 그렇지 못하다면 이게 다 무슨 소용이 있겠는가? 그렇게 하지 못한다면, 다른 책들처럼 서재에 꽂혀 있기만 하고 실제로는 읽히지 않는 신세로 전락할 것이다. 안타깝게도 책들의 최종적인 운명은, 오래된 와인 병처럼 먼지가 쌓이는 것이긴 하다… 때때로 우리는 병을 발견하고 먼지를 털어내기는 해도, 그 내용물을 실제로 맛보지는 않은 채 다시 제자리에 두겠지만. 자, 선택은 여러분에게 달려 있다.

참고문헌

Adson, A.W., and Coffey, J.R. 1927. "Cervical rib: A method of anterior approach for relief of symptoms by division of the scalenus anticus," *Ann Surg* 85: 839–857.

Anekstein, Y., Blecher, R., Smorgick, Y., et al. 2012. "What is the best way to apply the Spurling test for cervical radiculopathy," *Clin Orthop Relat Res* 470(9): 2566–2572.

Boyling, J.D., and Palastanga, N. (eds) 1994. *Grieve's Modern Manual Therapy: The Vertebral Column*, 2nd edn, Edinburgh: Churchill Livingstone.

Dyck, P.J., Karnes, J., O'Brien, P., et al. 1984. "Spatial pattern of nerve fibre abnormality indicative of pathologic mechanism," *Am J Pathol* 117(2): 225–238.

Elvey, R.L. 1994. "The investigation of arm pain," in Boyling and Palastanga (1994).

Esene, I.N., Meher, A., Elzoghby, M.A., et al. 2012. "Diagnostic performance of the medial hamstring reflex in L5 radiculopathy," *Surg Neurol Int* 3: 104.

Gillard, J., Perez-Cousin, M., Hachulla, E., et al. 2001. "Diagnosing thoracic outlet syndrome: Contribution of provocation tests, ultrasonography, electrophysiology, and helical computed tomography in 48 patients," *Joint Bone Spine* 68: 416–424.

Malanga, G.A., and Nadler, S.F. 2006. *Musculoskeletal Physical Examination: An Evidence-based Approach*, Philadelphia: Mosby, 50–51.

Naffziger, H.C., and Grant, W.T. 1938. "Neuritis of the brachial plexus mechanical in origin: The scalene syndrome," *Surg Gynecol Obstet* 67: 722.

Novak, C.B., and Mackinnon, S.E. 1996. "Thoracic outlet syndrome," *Occupat Disord Manag* 27(4): 747–762.

Plewa, M.C., and Delinger, M. 1998. "The false positive rate of thoracic outlet syndrome shoulder maneuvers in healthy individuals," *Acad Emerg Med* 5: 337–342.

Rezzouk, J., Uzel, M., Lavignolle, B., et al. 2004. "Does the motor branch of the long head of the triceps brachii arise from the radial nerve?," *Surg Radiol Anat* 26(6): 459–461.

Rob, C.G., and Standeven, A. 1958. "Arterial occlusion complicating thoracic outlet compression syndrome," *Br Med J* 2: 709–712.

Roos, D. 1996. "Historical perspectives and anatomic considerations: Thoracic outlet syndrome," *Semin Thorac Cardiovasc Surg* 8(2): 183–189.

Smith, D.R., Kobrine, A.I., and Rizzoli, H.V. 1977. "Absence of autoregulation in peripheral nerve blood flow," *J Neurol Sci* 33: 347–352.

Spurling, R.S., and Scoville, W.B. 1944. "Lateral rupture of the cervical intervertebral discs: A common cause of shoulder and arm pain," *Surg Gynecol Obstet* 78: 350–358.

Umphred, D.A. (ed.) 2001. *Neurological Rehabilitation*, 4th edn, St Louis: Mosby.

Umphred, D.A., Byl, N., Lazaro, R.T., and Roller, M. 2001. "Interventions for neurological disabilities," in Umphred (2001), 56–134.

Vanti, C., Natalini, L., Romeo, A., et al. 2007. "Conservative treatment of thoracic outlet syndrome: A review of the literature," *Eura Medicophys* 43: 55–70.

부록

표 A.1: 뇌신경 목록

번호	명칭	신경의 종류	기능
I	후각신경(olfactory nerve)	감각	후각
II	시신경(optic nerve)	감각	시각
III	동안신경(oculomotor nerve)	운동	대부분의 눈 움직임
IV	활차신경(trochlear nerve)	운동	눈 움직임 조절(상사근 superior oblique muscle)
V	삼차신경(trigeminal nerve)	혼합	얼굴과 입의 감각, 저작근
VI	외전신경(abducens nerve)	운동	눈의 외전(외측직근 lateral rectus muscle)
VII	안면신경(facial nerve)	혼합	얼굴 표정 근육, 눈물샘과 침샘(맛)
VIII	전정와우신경(vestibulocochlear nerve)	감각	청각과 균형
IX	설인신경(glossopharyngeal nerve)	혼합	구역반사, 미각, 인두의 연하
X	미주신경(vagus nerve)	혼합	구역반사, 심장 컨트롤, 내장근육의 부교감신경지배
XI	부신경(accessory nerve)	운동	어깨 움츠리기, 목의 움직임
XII	설하신경(hypoglossal nerve)	운동	연하, 말하기, 혀의 움직임

표 A.2: 상위운동신경세포 병변과 하위운동신경세포 병변의 차이점

상위운동신경세포 병변의 증상	하위운동신경세포 병변의 증상
반사 항진(hyperreflexia)	반사 감소(hyporeflexia)
과긴장(hypertonicity)	저긴장(hypotonicity)
경직(spasticity)	이완성 마비(flaccid paralysis)
바빈스키 반사 양성	바빈스키 반사 음성
간대성 경련(clonus) 있음	섬유속연축(fasciculation)과 섬유성연축(fibrillation)

표 A.3: 팔과 다리에서의 특이적(specific) 반사

반사를 검사하는 부위	상응하는 척수 레벨
상완이두근 건(biceps tendon)	C5
상완요골근(brachioradialis)	C6
상완삼두근(triceps)	C7
내전근(adductors)	L3
슬개건(Patellar tendon)	L4
내측 햄스트링(medial hamstrings)	L5
아킬레스 건(Achilles tendon)	S1
족저권(plantar)	S1
외항문괄약근(external anal sphincter)	S3/S4
바빈스키(Babinski)	상위운동신경세포(중추신경계)

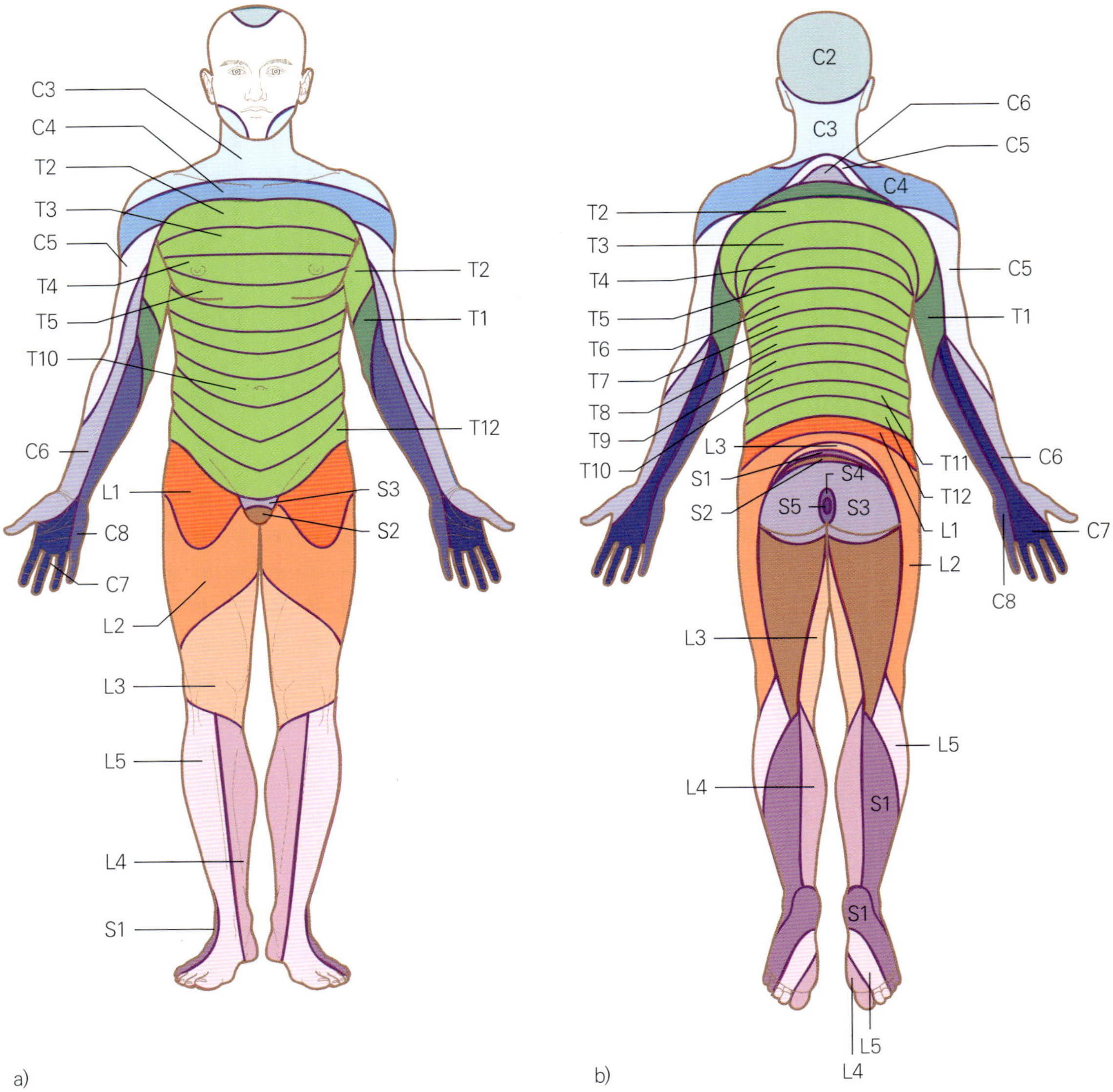

그림 A.1: 인체 피부분절(dermatomes)을 나타낸 지도: (a) 전면과 (b) 후면

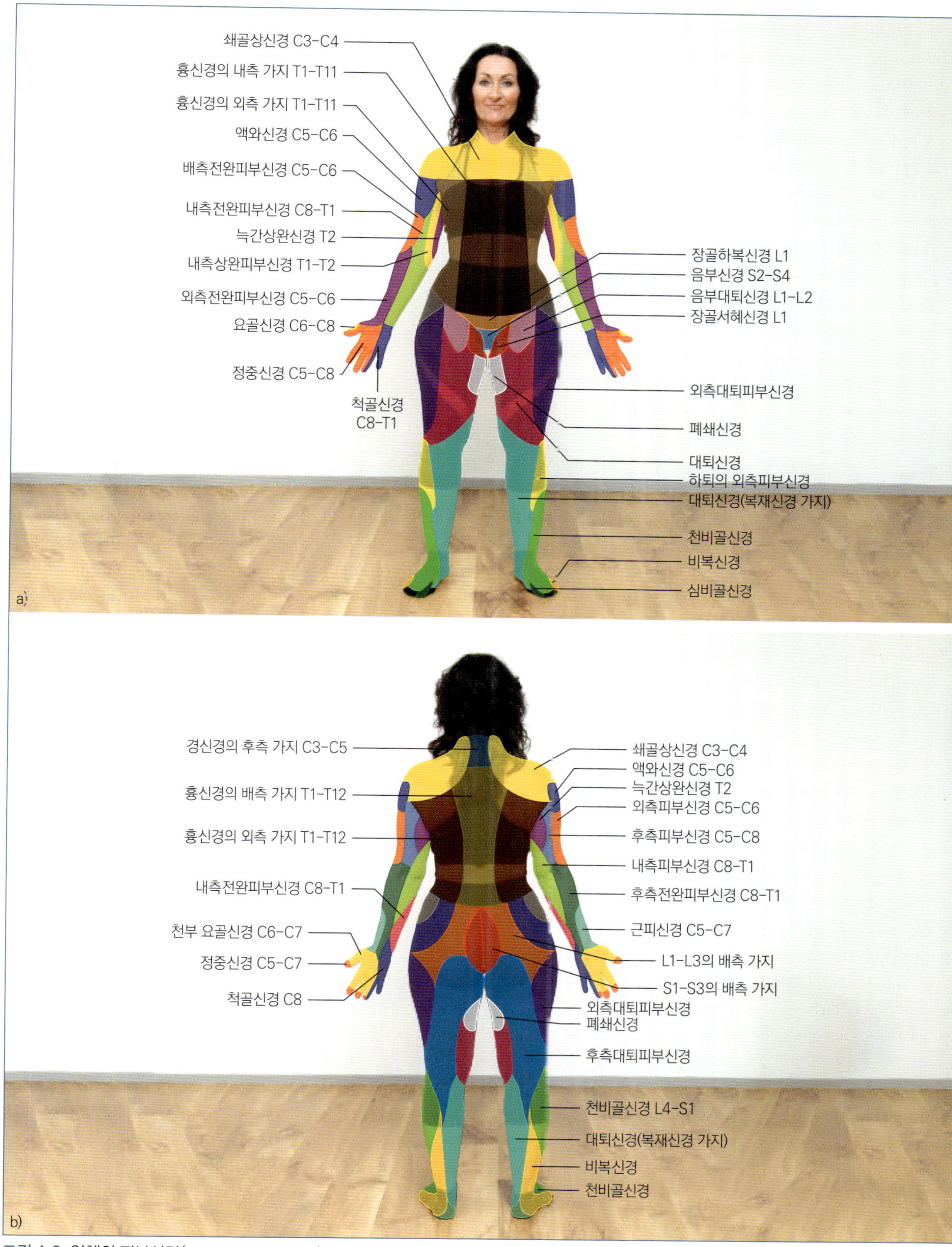

그림 A.2: 인체의 피부신경(cutaneous nerves) 지배를 나타낸 지도: (a) 전면과 (b) 후면

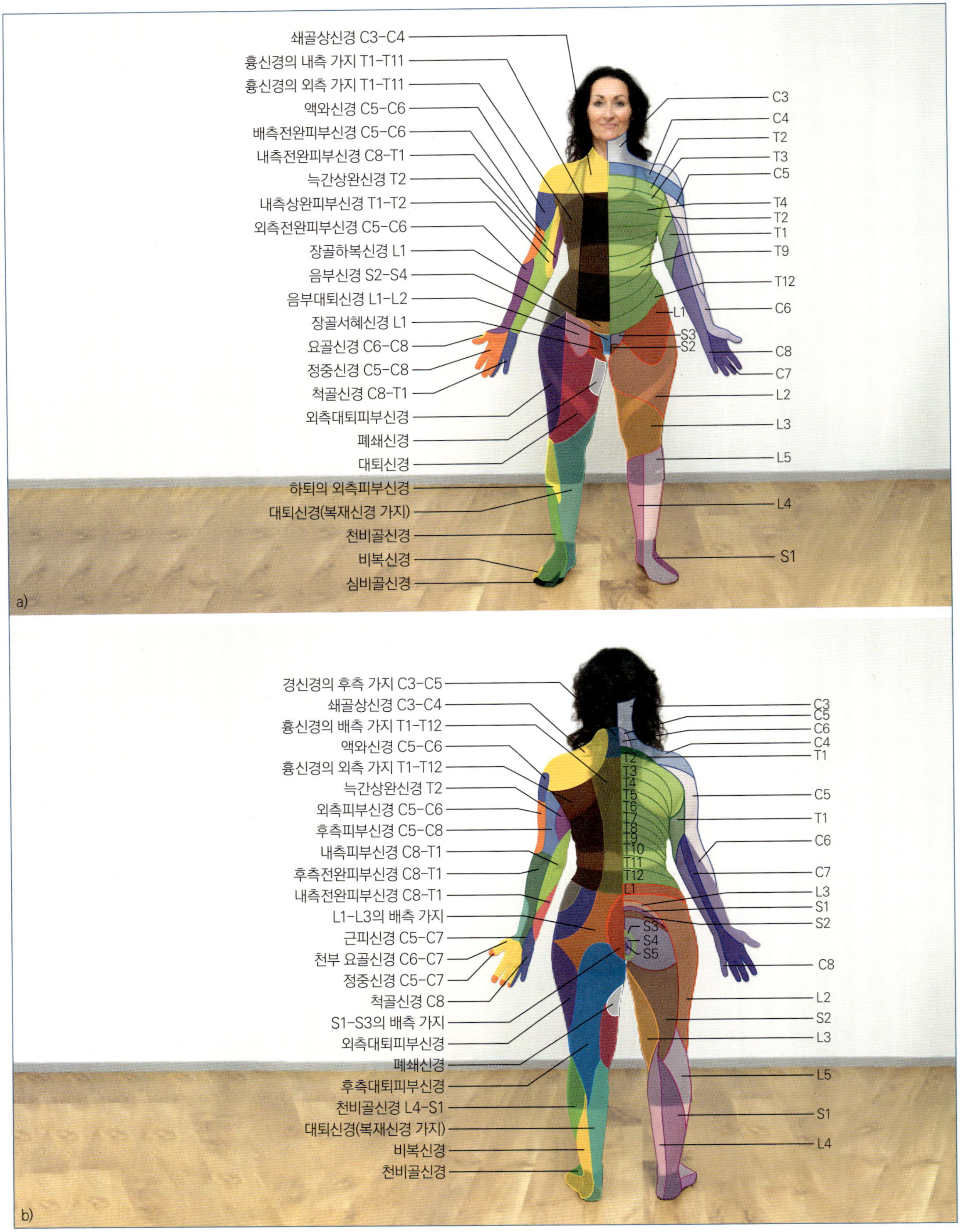

그림 A.3: 인체의 피부분절(dermatomes)과 피부신경(cutaneous nerves)의 비교: (a) 전면과 (b) 후면

표 A.4: 피부분절(dermatome) vs. 피부신경(cutaneous nerve)

피부분절(dermatome)	피부신경(cutaneous nerve)
피부분절은 하나의 척수 신경근(single spinal nerve root)에 의해 공급받는, 인체에 위치한 감각의 영역이다.	피부신경 지배는 하나의 특정 피부신경에 의해 지배받는, 피부의 국소화된 감각 영역이다.

표 A.5: 상지에 대한 피부분절의 지도

피부분절의 위치 - 상체	척수 레벨
후두골융기(occipital protuberance)와 목 뒤쪽	C2
목 앞쪽과 쇄골상와(supraclavicular fossa)	C3
쇄골상와와 견봉쇄골관절(acromioclavicular joint)	C4
쇄골 하부 및 상지를 가로질러 팔꿈치 위까지	C5
전완 외측부와 엄지손가락	C6
가운뎃손가락	C7
새끼손가락	C8
전완 내측	T1

표 A.6: 흉추에 대한 피부분절의 지도

피부분절의 위치 - 흉추 부위	척수 레벨
전완 내측	T1
상완 내측 및 액와부	T2
우두선(nipple line) 상부	T3
우두선 높이	T4
검상돌기(xiphoid process) 상부	T5
검상돌기 높이	T6
검상돌기 하부	T7
검상돌기와 배꼽 사이 중간부	T8
배꼽 상부	T9
배꼽 높이	T10
배꼽 하부	T11
치골 상부, 장골능 높이	T12

표 A.7: 하체에 대한 피부분절의 지도

피부분절의 위치 - 하체	척수 레벨
서혜인대(inguinal ligament) 아래쪽, 서혜부	L1
위쪽 허벅지	L2
허벅지 앞쪽부터 무릎까지	L3
하퇴의 내측 부위와 내과(medial malleolus)	L4
하퇴의 외측 부위와 발등, 발가락 1-4지	L5
발의 외측 부위와 새끼발가락, 외과(lateral malleolus), 뒤꿈치, 발바닥의 대부분	S1
허벅지 뒤쪽과 슬와부(popliteal fossa)	S2
항문 주변의 동심원 부위('우리는 S3 부위로 앉는다 we sit on S3'), 좌골결절부(ischial tuberosity)	S3
항문 주변부와 외음부의 피부	S4
항문 옆 피부와 항문 주변부	S5

참고: 앞에서 피부분절 지도 간에 일관성이 부족하다고 말했는데, 이를테면 어떤 피부분절 지도에는 L5 피부분절이 엄지발가락을 덮고 있다고 나와 있고 다른 곳에서는 L4 피부분절이 그 부위를 덮고 있다고 나와 있다. 차이점은 존재할 수 있는 것이고, 어떤 것이 옳다고 말하기는 어려움을 명심하자.

표 A.8: 근육분절(myotome)을 평가하기 위한 등급 시스템

등급	설명
0	근육 수축이 보이지 않음
1	근육 수축은 보이나 관절의 움직임은 없음
2	중력을 제거한 상태에서 능동적 관절 움직임이 가능함
3	움직임이 중력을 이겨낼 수 있으나 검사자의 저항을 이겨낼 수는 없음
4	근육군이 중력을 이겨내고 일정 정도의 저항도 이겨낼 수 있음
5	저항에 대해 완전한 정상 근력을 가짐

표 A.9: 상지의 근육분절 지도

근육분절의 위치 - 상지	척수 레벨
경추 굴곡/신전	C1/C2
경추 측굴	C3
견갑골 거상(shoulder elevation)	C4
견관절 외전과 주관절 굴곡	C5
주관절 굴곡과 수근관절(wrist) 신전	C6
주관절 신전, 수근관절 굴곡, 수지관절(finger) 신전	C7
수지관절 굴곡	C8
수지관절 외전과 내전	T1

표 A.10: 하지의 근육분절 지도

근육분절의 위치 - 하지	척수 레벨
고관절 굴곡	L2
슬관절 신전	L3
족근관절(ankle) 족배굴곡	L4
엄지발가락 신전	L5
족근관절 족저굴곡/외전과 고관절 신전	S1
슬관절 굴곡	S2

찾아보기(한글)

ㄱ

ㅅ

ㅇ

ㅈ

ㅊ

ㅋ

ㅌ

ㅍ

ㅎ

찾아보기(영어)

A

B

C

D

E

F

G

H

I

J

K

L

M

N

O

P

Q

R

S

T

U

V

W

Z

<u>역자 약력</u>

김형석

경희대학교한방병원 중풍뇌질환센터 교수
경희대학교 한의학과 조교수
한방재활의학과학회 고시이사
추나의학 교수협의회 정회원
한방비만학회 총무이사

저 서 『경희야 부탁해(e-book)』(2022, 베이비타임즈, 공저)

역 서 『고장 난 뇌』(2020, 군자출판사)

「대한유도회 회보」 건강칼럼(2022-2023),
「베이비타임즈」 건강칼럼(2021-2022)